Questo volume include

My ↘ Desk | Il sistema completo di e-learning

Per accedere a MyDesk vai su
www.alphatest.it/tu26896
e segui le istruzioni.

Cos'è MyDesk e cosa ti offre?

MyDesk è la piattaforma adottata in tutti i corsi di preparazione Alpha Test.

MyDesk e questo libro sono integrati, avrai a tua disposizione:

- **Simulazioni** d'esame
- **Esercitazioni** mirate
- **Tutorial** su test e preparazione all'esame

L'integrazione fra libro e MyDesk ti consente di potenziare lo studio, l'esercizio e la verifica della preparazione offrendoti le maggiori possibilità di successo nella selezione.

TESTUNIVERSITARI

Alpha Test
PROFESSIONI SANITARIE
Esercizi commentati

Alpha Test

Viale Cassala, 22 – 20143 Milano (Italy)
Tel. 02 5845981 – fax 02 58459896
servizi@alphatest.it
www.alphatest.it

ISBN: 9788848326896

Tredicesima edizione: novembre 2023
Prima edizione: maggio 1997

Stampato da Grafica Veneta S.p.A., Trebaseleghe (PD)
per conto di Alpha Test S.r.l.
nel novembre 2023

INDICE

Prefazione IX
Natura del test e caratteristiche di questo libro XI
Gli strumenti di Alpha Test per prepararsi al test di ingresso XVII
Suggerimenti per affrontare la prova a test XXI

parte prima – **BIOLOGIA** **1**

Quesiti 3
Soluzioni e commenti 23

parte seconda – **CHIMICA** **41**

Quesiti 43
Soluzioni e commenti 63

parte terza – **MATEMATICA** **81**

Quesiti 83
Soluzioni e commenti 101

parte quarta – **FISICA** **117**

Quesiti 119
Soluzioni e commenti 135

parte quinta – **RAGIONAMENTO LOGICO E PROBLEMI** **153**

Quesiti 155
Soluzioni e commenti 177

parte sesta – **COMPETENZE DI LETTURA E CONOSCENZE ACQUISITE NEGLI STUDI** **193**

Quesiti di competenza di lettura 195
Soluzioni e commenti 205
Quesiti di competenze acquisite negli studi 209
Soluzioni e commenti 219

parte settima – **PROVA SIMULATA** **225**

Introduzione 227
Prova simulata 229
Quesiti 231
Soluzioni e commenti 245

Prefazione

Per gli studenti italiani (ma anche stranieri che vogliono studiare in Italia) l'iscrizione all'università è ormai da parecchi anni subordinata al superamento di una prova di **selezione** (o talvolta di valutazione), che ha lo scopo di verificare se e in quale misura le aspiranti matricole abbiano la potenzialità di frequentare con profitto il corso di laurea prescelto.

Attualmente, in Italia – sia nelle più importanti università private sia negli atenei statali – quasi tutti i corsi di laurea magistrale a ciclo unico (Medicina e Chirurgia, Odontoiatria e Protesi dentaria, Medicina Veterinaria, Scienze della Formazione primaria, Farmacia, Architettura, Giurisprudenza ecc.) e molti corsi di laurea triennale (in particolari quelli per le **Professioni sanitarie**) sono caratterizzati dalla presenza del **numero programmato** a livello nazionale o locale. Il numero di iscritti al primo anno di questi corsi non può quindi superare il limite di posti stabilito dal ministero dell'Università e della Ricerca o dai singoli atenei.

La selezione tra i candidati che desiderano accedere a un corso universitario a numero programmato viene effettuata quasi ovunque mediante una **prova a test**, composta da domande a risposta multipla: si valutano in tal modo le conoscenze e le attitudini degli studenti. Il test viene predisposto, a seconda dei casi, o su indicazioni e incarico del MUR (come, per esempio, per le prove nazionali di accesso ai corsi di Medicina/Odontoiatria e Veterinaria) o dalle singole università o da consorzi interuniversitari (quali CISIA o CINECA). Il risultato ottenuto nel test determina il **punteggio** con cui lo studente entra nella **graduatoria dei candidati**; è sulla base di questa graduatoria che vengono infine attribuiti i posti disponibili.

Solo in pochi corsi a numero chiuso locale, contribuiscono a definire la posizione nella graduatoria finale anche i voti conseguiti negli ultimi anni di scuola superiore o il voto dell'Esame di Stato, ma con peso minore (se non minimo) rispetto al punteggio del test.

La normativa attuale impone ormai che – anche per i corsi di laurea ad accesso libero – siano attivate in ingresso **prove valutative** e/o di **orientamento**, di solito a test; lo scopo di tali prove è rilevare se la preparazione iniziale dello studente corrisponde a quella ritenuta necessaria per frequentare con successo un dato corso (talvolta essa viene indicata con la formula "saperi minimi"). La valutazione non ha lo scopo di precludere l'iscrizione ma, in caso di mancato raggiungimento della soglia stabilita, attribuisce alcuni **obblighi formativi aggiuntivi** (OFA) che la matricola dovrà assolvere entro il primo semestre o il primo anno di corso, dimostrando di aver colmato le lacune evidenziate. In taluni casi, gli OFA vanno saldati prima di potere affrontare gli esami del primo anno di corso. Può darsi il caso che lo studente – prendendo atto di un esito insufficiente della prova – decida spontaneamente di rivedere la propria scelta di studi.

Dunque, anche chi intende frequentare un corso universitario ad accesso libero deve affrontare una prova prima dell'immatricolazione; ciò impone agli studenti seriamente motivati di prepararsi in modo adeguato per iniziare senza debiti formativi il proprio percorso di studio.

Alpha Test è la più importante organizzazione in Italia che, per prima e da oltre 30 anni, offre agli studenti strumenti e percorsi specifici per affrontare con successo i diversi test di valutazione o di selezione. A questo scopo pubblica la **collana TestUniversitari**, composta da oltre ottanta tra manuali ed eserciziari, differenziati per ogni area di studio (informazioni su alphatest.it/Libri-Alpha-Test).

In particolare, questo libro è rivolto alla preparazione ai test di ammissione ai **corsi triennali** dell'**area sanitaria**, a cui sono collegati ben **22 profili professionali**. Si tratta nello specifico delle classi di laurea in:

- **Professioni sanitarie infermieristiche e Professione sanitaria ostetrica** (L/SNT1), per i profili di *infermiere, infermiere pediatrico, ostetrica/o*;
- **Professioni sanitarie della riabilitazione** (L/SNT2), per i profili di *educatore professionale sanitario, fisioterapista, logopedista, ortottista e assistente di oftalmologia, podologo, tecnico della riabilitazione psichiatrica, terapista della neuro e psicomotricità dell'età evolutiva, terapista occupazionale*;
- **Professioni sanitarie tecniche** (L/SNT3), per i profili di *dietista, igienista dentale, tecnico audiometrista, tecnico audioprotesista, tecnico della fisiopatologia cardiocircolatoria e perfusione cardiovascolare, tecnico sanitario di laboratorio biomedico, tecnico della neurofisiopatologia, tecnico sanitario di radiologia medica, tecnico ortopedico*;
- **Professioni sanitarie della prevenzione** (L/SNT4), per i profili di *assistente sanitario, tecnico della prevenzione nei luoghi di lavoro*.

Questo volume è dunque **valido per tutti i corsi di laurea triennale delle Professioni sanitarie** di tutti gli atenei statali e per i tutti i profili. Infatti materie, programmi e composizione della prova di ammissione sono i medesimi: il MUR li indica, ogni anno, attraverso apposito decreto.

L'acquisto di un volume della collana TestUniversitari consente di accedere a **MyDesk**, l'esclusiva piattaforma online sviluppata da Alpha Test, con materiali di studio aggiuntivi (videolezioni, tutorial dei docenti, informazioni aggiornate ecc.) e un avanzato **sistema di simulazione** per svolgere esercitazioni per materia o prove simulate secondo tempi e modalità dell'esame ufficiale.

Per **accedere a MyDesk** è sufficiente seguire le istruzioni che si trovano nella seconda pagina di questo volume.

Alpha Test – attiva su tutto il territorio nazionale, con sedi nelle principali città universitarie – si avvale della collaborazione di un corpo docente di grande esperienza, organizzando **corsi specifici di preparazione** di diversa durata, in presenza oppure online (tutte le informazioni su alphatest.it/Corsi).
Un altro utile strumento per gli studenti è **Alpha Test Academy**: una piattaforma online di assistenza personalizzata allo studio, che guida lo studente in un programma graduale di esercitazioni, fino al raggiungimento di una completa preparazione al test.

Ringraziamenti
Per i preziosi contributi alla realizzazione di questo volume, Alpha Test desidera ringraziare il suo corpo docente e in particolare Riccardo Avigo, Veronica Facchin, Massimo Mannitti.
Alpha Test ringrazia inoltre i numerosi lettori, i partecipanti ai corsi e i collaboratori che, con i loro interventi, suggerimenti e in particolare con i giudizi ogni anno forniti al termine dei corsi, hanno contribuito a migliorare nel tempo la qualità dei volumi e dei servizi offerti.

Natura del test e caratteristiche di questo libro

NATURA DEL TEST

Le **prove di selezione** per i corsi delle Professioni sanitarie, che i lettori di questo volume si preparano ad affrontare, sono regolate direttamente dal ministero dell'Università e della Ricerca (MUR). In base al fabbisogno di professionisti previsto dalla conferenza Stato-Regioni e in accordo con il ministero della Salute, il MUR ogni anno stabilisce – per ciascuno dei profili delle quattro classi di laurea triennale del settore – il **numero di posti a bando** sul territorio nazionale e li ripartisce tra tutti gli atenei (statali e privati), in proporzione anche alle disponibilità comunicate da ogni sede universitaria.

- Per quanto riguarda le università statali, il MUR stabilisce con decreto anche le **discipline** oggetto delle prove di selezione, i **programmi** di esame, il **numero di domande** sia totali sia per ambito, e una **data unica di svolgimento** del test. Infatti i candidati possono iscriversi alla prova in una sola università statale e **concorrere per quella sola sede**, indicando tre preferenze tra i corsi di laurea delle Professioni sanitarie lì attivi.

  La redazione dei questionari e la somministrazione delle prove sono responsabilità dei singoli atenei, nel rispetto delle indicazioni ministeriali. La **graduatoria risultante** perciò è **locale**. I vincitori si immatricolano nella sede dove hanno svolto la prova, in base al punteggio e alle preferenze espresse tra i corsi delle lauree sanitarie lì presenti.
- Nel caso invece delle università private, le prove sono gestite liberamente dai singoli atenei, che ne definiscono con apposito bando le caratteristiche (argomenti della prova, numero dei quesiti, criteri di valutazione ecc.) e la data di svolgimento. L'unico vincolo per ogni sede è quello dei posti a bando, che devono essere pari al numero assegnato dal MUR.

PROVE DELLE UNIVERSITÀ STATALI

Ogni anno il MUR pubblica – almeno 60 giorni prima della data prevista per lo svolgimento del test – il decreto con il quale definisce le modalità e i contenuti delle prove di ammissione ai corsi di laurea delle Professioni sanitarie, con numero programmato a livello nazionale.

Il candidato si iscrive alla prova nell'università che intende frequentare e contestualmente all'iscrizione indica anche le sue tre preferenze tra i corsi presenti. La prova si svolge in **data unica** per tutti gli atenei, **in presenza** e su supporto **cartaceo** ed è la medesima, in ogni sede, per tutti i profili delle Professioni sanitarie.

Il test dell'anno accademico 2023/2024 per l'accesso ai corsi universitari triennali dell'area sanitaria era composto da **60 quesiti a risposta multipla** con **5 alternative** di cui una sola esatta. Le discipline oggetto del test sono state:

- competenze di lettura e conoscenze acquisite negli studi **4** quesiti
- ragionamento logico e problemi **5** quesiti
- biologia **23** quesiti
- chimica **15** quesiti
- fisica e matematica **13** quesiti

Il **tempo massimo di svolgimento** concesso è stato di **100 minuti**, per una media di **100 secondi** disponibili per rispondere a un quesito. Nella correzione delle prove sono stati assegnati **1,5** punti per ogni risposta esatta, una penalità di **–0,4** punti per ogni risposta errata e **0** punti per ogni risposta omessa. Il punteggio massimo teorico era quindi pari a **90 punti**.

In base al punteggio ottenuto nelle rispettive graduatorie, il candidato potrà accedere alla prima delle sue tre scelte o alle successive.

Nel rispetto delle indicazioni ministeriali, ogni ateneo è autonomo quanto alla redazione della prova. Diversi atenei (oltre una ventina), tuttavia, si valgono del test approntato appositamente ogni anno dal consorzio interuniversitario **CINECA**. Anche per le università che condividono la medesima prova, la **graduatoria** resta **locale**.

Già a partire dall'a.a. 2023/2024, il MUR ha varato una significativa riforma nelle modalità di selezione per i corsi di laurea magistrale a ciclo unico in Medicina, Odontoiatria e Veterinaria (introducendo i TOLC-MED e VET). Non sono invece previste modifiche al sistema utilizzato per l'accesso ai corsi di laurea triennali delle Professioni sanitarie.

Si consiglia di tenersi sempre aggiornati riguardo alle **informazioni sul test** del prossimo anno accademico seguendo le notizie sul sito **alphatest.it** e scaricando il relativo decreto.

Test di accesso a *Nursing* (Infermieristica in inglese) nelle università statali

È attivo in alcuni atenei statali il corso di laurea in *Nursing*, corrispondente a quello in italiano di Infermieristica. Per l'a.a. 2023/2024 hanno messo a bando posti per i corsi in lingua inglese le Università degli Studi **Vanvitelli di Napoli** (10 posti), di **Palermo** (35 posti) e **Sapienza di Roma** (17 posti).

Per materie, programmi, numero e ripartizione dei quesiti la prova per l'accesso ai corsi di *Nursing* ha le medesime caratteristiche di quella per i corsi in italiano. Differisce naturalmente per il fatto di essere espressa in lingua inglese.

Ogni ateneo predispone in autonomia il proprio test selettivo, che si svolge in **data unica** per tutte le sedi universitarie interessate ma in un giorno diverso dalla data della prova in italiano; la **graduatoria** è **locale**, valida solo per la sede in cui il candidato ha svolto il test.

PROVE DELLE UNIVERSITÀ PRIVATE

Gli **atenei privati** hanno la facoltà di decidere in totale autonomia sia il contenuto del test (materie, numero di quesiti per ciascun argomento ecc.) sia la data di somministrazione della prova. Anche per loro, invece, il **numero di posti** da mettere a **bando** ogni anno per le immatricolazioni è stabilito dalla programmazione ministeriale.

Di seguito si riporta quanto avvenuto nelle prove di accesso per l'anno accademico 2023/2024 nei principali atenei privati. Si raccomanda al lettore di verificare, sui **bandi dell'anno accademico di proprio interesse**, eventuali modifiche e novità. Si possono reperire le informazioni aggiornate sui siti degli atenei e sul sito **alphatest.it**, alla pagina dedicata ai bandi di concorso e ai decreti ministeriali.

Università Cattolica del Sacro Cuore

Per l'anno accademico 2023/2024, nelle varie sedi in diverse città d'Italia sono stati messi a bando posti per i corsi di laurea in **Infermieristica** (496), **Ostetricia** (50), **Fisioterapia** (110), **Logopedia** (30), **Terapia della neuro e psicomotricità dell'età evolutiva** (16), **Ortottica e assistenza oftalmologica** (10), **Dietistica** (20), **Tecniche audioprotesiche** (20), **Tecniche di radiologia medica per immagini e radioterapia** (60). **Igiene dentale** (20), **Tecniche di laboratorio biomedico**(50), **Tecniche della prevenzione nell'ambiente e nei luoghi di lavoro** (10).

Nell'ultima selezione, la prova scritta si è svolta a computer, era composta da **60 quesiti** a risposta multipla, da svolgere nel tempo complessivo di **60 minuti**, e così strutturata:

- **25** quesiti di **ragionamento logico** e **logico-matematico**;
- 15 quesiti di **cultura scientifica**, su materie scientifiche: **biologia** (5 quesiti), **chimica** (5 quesiti), **fisica** (5 quesiti), sulla base dei programmi ministeriali della scuola secondaria di secondo grado;
- 5 quesiti di **cultura generale**;
- 10 quesiti conoscenza delle **lingua inglese**;
- 5 quesiti di **cultura etico-religiosa**.

Al termine del test, ogni candidato ha poi risposto a ulteriori 8 quesiti (in 8 minuti), uno per materia. Si tratta di quesiti "di riserva", da valutare solo se uno o più quesiti della prova svolta dal candidato risultasse non ammissibile. In tal caso, ogni quesito espunto può essere sostituito da un quesito di riserva.

Il massimo punteggio teorico realizzabile era pari **60 punti**, applicando i seguenti criteri:

- 1 punto per ogni risposta esatta;
- −0,25 punti per ogni risposta sbagliata;
- 0 punti per ogni risposta omessa.

In caso di parità tra candidati ha prevalso, in ordine decrescente, il risultato nei quesiti di ragionamento logico e logico-matematico, poi della sezione scientifica (biologia, chimica e fisica), poi di lingua inglese, cultura generale e cultura religiosa. In caso di ulteriore parità ha prevalso lo studente anagraficamente più giovane.

Anche tra gli ammessi, in caso di punteggi inferiori a una certa soglia in alcune discipline sono stati assegnati degli OFA da colmare entro il primo anno di corso.

La prova di ammissione si svolge dal domicilio (*home based*), iscrivendosi a una delle diverse sessioni predisposte. È importante verificare sul bando quali siano i requisiti informatici necessari per poter svolgere il test da remoto e le procedure da seguire per la videosorveglianza durante il test.

Libera Università Vita e Salute San Raffaele

Per i corsi di laurea in *Infermieristica* (posti disponibili 140), *Fisioterapia* (posti disponibili 40), *Igiene dentale* (posti disponibili 40) e *Ostetricia* (posti disponibili 30) la prova di ammissione per l'anno accademico 2023-2024 si è svolta a computer ed era composta da **60 domande** così ripartite:

- 36 domande di **logica** e **problem solving** e **comprensione di un testo**;
- 24 domande di **carattere scientifico** (biologia, chimica, matematica e fisica).

Il 10% delle domande era formulato in inglese. Il tempo complessivo a disposizione per risolvere i quesiti è stato di **60 minuti**.

Al termine del test, ogni candidato ha poi risposto a ulteriori 7 quesiti (in 7 minuti). Si tratta di quesiti "di riserva", da valutare solo se uno o più quesiti della prova svolta dal candidato risultasse non ammissibile. In tal caso, ogni quesito espunto può essere sostituito da un quesito di riserva.

Il massimo punteggio teorico realizzabile era pari **60 punti**, applicando i seguenti criteri:

- 1 punto per ogni risposta esatta;
- −0,25 punti per ogni risposta sbagliata;
- 0 punti per ogni risposta omessa.

In caso di parità tra candidati, ha prevalso, in ordine decrescente, il risultato nei quesiti di logica e problem solving, poi di comprensione del testo, e a seguire di biologia, chimica, matematica, fisica. In caso di ulteriore parità ha prevalso lo studente anagraficamente più giovane.

Anche tra gli ammessi, in caso di punteggi inferiori a una certa soglia in alcune discipline sono stati previsti OFA da colmare entro il primo anno di corso.

La prova di ammissione si svolge dal domicilio (*home based*), iscrivendosi a una delle diverse date predisposte. La sessione primaverile (di solito in marzo) assegna la più parte dei posti. I posti non attribuiti o lasciati liberi da rinunce sono rimessi a selezione con una seconda sessione a settembre. È importante verificare sul bando quali siano i requisiti informatici necessari per poter svolgere il test da remoto e le procedure da seguire per la videosorveglianza durante il test.

Libera Università Campus Bio-Medico

La selezione per l'accesso ai corsi di laurea triennali in *Infermieristica* (88 posti disponibili), *Tecniche di radiologia medica per immagini e radioterapia* (45 posti disponibili) e *Fisioterapia* (65 posti disponibili) per l'anno accademico 2023/2024 ha previsto **più sessioni**: per Infermieristica ad aprile e, per posti residui, settembre e ottobre; per gli altri corsi a settembre e per posti residui a ottobre.

Nella sessione anticipata di aprile di Infermieristica la prova si è svolta in modalità *computer based* e da remoto. Nelle altre sessioni le prove sono state in presenza con test cartaceo.

Il test, da svolgere in un tempo massimo di **100 minuti**, era composto da **80 domande** a risposta multipla con cinque alternative di cui solo una esatta, così ripartite: **logica** (50 quesiti), **biologia** (10 quesiti), **chimica** (10 quesiti), **fisica** e **matematica** (10 quesiti).

Il punteggio massimo teorico di 80 punti, è stato attribuito con questi criteri:

- 1 punto per ogni risposta esatta;
- −0,1 punti per ogni risposta sbagliata;
- 0 punti per ogni risposta omessa.

Il punteggio minimo per l'idoneità era di 10 punti. In caso di parità tra candidati ha prevalso, in ordine decrescente, il risultato nei quesiti di logica, poi di biologia, chimica, matematica, fisica. Con ulteriore parità ha prevalso lo studente all'anagrafe più giovane.

Dopo l'immatricolazione è prevista un'ulteriore prova di verifica delle conoscenze, per **eventuali OFA**:

- per Infermieristica, 10 quesiti di matematica e 10 di chimica (OFA dopo 4 errori per gruppo);
- per gli altri corsi, 10 quesiti di matematica e fisica e 10 di chimica (OFA dopo 4 errori per gruppo).

Humanitas International Medical School

Presso l'ateneo di Pieve Emanuele (MI) erano disponibili, per l'anno accademico 2023/2024, posti per i corsi di laurea in *Infermieristica* (215, in diverse sedi), *Fisioterapia* (50 posti), *Tecniche di laboratorio biomedico* (25), *Tecniche di radiologia medica per immagini e radioterapia* (25). L'ammissione ai corsi era stabilita sulla base di una graduatoria di merito determinata dall'esito di una prova scritta formulata in italiano. La prova di ammissione si è svolta in modalità *computer based* e da remoto.

Il test, da svolgersi in un tempo massimo di **120 minuti**, comprendeva **100 quesiti** a risposta multipla con cinque alternative, di cui una sola esatta, ripartiti tra: **ragionamento logico** (40), **chimica** (20) e di **matematica** e **fisica** (20), **biologia** (20).

Al termine del test, ogni candidato ha poi risposto a ulteriori 5 quesiti (in 6 minuti). Si tratta di quesiti "di riserva", da valutare solo se uno o più quesiti della prova svolta dal candidato risultasse non ammissibile. In tal caso, ogni quesito espunto può essere sostituito da un quesito di riserva.

Per la valutazione del test e la formazione delle graduatorie sono stati applicati i seguenti criteri:

- 1,5 punti per ogni risposta corretta;
- – 0,4 punti per ogni risposta sbagliata;
- 0 punti per ogni risposta non data.

Il punteggio massimo teorico conseguibile era dunque 150 punti. In caso di parità tra candidati ha prevalso, in ordine decrescente, il risultato nei quesiti di ragionamento logico, poi di chimica, matematica e fisica, biologia. Con ulteriore parità ha prevalso lo studente all'anagrafe più giovane.

È importante verificare sul bando quali siano i requisiti informatici necessari per poter svolgere il test da remoto e le procedure da seguire per la videosorveglianza durante il test.

UniCamillus – Saint Camillus International University of Health Sciences

L'ateneo privato ha attivato per l'a.a. 2023/2024 cinque corsi di laurea delle Professioni sanitarie: *Ostetricia*, in lingua italiana (15 posti); *Tecniche di laboratorio biomedico*, in lingua italiana (15 posti); *Infermieristica*, in lingua inglese (80 posti); Fisioterapia, in lingua inglese (15 posti), *Tecniche di radiologia medica, per immagini e radioterapia*, in lingua inglese (10 posti).

La prova di ammissione si è svolta in modalità *computer based* e da remoto, in due date diverse per i corsi in lingua inglese e quelli in lingua italiana.

Il test, redatto rispettivamente in inglese o in italiano, era da concludere nel tempo massimo di **60 minuti**, si componeva di **60 quesiti** a risposta multipla con cinque alterative, ripartiti tra: **ragionamento logico** (20), **cultura generale** (5), **biologia** (10), **chimica** (10), **fisica** (10), **matematica** (5).

Per la formazione delle graduatorie sono stati applicati i seguenti criteri:

- 1,5 punti per ogni risposta corretta;
- −0,4 punti per ogni risposta sbagliata;
- 0 punti per ogni risposta non data.

Il punteggio massimo teorico conseguibile era di 60 punti. In caso di parità tra candidati ha prevalso il risultato nei quesiti di cultura generale; in caso di ulteriore parità lo studente all'anagrafe più giovane.

È importante verificare sul bando quali siano i requisiti informatici necessari per poter svolgere il test da remoto e le procedure da seguire per la videosorveglianza durante il test.

CARATTERISTICHE DEL LIBRO

Questo volume consente agli studenti di ottimizzare la preparazione per lo svolgimento delle prove con quesiti a risposta multipla sulle discipline previste nei test.

Contiene centinaia di esercizi risolti e commentati relativi alle tipologie di esercizi previsti nei test di ammissione alle lauree triennali delle **Professioni sanitarie**. È valido per tutti i corsi di studio delle classi di laurea L/SNT1, L/SNT2, L/SNT3 e L/SNT4 in quanto la prova di accesso è la medesima per tutti i corsi. Pertanto, tutte le tipologie di esercizi esaminate in questo libro sono di interesse per i candidati a tutti i test a cui l'opera si rivolge.

Nella **prima**, **seconda**, **terza** e **quarta** parte del volume vengono presentati i quesiti relativi a **biologia**, **chimica**, **matematica** e **fisica**.

La **quinta parte** del libro è invece dedicata alla trattazione e studio dei quesiti di **ragionamento logico e problemi**, che possono essere raggruppate in macro-categorie:

- **problemi logico-matematici**: includono diverse tipologie di quesiti, quali i problemi di ragionamento quantitativo o geometrico, esercizi su problemi di tempo, velocità, ritmi di lavoro, interpretazione di tabelle e grafici statistici ecc;
- **ragionamento logico**: figurano in questa categoria gli esercizi il cui obiettivo è valutare la capacità di ragionamento inferenziale dei candidati: riconoscere correttamente il valore di verità di una proposizione logica e le relazioni tra più proposizioni, individuare o prevedere le implicazioni certe, possibili o impossibili di un'affermazione, distinguere una condizione sufficiente da una necessaria rispetto a una data conclusione, operare deduzioni in base a sillogismi ecc.;
- **logica verbale**: raccoglie domande che verificano principalmente le **competenze di linguaggio** dello studente e la sua capacità di individuare le relazioni che possono intercorrere tra parole (di senso, uso, etimologia ecc.). Si tratta dunque di esercizi che riguardano non solo la conoscenza dei vocaboli, ma l'attitudine a utilizzarli secondo criteri logici;
- **diagrammi insiemistici e logica figurale**: le domande valutano le capacità di riconoscere le relazioni insiemistiche tra elementi dati e l'intelligenza logico-spaziale, attraverso l'uso di serie di figure.

Nella **sesta parte** sono riportati e analizzati quesiti dell'ambito **competenze di lettura e conoscenze acquisite negli studi**. I commenti ai quesiti illustrano i metodi per rispondere a domande di comprensione di brevi brani e per attivare il proprio bagaglio di nozioni relative a varie discipline (elementi di cittadinanza, attualità economica e istituzionale, storia ecc.).

Ognuna di queste parti è composta da due sezioni: nella prima, denominata "Quesiti", vengono presentati gli esercizi senza le soluzioni; la seconda, denominata "Soluzioni e commenti", contiene invece il commento e la spiegazione di tutti gli esercizi, unitamente alle soluzioni. Naturalmente il commento agli esercizi presuppone che lo studente sia già in possesso, almeno parzialmente, delle conoscenze teoriche necessarie alla risoluzione dei quesiti. Il commento, infatti, indica le tecniche di risoluzione più efficaci e segnala le nozioni teoriche che l'esercizio intende verificare, ma non presenta l'analisi e la spiegazione dettagliata di tali argomenti.

Per utilizzare nel modo più proficuo questo eserciziario è utile quindi affiancarlo al corrispondente MANUALE di preparazione che propone il ripasso di tutte le discipline oggetto del test attraverso centinaia di illustrazioni, schemi originali, tabelle ed esercizi svolti.

La **settima parte** del volume contiene **una prova simulata di test**, formulata con criteri del tutto analoghi a quelli che caratterizzano le prove ufficiali di ammissione ai corsi universitari a cui il volume si riferisce. Svolgere questa prova consente allo studente di mettere in pratica quanto appreso studiando le parti precedenti e allo stesso tempo di evidenziare gli argomenti sui quali ancora registra eventuali difficoltà; su questi sarà dunque conveniente tornare, ripassando i relativi capitoli teorici contenuti nel MANUALE DI PREPARAZIONE.

Gli strumenti di Alpha Test per prepararsi al test di ingresso

Il **primo passo** in ogni percorso di preparazione consiste nel procurarsi tutte le informazioni disponibili sul test che si vuole affrontare, cominciando dai contenuti delle sue precedenti edizioni. Le fonti più autorevoli e complete sono il **sito del ministero dell'Università e della Ricerca** (MUR), i **siti degli atenei** di proprio interesse e il sito **alphatest.it**. Sul sito del MUR gli studenti possono trovare tutta la normativa in materia, invece sui siti delle singole università e di Alpha Test vengono pubblicati i bandi per i diversi concorsi di ammissione, che integrano le indicazioni del Ministero con le specifiche proprie di ciascuna sede.

Su **alphatest.it** viene costantemente aggiornato il calendario con le date di svolgimento delle prove a test nonché pubblicata la normativa sulle prove di ingresso; si possono inoltre scaricare, quando siano resi pubblici, i test ufficiali degli anni precedenti risolti e commentati, o reperire dati e approfondimenti relativi ai diversi corsi di laurea.

Sempre su **alphatest.it** è possibile autovalutare il proprio livello di preparazione. Il test diagnostico gratuito prevede domande rappresentative del test; il suo scopo è aiutare il candidato a individuare le eventuali debolezze e impostare al meglio il percorso di studio.

Anche i canali social Alpha Test (Instagram, Tik Tok, Youtube) informano tempestivamente su tutte le novità riguardanti sia i test sia le iniziative del Ministero o degli atenei.

Sul **magazine on line** di Alpha Test (**http://magazine.alphatest.it**) si possono consultare articoli e approfondimenti aggiornati in tema di ammissione all'università, metodi e strumenti di studio, orientamento universitario e bandi di concorso.

Il metodo Alpha Test: libri con MyDesk, Alpha Test Academy, corsi di preparazione

Il **passo successivo**, necessario per conseguire una adeguata preparazione, è lo **studio individuale** da effettuare sui libri. Allo scopo, Alpha Test ha realizzato una serie di libri e di strumenti digitali dedicati a chi deve affrontare i test di ammissione ai corsi delle Professioni sanitarie. I testi principali sono il MANUALE DI PREPARAZIONE, la raccolta di quesiti suddivisi per materia ESERCIZI COMMENTATI, le prove di verifica SIMULAZIONI e il volume 7300 QUIZ.

Ognuno di questi libri consente l'accesso a **MyDesk**, l'esclusivo ambiente di formazione online creato da Alpha Test, con contenuti e strumenti aggiuntivi a disposizione del lettore (nella seconda pagina di ogni volume, si trovano le indicazioni per accedere alla specifica area di MyDesk). Infine, è possibile sfruttare anche un'ulteriore risorsa digitale: AlphaTestAcademy.

Ai fini dello studio, ciascuno dei quattro volumi è autosufficiente ma, allo stesso tempo, complementare agli altri. Ecco in breve le caratteristiche di ciascuno.

- **Manuale di preparazione**: è il principale strumento di studio. Raccoglie la sintesi di tutti gli argomenti previsti nei programmi ufficiali del test, materia per materia. È un valido aiuto a non disperdere gli sforzi di fronte alla vastità dei programmi da svolgere, perché consente lo **studio** e il **ripasso** mirato. L'esposizione degli argomenti è resa più efficace e completa grazie a immagini, schemi, tabelle, glossari, mentre l'apprendimento è facilitato e consolidato grazie ai numerosi esercizi di esempio (sempre nella forma a risposta multipla), risolti e commentati.

Lo spazio **MyDesk** del MANUALE propone videolezioni su argomenti di matematica, tutorial sullo svolgimento dei test, sintesi, formulari e ulteriori materiali di studio. Nel libro, un'apposita icona – visibile sul margine della pagina – segnala la presenza di contenuti aggiuntivi su **MyDesk**.

- **Esercizi commentati**: questo libro rappresenta un ulteriore supporto nella fase intermedia dello studio. Si tratta di un volume di esercitazioni guidate, con centinaia di quesiti, suddivisi tra le materie oggetto d'esame. Lo studente può svolgere ogni quesito in autonomia per poi verificare la soluzione nel relativo commento, dove troverà richiamate le nozioni teoriche necessarie e i metodi risolutivi più efficaci. In tal modo, il lettore può sia **esercitarsi** sia **accrescere la preparazione**.

  Nello spazio **MyDesk** dell'ESERCIZIARIO, è possibile accedere a un **simulatore online** per svolgere esercitazioni per materia, combinando i quesiti a disposizione di una stessa disciplina, o per comporre prove simulate secondo le modalità e i tempi dell'esame ufficiale.

- **Simulazioni**: è uno strumento agile ed efficace, consigliato nella **fase finale** del percorso di preparazione. Consente di valutare i propri risultati nella soluzione di prove strutturate, monitorare la preparazione raggiunta e intervenire su materie o aree in cui si rilevano incertezze o lacune. Contiene 10 test completi, composti anche con domande ufficiali dei concorsi degli ultimi anni, in forma di **prove simulate**, accompagnate da indicazioni pratiche (tempo a disposizione, criteri di calcolo del punteggio ecc.) che consentono di risolverle e valutarle nei modi dell'esame ufficiale.

  Nello spazio **MyDesk** correlato, è possibile svolgere online le prove contenute nel volume e confrontare così il proprio risultato con quello degli altri lettori. Sono inoltre disponibili alcune prove aggiuntive.

- **7300 quiz – I quesiti delle prove di ammissione**: è una imponente banca dati di quesiti, aggregati per consentire un allenamento intensivo nelle discipline oggetto del test. Gli esercizi sono suddivisi per materia (2000 di biologia, 1600 di chimica, 1300 di matematica e fisica, 1400 di ragionamento logico e problemi, 1000 di competenze di lettura e conoscenze acquisite negli studi). Alla fine di ogni sezione è riportata una tabella con le soluzioni di tutti i quesiti. Questo volume può essere utilizzato o in parallelo allo studio del MANUALE, o con le stesse finalità delle SIMULAZIONI.

  Anche lo spazio **MyDesk** del quizzario permette l'uso di un **simulatore online**, per svolgere esercitazioni mirate sulle singole discipline e comporre numerose prove simulate da svolgere secondo le modalità e i tempi dell'esame ufficiale.

Alpha Test Academy

È un ambiente di studio online, **personalizzato** e **assistito**, che si aggiunge ai libri e a MyDesk. Per ciascuna delle materie e degli argomenti previsti nelle prove di ammissione, AlphaTestAcademy accompagna lo studente a migliorare le proprie conoscenze, proponendogli in modo **adattivo** batterie di domande a difficoltà graduale e differenziata; ogni domanda è corredata da spiegazioni o da commenti multimediali (link, videotutorial), con specifici richiami di teoria.

Il materiale e l'assistenza offerti da AlphaTestAcademy consentono di chiarire lungo il percorso ogni quesito e dubbio individuale, migliorando e consolidando progressivamente conoscenze e capacità in vista del test ufficiale.

L'abbonamento alla piattaforma è in dotazione ai partecipanti ai corsi Alpha Test e viene abilitato al momento dell'iscrizione.

Corsi: studiare con i docenti Alpha Test può fare la differenza

Per superare le selezioni in ingresso al corso di laurea desiderato, lo studio individuale sui libri e con gli strumenti digitali appena descritti è un momento ineliminabile. Riuscire a studiare con efficacia in autonomia non è immediato; talvolta richiede una certa formazione di partenza, sempre un buon metodo di studio e la capacità di organizzare il proprio tempo in modo efficiente. Trovarsi in queste condizioni non è scontato, specialmente nel caso in cui la preparazione al test si svolga durante gli ultimi due anni di scuola superiore, e vada quindi coordinata con gli impegni scolastici.

Proprio per sostenere la complessità dello studio, Alpha Test offre agli studenti numerosi **corsi**, che si svolgono **on line** oppure **in aula**, con durata differenziata (da pochi giorni di lezione ad alcuni mesi).

Alcune particolari caratteristiche rendono i corsi di Alpha Test l'ambiente ideale per costruirsi una preparazione ottimale, opportunamente guidata e aggiornata ai programmi e alle novità dei test.

1. **I docenti Alpha Test.** I docenti che insegnano nei corsi Alpha Test sono tutti laureati e hanno maturato un'esperienza specifica nell'insegnamento della materia di cui sono titolari. La padronanza completa della propria disciplina è infatti un requisito irrinunciabile per entrare nel team didattico, insieme alla passione per questo lavoro e alla dedizione verso gli studenti. I docenti sanno quali sono gli argomenti che occorre approfondire per il test, quali competenze specifiche devono essere attivate per questo tipo di prova e guidano ogni studente nello studio, qualunque sia il suo livello di preparazione iniziale.
2. **Come si studia nei corsi Alpha Test.** Ogni aspetto del percorso di preparazione è determinato da un metodo didattico solido e verificato. Chi partecipa a un corso Alpha Test è spinto ad acquisire, o affinare, la capacità di studiare con logica e programmazione. È soprattutto grazie a questo, più che a non sempre affidabili "trucchi", che imparerà a non farsi confondere da domande difficili, insolite o inaspettate. Nei corsi gli argomenti sono contestualmente oggetto di spiegazioni, di esercitazioni guidate e, infine, inseriti in simulazioni del test ufficiale, che diventano più frequenti con l'avvicinarsi della sessione d'esame. I docenti insegnano come gestire il tempo durante lo svolgimento della prova e come utilizzarlo al meglio con "tecniche di risoluzione" che eliminano ridondanze e passaggi inutili, scegliendo i procedimenti più veloci e adeguati al tipo di quesito. Chi frequenta con costanza un corso Alpha Test vedrà maturare il proprio metodo di studio e crescere le proprie conoscenze, guadagnando sicurezza e limitando lo "stress da esame".
3. **Il supporto dei tutor.** Oltre al corpo docente, ogni corso Alpha Test si avvale della presenza e del lavoro di tutor. Sono studenti o studentesse che, avendolo da poco sperimentato, conoscono molto bene il percorso per superare il test. Il loro ruolo è aiutare gli studenti a restare al passo con le lezioni, accompagnandoli nell'organizzazione del tempo e dello studio e nell'uso di tutti gli strumenti, cartacei e digitali, di cui i corsi si avvalgono.
4. **L'aggiornamento dei corsi.** Nel mondo universitario, i test di selezione o valutazione in ingresso subiscono numerosi e continui aggiornamenti normativi, introdotti a livello ministeriale o dei singoli atenei. In oltre 35 anni di attività in questo settore, Alpha Test ha visto più volte l'introduzione di riforme, rispondendo con tempestività e precisione alle diverse modifiche. L'organizzazione del corpo docente e l'impegno di quanti lavorano alla progettazione dei corsi consentono sempre ad Alpha Test di cogliere, analizzare e trasferire in tempo reale nella didattica eventuali cambiamenti, anche attraverso la predisposizione di materiale integrativo aggiornato e riservato ai corsisti.

Come è ovvio, la frequenza di un corso potenzia e non sostituisce l'impegno di ogni aspirante matricola nelle attività di **studio individuale** e di **esercitazione**.

Per questo, si consiglia a chi decida di iscriversi a un corso di fare una **lettura preliminare** dei libri (almeno del manuale) prima dell'inizio delle lezioni, per acquisire una conoscenza di base dei programmi. Questa raccomandazione vale in particolar modo per chi sceglie di frequentare uno dei corsi brevi Alpha Test.

Come scegliere un corso Alpha Test

Alpha Test organizza corsi di preparazione per i test di accesso a **tutte le aree di studio**. I corsi sono in formati diversi: **online** (interamente on demand oppure in diretta oppure in modalità *blended*, cioè con ambiente di apprendimento misto) o **in presenza**, in molte città italiane.

In base alle proprie esigenze, gli studenti possono scegliere tra **corsi di lunga durata**, che prevedono anche una guida allo studio approfondito della teoria, e corsi **brevi e intensivi** di sole esercitazioni e simulazioni.

Di ciascun corso, su **alphatest.it** sono indicati i calendari, le quote di iscrizione, le promozioni attive e la scontistica riservata a coloro che hanno già acquistato uno o più volumi di preparazione.

Per ogni richiesta di informazione o per una consulenza personalizzata è inoltre possibile contattare il team Admission Alpha Test al telefono o su Whatsapp al numero **02 5845 981**.

Suggerimenti per affrontare la prova a test

Per affrontare al meglio un test a risposta multipla è importante conoscerne le caratteristiche rilevanti: per esempio quali siano le modalità di svolgimento, la composizione, il numero dei quesiti e delle alternative di risposta, o – se possibile – quali tipologie di esercizi si dovranno risolvere. In tal modo si possono studiare anche opportune "strategie" per valorizzare al massimo le proprie conoscenze e potenzialità.

Nelle prove per l'ammissione ai corsi a numero programmato, i candidati sono selezionati sulla base di un criterio di tipo **comparativo**. Cioè, per superare la selezione **lo studente deve figurare tra i migliori** nella graduatoria: non è quindi tanto rilevante il punteggio assoluto ottenuto quanto svolgere il test di ammissione meglio di un certo numero di altri candidati. È bene però ricordare, soprattutto nei casi dei test di ammissione a base nazionale, che a volte è prevista una soglia minima qualificante: in tal caso anche qualora residuassero posti disponibili, i candidati con punteggio inferiore a tale soglia non potrebbero immatricolarsi perché giudicati non idonei. Dunque, totalizzare i punti minimi rappresenta una condizione necessaria ma non sufficiente per l'immatricolazione.

Prima di addentrarci nell'analisi dei contenuti dei test e degli esercizi che li compongono, è opportuno considerare alcuni suggerimenti solo in apparenza banali, e invece molto utili al fine di ottimizzare il risultato nella prova di ammissione.

Prima del test

Il primo suggerimento, di carattere generale, è leggere con grande attenzione e per intero il **bando di concorso**, compresi gli allegati con i programmi di esame. Inoltre bisogna tenere in considerazione anche le **disposizioni** pubblicate dalla sede universitaria dove lo studente svolgerà la prova. Gli atenei e il Ministero, infatti, sono le fonti di informazioni **ufficiali** relative alle norme, alle modalità di selezione, alla struttura e ai contenuti della prova che regola l'ammissione al corso di studi scelto.

In particolare è importante avere ben chiare le indicazioni relative a: modalità di iscrizione alla prova; titoli necessari per potere partecipare al concorso; giorno e ora di svolgimento della prova di interesse, nonché la sua durata ecc. Sarà cura dello studente verificare in quale modalità (*computer based* o meno, sessione unica o multisessione ecc.) sarà somministrato il test di suo interesse. Sicuramente, in caso di test in presenza, bisognerà ricordare di recarsi all'esame con un documento di identità valido, la ricevuta di iscrizione ed eventuali ricevute di pagamento richieste.

Il giorno del test

In sede d'esame, prima del suo inizio, di solito vengono comunicate ai candidati le **norme alle quali attenersi durante tutte le fasi di svolgimento del test**. Tali norme riguardano, per esempio: il tempo totale a disposizione, le modalità con cui indicare le risposte sull'apposita scheda cartacea o, in caso di prova *computer based*, le istruzioni per l'utilizzo della piattaforma; vengono inoltre fornite altre indicazioni su come comportarsi durante l'esame e al suo termine.

È necessario rispettare scrupolosamente tutte le regole, evitando così errori banali ma sostanziali (quale, per esempio, la compilazione errata della scheda per le risposte o l'omissione di una firma, o il mancato rispetto delle procedure per le prove telematiche), che potrebbero compromettere la validità della prova e quindi l'ammissione.

In alcuni casi, all'interno del test stesso gli esercizi sono preceduti da **istruzioni circa le modalità di risoluzione** dei quesiti e a volte anche da un esempio risolto. È importante in questi casi non lasciarsi prendere dalla fretta di mettersi subito al lavoro, ma dedicare la massima attenzione alla lettura di queste istruzioni, indispensabili per capire la logica degli esercizi e per rispondere correttamente alle domande.

Domande a risposta multipla

I test che vengono utilizzati per l'ammissione all'università sono costituiti da domande a risposta **chiusa**, le cui risposte sono cioè predefinite: il candidato deve individuare la sola risposta esatta tra le alternative proposte che, per i test cui si rivolge questo volume, sono sempre **5**.

Per rispondere a una domanda *aperta* (cioè non corredata da risposte prefissate) come per esempio "Qual è la capitale della Colombia?", occorre conoscere l'esatta nozione che consente di dare la risposta. Nel caso di *domande a scelta multipla* è invece possibile procedere anche in maniera diversa.

Si ipotizzi, per esempio, di dover rispondere al medesimo quesito, però in forma chiusa.

---

1 **Qual è la capitale della Colombia?**

- A Delhi
- B Buenos Aires
- C Bogotá
- D Brasilia
- E Santiago

In questo caso è possibile determinare la risposta corretta procedendo in due modi distinti:

1. ragionando come se si trattasse di una domanda aperta: sapendo che la capitale della Colombia è Bogotá, si individua direttamente la risposta corretta (C) senza valutare le altre risposte proposte;
2. se, al contrario, non si conosce la risposta alla domanda, ma si ricordano altri accoppiamenti Paese/capitale, è possibile individuare la risposta corretta eliminando le alternative errate: sapendo che Delhi è la capitale dell'India, Buenos Aires dell'Argentina, Santiago del Cile e Brasilia del Brasile, per esclusione si può concludere che la risposta esatta è la C.

In altre parole, per rispondere a una domanda a scelta multipla non è strettamente necessario conoscere la risposta esatta: a volte la soluzione si può individuare indirettamente, escludendo le alternative errate. Nel caso in cui, procedendo per esclusione, il candidato non riesca a eliminare tutte le alternative errate, il metodo di risposta per eliminazione permette comunque di aumentare le probabilità di individuare la risposta corretta: l'esclusione di una o più risposte riduce infatti il numero delle alternative tra cui si rimane incerti e quindi incrementa la probabilità di individuare l'alternativa corretta.

Valore dei quesiti e gestione del tempo

Come i partecipanti ai corsi Alpha Test hanno modo di sperimentare durante lo svolgimento delle prove simulate, il **tempo** rappresenta uno dei fattori critici per affrontare con successo un test di ammissione.

Infatti, le prove sono spesso progettate e formulate in modo tale da permettere solo ai più preparati e ai più veloci di rispondere, entro i termini concessi, alla totalità delle domande.

È dunque imperativo impiegare razionalmente ogni minuto, avendo ben presente – prima di iniziare la prova – il tempo medio a disposizione per ogni quesito (calcolato sui minuti complessivi divisi per il numero dei quesiti stessi), ed evitando di soffermarsi su una singola domanda per un tempo eccessivamente superiore. In generale, il consiglio è di non superare il tempo medio per più del 20%: questa dilazione per gli esercizi più complessi viene infatti compensata dalla presenza di altri di più veloce risoluzione.

Ormai in quasi tutti i test, ogni risposta corretta fa "guadagnare" lo stesso punteggio: dunque a parità di tempo impiegato conviene risolvere due esercizi semplici piuttosto che uno complesso.

Poniamo che il tempo a disposizione per l'intero test sia di 100 minuti e gli esercizi da risolvere 60, il tempo medio per quesito è di 1 minuto e 40 secondi (100 secondi): quindi, bisogna evitare di dedicare più di due minuti allo svolgimento del singolo quesito.

L'obiettivo da raggiungere è rispondere correttamente al maggior numero possibile di esercizi; si consiglia quindi, compatibilmente con i vincoli imposti dalle modalità di svolgimento della prova, di affrontare prima gli esercizi che – per argomento o tipologia – si presume di riuscire a risolvere più facilmente e velocemente, per tornare poi a quelli più ostici per i quali si prevede un dispendio di tempo maggiore.

Scelta casuale della risposta?

La correzione dei test attribuisce in genere un punteggio positivo per le risposte corrette e, nella più parte dei casi, l'attribuzione di un punteggio negativo per ogni risposta errata (di solito quantificato in una frazione di punto). Ai quesiti omessi, a cui cioè non si è risposto, viene di norma attribuito punteggio nullo.

Spesso l'attribuzione del punteggio avviene secondo la seguente modalità:

- Risposta esatta: +1
- Risposta errata: –0,25 (–1/4)
- Risposta omessa: 0

La penalità sulle risposte errate ha lo scopo di annullare il punteggio positivo che, statisticamente, il candidato potrebbe conseguire rispondendo a caso in assenza di tale penalità.

Ma **è conveniente o no rispondere a caso** ai quesiti a cui si sa trovare soluzione?

Si supponga di non conoscere assolutamente le risposte di 20 quesiti (con 5 risposte alternative ciascuno) della prova. Scegliendo a caso, si risponderebbe statisticamente in modo corretto a 4 esercizi (20/5) e si sbaglierebbero i restanti 16 quesiti. Il punteggio totalizzato sarebbe dunque:

- risposte esatte: $4 \times (+1) = +4$
- risposte errate: $16 \times (-1/4) = -4$
- risposte nulle: $0 \times 0 = 0$
- punteggio totale: $4 - 4 = 0$

Si otterrebbe quindi un punteggio nullo, esattamente identico a quello che si totalizzerebbe scegliendo di non rispondere ai 20 quesiti.

Dunque, è possibile distillare una regola utile su come comportarsi nel caso in cui non si riesca a identificare, tra le diverse risposte alternative, quella corretta:

> conviene rispondere casualmente ogni volta che il numero di alternative tra cui si è indecisi è pari o inferiore al reciproco del punteggio negativo attribuito alle risposte errate.

È evidente che il punteggio totalizzato rispondendo casualmente potrà essere tanto maggiore quanto minore sarà il numero di alternative tra cui si è indecisi e quanto minore è la penalità attribuita alle risposte errate. Il numero delle alternative tra cui si è indecisi non coincide necessariamente con quello delle alternative esistenti. Se, per esempio, le alternative proposte sono 5, ma il candidato riesce a eliminarne due perché le si riconosce come errate, la valutazione statistica va rivista su 3 alternative (cioè 5 – 2).

Nella pratica, scartare almeno due alternative di risposta è possibile anche quando l'argomento sia poco o per nulla noto al candidato. Si veda per esempio:

---

2 **In base alla Costituzione, l'Italia è:**

- A una repubblica regionale
- B uno Stato federale
- C una repubblica democratica, fondata sul lavoro
- D una repubblica presidenziale, fondata sul lavoro
- E uno Stato federato

Anche senza ricordare la definizione precisa che la Costituzione dà dello Stato italiano, è facile riuscire a escludere le alternative B ed E che si segnalano per l'evidente implausibilità. L'Italia infatti è uno Stato unitario che non si articola al suo interno in altre entità statali né è a sua volta parte di uno Stato federale. Al candidato resterà dunque, eventualmente, il dubbio tra tre sole alternative (la risposta esatta è C).

Prove cartacee e prove computer based

Le prove di ammissione per i corsi delle Professioni sanitarie nelle università statali si svolgo **in presenza** utilizzano un supporto **cartaceo**. In questo caso, ricordiamo che il candidato – una volta individuata la risposta che ritiene corretta per un dato quesito – la deve segnare sull'apposita *scheda per le risposte*, che è distinta dal fascicolo del questionario che riporta il testo degli esercizi e le 5 alternative di risposta. L'operazione, in sé semplicissima, va svolta con attenzione: si tratta infatti di evidenziare la lettera che identifica la risposta che si vuole indicare in corrispondenza del numero dell'esercizio. Scambiare il numero di un esercizio con un altro è la più banale ma anche la più grave delle sviste.

Per la correzione delle schede cartacee vengono utilizzati *elaboratori elettronici* dotati di *lettori ottici*, il candidato deve quindi contrassegnare come indicato nelle istruzioni lo spazio (un "cerchietto" o "quadratino") corrispondente all'alternativa ritenuta esatta.

Nelle prove degli ultimi anni per l'accesso ai corsi statali dell'area sanitaria i candidati hanno avuto la possibilità di effettuare eventualmente **una correzione** per ogni domanda, sulla scheda delle risposte. È comunque consigliabile **limitare al minimo le correzioni**.

In quasi tutti gli atenei privati, invece, le prove si svolgono al computer e quasi sempre da remoto. Rispetto alle prove cartacee, l'indicazione della risposta è in genere più agevole: è sufficiente cliccare sulla schermata lo spazio corrispondente all'alternativa che si ritiene corretta. All'interno del tempo concesso per la soluzione dei quesiti, è sempre possibile cambiare la risposta indicata.

Si riporta di seguito un modello di scheda cartacea delle risposte, comprensiva delle istruzioni su come indicare le risposte e su come effettuare le correzioni. Sulle schede per le risposte sono solitamente presenti aree (con cerchi neri, codici a barre o altro) indispensabili al corretto funzionamento del sistema ottico di lettura e correzione. All'interno di tali aree bisogna evitare di tracciare alcun segno di scrittura che potrebbe pregiudicare il corretto funzionamento del lettore.

Si raccomanda di non apporre alcun segno al di fuori delle caselle previste e di non sgualcire o piegare la scheda.

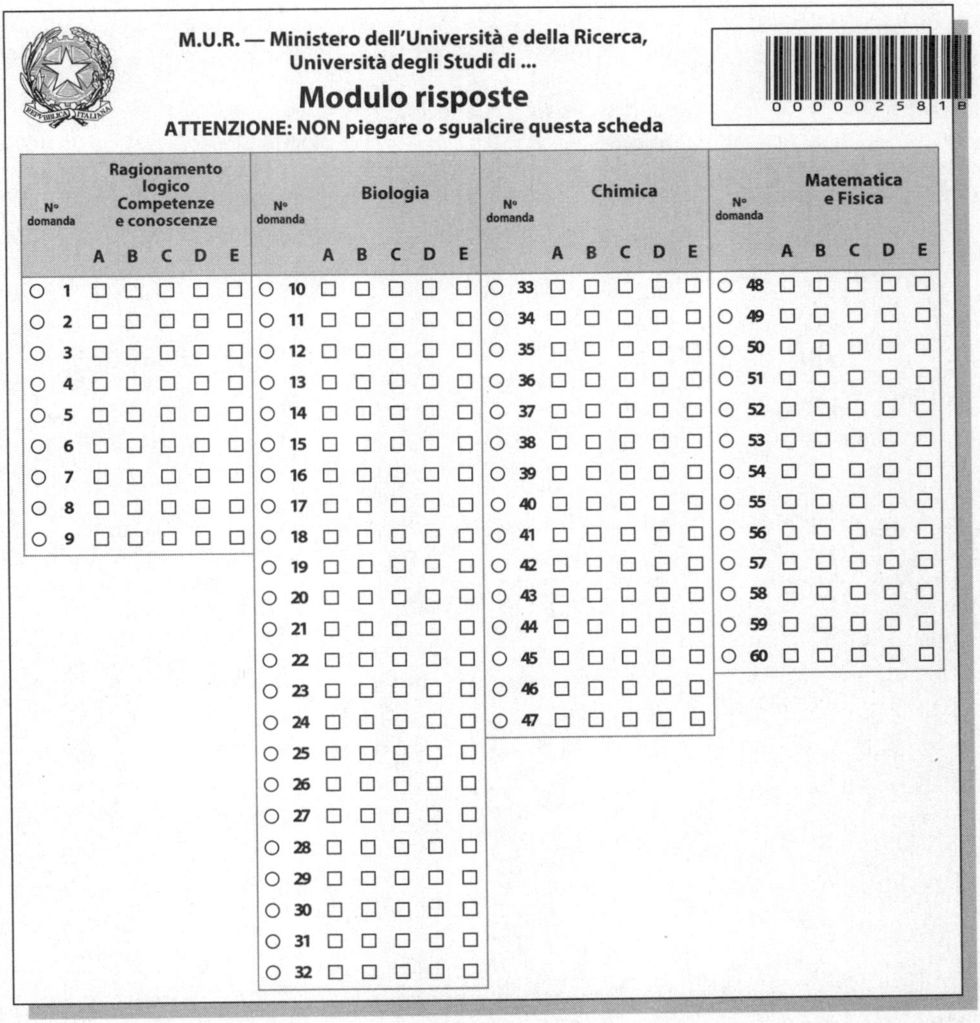

M.U.R. — Ministero dell'Università e della Ricerca,
Università degli Studi di ...

Modulo risposte

ATTENZIONE: NON piegare o sgualcire questa scheda

0 0 0 0 0 2 5 8 1 B

N° domanda	Ragionamento logico Competenze e conoscenze A B C D E	N° domanda	Biologia A B C D E	N° domanda	Chimica A B C D E	N° domanda	Matematica e Fisica A B C D E
1		10		33		48	
2		11		34		49	
3		12		35		50	
4		13		36		51	
5		14		37		52	
6		15		38		53	
7		16		39		54	
8		17		40		55	
9		18		41		56	
		19		42		57	
		20		43		58	
		21		44		59	
		22		45		60	
		23		46			
		24		47			
		25					
		26					
		27					
		28					
		29					
		30					
		31					
		32					

1. Ogni domanda ammette **una e una sola** risposta esatta. Si risponde barrando la relativa casella, ad esempio con una crocetta ben marcata, avendo cura di rimanere entro i bordi della casella stessa.
2. Per correggere una risposta errata è necessario **annerire completamente** la casella e barrare quella corretta. Per ogni domanda **è ammessa una sola** correzione.
3. Se si intende annullare una risposta già data o non rispondere a una domanda occorre annerire la casella circolare a sinistra del numero progressivo.

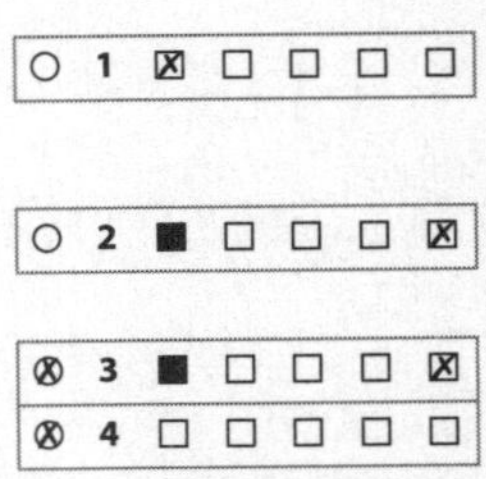

Esempio di scheda delle risposte con possibilità di correzione ed estratto di istruzioni per la corretta compilazione.

parte prima

BIOLOGIA

Quesiti

1 Quale di queste sostanze è un monosaccaride?

A Maltosio
B Amilosio
C Saccarosio
D Galattosio
E Lattosio

2 La struttura primaria di una proteina è sostenuta da uno dei seguenti legami chimici:

A legami peptidici tra residui laterali di amminoacidi contigui
B legami disolfuro tra cisteine non contigue
C interazioni idrofobiche tra amminoacidi apolari
D interazioni deboli tra catene polipeptidiche adiacenti
E legami peptidici tra gruppi carbossilici e gruppi amminici di amminoacidi contigui

3 Gli amminoacidi utilizzati per formare le proteine sono:

A 4
B 20
C 30
D 100
E 45

4 Quale dei seguenti composti NON è un acido grasso?

A Acido glutammico
B Acido palmitico
C Acido stearico
D Acido oleico
E Acido butirrico

5 Quale delle seguenti molecole NON contiene azoto?

A Un peptide
B Un enzima
C Una proteina
D Un trigliceride
E Un nucleoside

6 L'ordine di grandezza delle dimensioni delle cellule umane è:

A il millimetro
B il dalton
C il micron
D l'angstrom
E il microlitro

7 **I virus sono considerati parassiti obbligati perché:**

- A non possiedono genoma proprio
- B non contengono proteine
- C sono privi di macchinari biosintetici
- D sono di dimensioni ultramicroscopiche
- E sono insensibili ai disinfettanti classici

8 **Quali delle seguenti correlazioni è errata?**

- A Virus / RNA
- B Batteri / parete cellulare
- C Batteri / DNA circolare
- D Eucarioti / mitocondri
- E Virus / ribosomi

9 **Che cos'è il peptidoglicano?**

- A Una glicoproteina che viene sintetizzata dai batteri
- B Il componente fondamentale della parete cellulare batterica
- C Il componente fondamentale della parete cellulare delle cellule vegetali
- D Il componente fondamentale della parete cellulare dei soli batteri gram-negativi
- E Il componente fondamentale della parete cellulare delle cellule animali

10 **La proprietà chimico-fisica di alcune molecole di membrana detta "anfipatia" consiste:**

- A nella coesistenza di regioni polari e apolari in una stessa molecola
- B nel carattere di polarità e idrofobia delle teste dei lipidi
- C in una caratteristica non posseduta dai fosfolipidi e dagli sfingolipidi
- D in una caratteristica comune a tutti i componenti della membrana
- E nel possedere teste apolari, rivolte verso le soluzioni acquose dell'interno e dell'esterno della cellula, e code polari, rivolte le une verso le altre

11 **Dove esplica la sua attività l'enzima catalasi?**

- A Perossisomi
- B Mitocondri
- C Apparato di Golgi
- D Lisosomi
- E Cloroplasti

12 **Il trasporto attivo delle sostanze nutritive all'interno della cellula batterica:**

- A avviene con esclusivo utilizzo di meccanismo di tipo "simporto"
- B avviene sempre con modificazione del substrato
- C avviene con esclusivo utilizzo di meccanismo di tipo "uniporto"
- D necessita di un dispendio energetico per il trasporto
- E avviene secondo gradiente di concentrazione

13 **Per fagocitosi si intende:**

- A l'eliminazione di sostanze tossiche dalla cellula per mezzo di vacuoli
- B l'inglobamento di particelle solide estranee da parte della cellula
- C l'assorbimento di sostanze liquide da parte della cellula
- D la distruzione dei batteri causata dai fagi
- E la distruzione dei fagi a opera dei batteri

14 Se un prelievo di sangue, dopo aggiunta di anticoagulante, viene diluito 5 volte in acqua, cosa succede al plasma e alle cellule?

A La soluzione diviene ipertonica e le cellule si raggrinziscono
B Il pH del plasma aumenta
C Il pH del plasma diminuisce
D La soluzione diviene ipotonica e le cellule scoppiano
E Si degradano le proteine del plasma, come l'albumina

15 Diffusione semplice e diffusione facilitata:

A sono entrambe dipendenti dalla disponibilità di vettori proteici
B sono entrambe dipendenti dall'esistenza di un gradiente di concentrazione
C sono entrambe dipendenti dalla disponibilità di energia
D sono entrambe meccanismi di trasporto vettoriale, capaci di introdurre sostanze nelle cellule senza permetterne l'uscita
E non sono un trasporto passivo

16 Si immagini di avere una cellula contenente ribosomi, DNA, una membrana plasmatica, una parete cellulare e mitocondri. Che tipo di cellula potrebbe essere?

A Un batterio
B Una cellula uovo
C Una cellula vegetale
D Una cellula renale
E Un batteriofago

17 Nella molecola di ATP sono legati tra loro:

A l'adenina, il ribosio e tre gruppi fosfato
B l'adenina e tre gruppi fosfato
C l'adenosina, il ribosio e un solo gruppo fosfato
D l'adenosina, il ribosio e due gruppi fosfato
E l'adenosina, il trifosfato e tre gruppi fosfato

18 Nel metabolismo energetico delle cellule eucariotiche:

A la fosforilazione ossidativa produce la maggior parte dell'ATP di una cellula
B la fosforilazione ossidativa avviene sulla membrana esterna dei mitocondri
C nelle prime reazioni della glicolisi (fase d'investimento energetico) si producono due molecole di ATP
D la fermentazione lattica produce acido lattico e CO_2
E in un ciclo di Krebs si producono tre molecole di $FADH_2$ e una di NADH

19 Che differenza c'è tra un nucleo aploide e un nucleo diploide?

A Il nucleo aploide presenta corredo cromosomico $2n$, quello diploide presenta corredo cromosomico n
B Il nucleo aploide presenta corredo cromosomico n, quello diploide presenta corredo cromosomico $2n$
C Il nucleo aploide ha n cromosomi e quello diploide $2n + 1$ cromosomi
D Il nucleo aploide ha n cromosomi e quello diploide non ha cromosomi
E Nessuna delle altre risposte è corretta

20 In che modo gli inibitori di tipo competitivo riducono l'attività di un enzima?

A Legandosi al sito attivo dell'enzima
B Modificando il pH
C Modificando la struttura primaria dell'enzima
D Inattivando il substrato
E Innalzando l'energia di attivazione

21 Il prodotto iniziale e finale del ciclo di Krebs è:

A il ribosio
B l'ATP
C l'acido piruvico
D l'acido ossalacetico
E l'acido citrico

22 La fermentazione alcolica è propria di organismi:

A aerobi
B anaerobi
C che fanno fotosintesi
D che hanno la fosforilazione ossidativa
E che fissano l'azoto

23 La fotosintesi clorofilliana è un processo caratteristico:

A solo dei funghi
B solo delle alghe
C solo di batteri
D di tutte le piante verdi
E dei funghi e delle piante

24 Quando una molecola di clorofilla è colpita da energia luminosa:

A tutte le lunghezze d'onda sono assorbite
B tutte le lunghezze d'onda sono riflesse
C la luce verde è la più assorbita
D la luce verde non è assorbita
E la luce rossa è riflessa

25 Attraverso la divisione mitotica:

A da una cellula aploide si ottengono due cellule diploidi
B da una cellula diploide si ottengono due cellule aploidi
C da una cellula aploide si ottengono due cellule aploidi
D da una cellula diploide si ottengono due cellule diploidi
E da una cellula germinale si ottengono quattro cellule aploidi

26 In quale fase del ciclo cellulare avviene la replicazione del DNA?

A Profase
B G_1
C G_2
D Anafase
E S

27 Una conseguenza del processo di meiosi è che:

- A il corredo cromosomico delle cellule che ne derivano corrisponde a quello della cellula originaria
- B nelle cellule derivanti sono presenti tutti i cromosomi e i loro omologhi
- C si originano due cellule
- D il cariotipo viene dimezzato
- E il DNA delle cellule che si originano è geneticamente identico

28 Con il termine "anfigonia" si indica:

- A la riproduzione che avviene mediante fusione tra gamete maschile e femminile
- B l'istinto predatorio delle rane
- C la riproduzione che avviene mediante fusione tra due gameti maschili
- D una malattia delle gonadi
- E la riproduzione degli anfibi

29 Quale delle seguenti frasi è corretta?

- A Nella meiosi si verificano due divisioni nucleari successive che fanno seguito a un solo ciclo di replicazione del DNA
- B Al termine della mitosi si hanno 2 cellule figlie con numero cromosomico *n*
- C Al termine della meiosi si hanno 4 cellule figlie con numero cromosomico 2*n*
- D Al termine della meiosi si hanno 4 cellule figlie con identico patrimonio genetico
- E Nell'interfase meiotica si ha replicazione del DNA

30 La frequenza di crossing-over tra due geni associati sullo stesso cromosoma dipende dal(la):

- A rapporto di dominanza relativa
- B diversa espressione fenotipica
- C distanza che intercorre tra i due
- D gerarchia genotipica in cui sono espressi
- E diverso grado di pleiotropia

31 I soggetti affetti dalla sindrome di Down sono caratterizzati dalla seguente anomalia cromosomica:

- A hanno 21 cromosomi in ogni cellula
- B hanno un cromosoma 21 in più
- C hanno un cromosoma 21 in meno
- D hanno 21 copie del cromosoma 3
- E sono privi di entrambi i cromosomi 21

32 Una cellula umana con 22 autosomi e un cromosoma Y è:

- A un uovo
- B una cellula anomala
- C uno spermatozoo
- D una cellula somatica di un maschio
- E uno zigote

33 Qual è la conseguenza di un crossing over bilanciato?

A I cromosomi contengono materiale genetico sia materno che paterno
B I cromosomi omologhi non contengono più gli stessi geni
C I cromatidi fratelli non sono più uniti dal centromero
D I cromatidi fratelli contengono sequenze nucleotidiche identiche
E I geni presenti sui cromosomi omologhi occupano loci differenti

34 Quale tra le seguenti affermazioni relative a una patologia monogenica, autosomica recessiva è corretta?

A Si manifesta solo allo stato di eterozigosi
B Può essere trasmessa dalla madre solo ai figli maschi
C Può essere trasmessa sia ai figli maschi che alle figlie femmine
D È sempre trasmessa ai figli
E La probabilità che due genitori portatori sani abbiano un figlio malato è del 50%

35 La otosclerosi è una malattia genetica ereditaria autosomica dominante. Un soggetto malato è eterozigote per il gene mutato e sposa un individuo sano. In termini percentuali qual è la probabilità di avere figli sani che ha questa coppia?

A 25%
B 5%
C 75%
D 100%
E 50%

36 Dall'incrocio di due eterozigoti Bb quale percentuale di omozigoti si ottiene?

A 25%
B 50%
C 5%
D 75%
E 0%

37 Cos'è la pleiotropia?

A Un sinonimo di codominanza
B L'effetto sommativo di più geni su un unico fenotipo
C L'effetto di un singolo gene su più di un carattere
D L'effetto di più geni su un singolo carattere
E Una malattia genetica

38 I gruppi sanguigni dei figli di genitori con gruppo sanguigno AB (A e B alleli codominanti) saranno:

A 25% A, 50% AB, 25% B
B 50% A e 50% B
C 100% AB
D 25% A, 25% AB, 25% B, 25% 0
E non si può prevedere

39 **L'emofilia è un carattere recessivo legato al cromosoma X. Scegliere quale affermazione è vera.**

- A Una femmina sarà sempre malata se figlia di una madre portatrice e di un padre portatore
- B Una femmina potrà essere malata solo se figlia di una madre sana e di un padre malato
- C Una femmina potrà essere malata se figlia di una madre portatrice e di un padre malato
- D Una femmina non potrà mai essere malata
- E Un maschio non sarà mai malato

40 **La fenilchetonuria (PKU) è una malattia autosomica recessiva. Se due genitori sani hanno un bambino affetto da PKU, quali sono i loro genotipi rispetto a PKU?**

- A Ambedue eterozigoti; cioè portatori di un allele normale e un allele mutato
- B Un genitore omozigote per l'allele mutato e l'altro omozigote per l'allele normale
- C La madre portatrice di un allele normale su un cromosoma X e di un allele mutato sull'altro cromosoma X, e il padre portatore dell'allele mutato sul cromosoma X
- D Non si può dedurre
- E Un genitore omozigote per l'allele normale, l'altro eterozigote

41 **Il daltonismo è una alterazione della percezione dei colori collegata a un gene recessivo presente nel cromosoma X. Quale delle seguenti situazioni è compatibile con la eventuale nascita di una femmina daltonica?**

- A Il padre è daltonico e la madre sana
- B La madre è daltonica e il padre è sano
- C La madre è portatrice e il padre sano
- D Nessuna delle alternative proposte è corretta
- E La madre è portatrice e il padre è daltonico

42 **I gemelli biovulari hanno sesso:**

- A talvolta uguale, talvolta diverso
- B dipende da quale ovulo viene fecondato
- C sempre maschile
- D sempre uguale
- E sempre diverso

43 **Quale delle seguenti affermazioni riguardanti un organismo aploide è vera?**

- A Gli unici organismi aploidi sono i batteri
- B Nell'organismo aploide gli effetti di una mutazione genetica si manifestano solo se dominanti
- C Nell'organismo aploide gli effetti di una mutazione genetica si manifestano sicuramente
- D Non esistono organismi aploidi: aploidi sono solo i gameti
- E Nel caso di un organismo aploide il numero dei cromosomi per convenzione si indica con 1/2 n

44 **Quale tra le seguenti malattie dell'uomo NON è una malattia ereditaria?**

- A Anemia falciforme
- B Fibrosi cistica
- C Distrofia muscolare
- D Sindrome di Tay-Sachs
- E Sindrome di Turner

45 **Nel DNA si formano due legami idrogeno tra le coppie di basi complementari:**

- A citosina e timina
- B timina e guanina
- C uracile e timina
- D adenina e timina
- E guanina e citosina

46 **Si analizza la composizione nucleotidica di 5 campioni di DNA e si ottengono i risultati sotto indicati. In quale caso si è certamente verificato un errore nell'analisi?**

- A 30% citosina, 30% adenina, 20% guanina, 20% timina
- B 35% guanina, 35% citosina, 15% timina, 15% adenina
- C 25% adenina, 25% citosina, 25% guanina, 25% timina
- D 33% timina, 17% citosina, 17% guanina, 33% adenina
- E 50% basi puriniche, 50% basi pirimidiniche

47 **La cromatina è:**

- A il complesso costituito da DNA, proteine acide e basiche e RNA
- B il complesso costituito da RNA e DNA
- C il complesso costituito da ribosomi e RNA messaggero
- D il complesso nucleoproteico costituito da DNA e istoni
- E il complesso costituito da RNA, DNA e proteine acide

48 **La duplicazione del DNA:**

- A utilizza ribonucleotidi
- B è un processo di tipo conservativo
- C avviene con polarità 3' → 5'
- D è un processo aconservativo
- E è un processo di tipo semiconservativo

49 **Le elicasi nella duplicazione del DNA:**

- A rompono i legami fosfodiesterici tra i nucleotidi dello stesso filamento
- B rompono i legami covalenti che mantengono unite le due emieliche
- C mantengono distese le due emieliche del DNA
- D rompono i legami a idrogeno tra i nucleotidi dello stesso filamento
- E rompono i legami a idrogeno che mantengono unite le due emieliche

50 **In una molecola di RNA due nucleotidi adiacenti sono uniti tra loro da:**

- A un legame peptidico
- B un legame idrogeno
- C forze di van der Waals
- D un legame fosfodiesterico
- E un ponte disolfuro

51 **Come viene denominato il processo biologico per cui gli RNA sono sintetizzati a partire da uno stampo di DNA complementare?**

A Sintesi proteica
B Trascrizione
C Trasduzione
D Traslitterazione
E Traduzione

52 **Quale delle seguenti affermazioni riguardanti l'RNA è corretta?**

A mRNA, tRNA e rRNA vengono trascritti da sequenze nucleotidiche del DNA
B L'uracile è presente solo nelle molecole di mRNA (da cui vengono tradotte le sequenze amminoacidiche) e non in quelle di tRNA o rRNA
C Le molecole di mRNA sono quasi sempre più piccole delle molecole di tRNA
D mRNA, tRNA e rRNA vengono tradotti nelle corrispondenti sequenze amminoacidiche all'interno dei ribosomi
E mRNA viene trascritto da sequenze nucleotidiche del DNA, mentre tRNA e rRNA hanno altra provenienza

53 **Il codice genetico è organizzato in:**

A triplette di amminoacidi
B triplette di nucleotidi
C coppie di nucleotidi
D coppie di basi azotate
E coppie di amminoacidi

54 **Quando nella porzione codificante di un gene si verifica una mutazione silente:**

A non si producono cambiamenti nella sequenza nucleotidica del gene
B si modifica la sequenza amminoacidica della proteina codificata, ma senza effetti sulla sua funzionalità
C il sequenziamento del DNA non è in grado di evidenziarla
D un codone codificante è stato sostituito con uno di stop
E non si producono cambiamenti nella sequenza amminoacidica della proteina codificata

55 **Una cellula dello stomaco produce pepsina e non insulina perché:**

A sono attivi solo i geni per la produzione di pepsina
B ha geni diversi rispetto a una del pancreas
C non presenta il gene dell'insulina
D l'insulina prodotta non viene trasferita nello stomaco
E non sono presenti recettori per l'insulina

56 **Una caratteristica del genoma dei procarioti ma non di quello delle cellule eucariotiche è:**

A presenza di sequenze ripetute
B presenza di geni discontinui
C organizzazione dei geni in operoni
D struttura a doppia elica del DNA
E suddivisione del materiale genetico in più cromosomi

57 Quale delle seguenti affermazioni relative al DNA è FALSA?

A Alcuni virus contengono DNA
B Il DNA ha una struttura a doppia elica
C È presente anche nei ribosomi
D Il DNA è formato da nucleotidi
E Il DNA è presente sia negli eucarioti sia nei procarioti

58 Dei seguenti abbinamenti tra strumenti della tecnologia del DNA e relativi usi, uno è errato. Quale?

A DNA polimerasi – reazione a catena della polimerasi per amplificare frammenti di DNA
B Enzima di restrizione – produzione di RFLP
C Trascrittasi inversa – produzione di cDNA dall'mRNA
D DNA ligasi – enzima che taglia il DNA creando le estremità adesive degli enzimi di restrizione
E Elettroforesi – sequenziamento del DNA

59 NON è considerato organismo geneticamente modificato (OGM), in quanto non ottenuto mediante tecniche d'ingegneria genetica:

A la fragola ottoploide
B il golden rice
C il mais Bt
D la soia resistente al glifosato
E il batterio che produce insulina

60 L'industria farmaceutica deve continuamente produrre nuovi antibiotici perché i batteri a essi sensibili nel giro di qualche anno diventano in grado di resistere a tali farmaci. Ciò avviene perché:

A con il passare del tempo, tutti i batteri si sono abituati all'antibiotico
B la presenza dell'antibiotico induce mutazioni che conferiscono resistenza all'antibiotico
C la selezione naturale ha eliminato i batteri meno nocivi
D la selezione naturale favorisce i batteri che presentano naturalmente resistenza agli antibiotici
E l'antibiotico ha subito una mutazione e non è più efficace

61 Accoppiando un mulo e una mula può nascere:

A un asino
B un cavallo
C nulla
D un mulo
E un bardotto

62 "La marmotta, mammifero placentato, e il vombato, mammifero marsupiale, hanno raggiunto evolutivamente un aspetto molto simile". Quale delle seguenti affermazioni in merito a questo brano è corretta?

A Ciò vuol dire che, accoppiandosi tra loro, marmotta e vombato possono dare una specie con caratteri intermedi
B Ciò vuol dire che il vombato rappresenta una sottospecie della marmotta
C Quello descritto è un esempio di evoluzione convergente
D Quello descritto è un esempio di diffusione adattativa
E Quello descritto è un esempio di confluenza adattativa

63 **I lieviti, come il *Saccharomyces cerevisiae*, sono:**
- A funghi
- B procarioti
- C micoplasmi
- D vegetali
- E protozoi

64 **Quale dei seguenti organismi NON è autotrofo?**
- A Cactus
- B Cianobatterio
- C Pesce
- D Palma
- E Fitoplancton

65 **L'impollinazione delle orchidee è svolta da:**
- A uccelli e insetti
- B vento
- C pioggia
- D nessun agente: le orchidee sono vegetali ermafroditi, non hanno bisogno di impollinazione
- E uomo

66 **Quali sono gli invertebrati filogeneticamente più vicini ai vertebrati?**
- A I ciclostomi
- B Gli artropodi
- C Gli echinodermi
- D I cefalocordati
- E I tunicati

67 **Quale fra i seguenti animali produce uova dotate di guscio rigido?**
- A Trota
- B Pinguino
- C Canguro
- D Rana
- E Salmone

68 **In quale classe di animali i globuli rossi non presentano nucleo?**
- A Nei poriferi
- B Negli anellidi
- C Nei pesci
- D Solo nei mammiferi
- E Solo nei crostacei

69 **La maggior parte dei parassiti intestinali hanno sistemi digerenti:**
- A eccezionalmente ben sviluppati
- B estremamente lunghi
- C estremamente circonvoluti
- D eccezionalmente ben dotati di ghiandole digestive
- E molto ridotti

70 **I vertebrati terrestri, e quindi l'uomo, sono:**
- A Ammoniotelici
- B Uricotelici
- C Ureotelici
- D Ureotelici, ammoniotelici e uricotelici
- E Nessuna delle alternative è corretta

71 **L'habitat è rappresentato:**
- A dal luogo in cui l'animale vive
- B dalla regione geografica in cui l'animale vive
- C dalla caratteristiche fisiche di un animale
- D dall'insieme delle tane che l'animale ha nella sua vita
- E dal luogo dove un animale va in letargo

72 **Indicare quale dei seguenti stadi dello sviluppo embrionale avviene dopo la blastula:**
- A zigote
- B morula
- C organogenesi
- D gastrula
- E segmentazione

73 **Durante lo sviluppo embrionale dell'uomo dall'ectoderma si formerà:**
- A l'intestino
- B il tessuto muscolare
- C l'epidermide e il tessuto nervoso
- D il sistema circolatorio
- E solo l'encefalo

74 **Quale, tra le seguenti caratteristiche, è propria delle cellule epiteliali?**
- A Si trovano solo sulla superficie corporea
- B Generano una corrente elettrica
- C Sono in grado di contrarsi
- D Alcune svolgono un ruolo secretorio
- E Hanno un'abbondante matrice extracellulare

75 **Le cellule gliali appartengono:**
- A al tessuto cartilagineo
- B al tessuto osseo
- C al tessuto epiteliale
- D al tessuto connettivo
- E al tessuto nervoso

76 **La cartilagine è:**
- A un tipo di tessuto connettivo
- B un organo di senso
- C un tipo di muscolo
- D una ghiandola
- E un osso

77 Che cosa sono gli osteoclasti?

A Cellule tipiche del tessuto osseo secernenti la matrice dell'osso
B Cellule capaci di erodere la matrice dell'osso
C Cellule tipiche dei tessuti embrionali
D Cellule del connettivo che producono le fibre proteiche di questo tessuto
E Cellule del midollo che stimolano la produzione dell'osso

78 In quale regione della colonna vertebrale cinque vertebre sono fuse insieme in un unico blocco?

A Regione sacrale
B Regione toracica
C Regione cervicale
D Regione lombare
E Coccige

79 Quale delle cinque parole sotto riportate non va d'accordo con le altre quattro, affini invece tra loro?

A Perone
B Omero
C Tibia
D Rotula
E Metatarso

80 I legamenti servono a:

A garantire l'azione contrattile del muscolo sulla superficie articolare dell'osso
B legare i muscoli scheletrici tra di loro
C connettere i muscoli scheletrici alle ossa
D connettere le ossa tra loro, mantenendole in posizione appropriata
E assicurare la giusta tensione alla muscolatura liscia

81 La striatura in bande chiare e scure della muscolatura scheletrica è dovuta alla:

A disposizione spaziale delle molecole di actina all'interno del sarcomero
B disposizione spaziale delle molecole di miosina all'interno del sarcomero
C costanza della distanza compresa tra le linee Z del sarcomero
D variabilità periodica della distanza compresa tra le linee Z del sarcomero
E disposizione spaziale delle molecole di actina e miosina all'interno del sarcomero

82 Durante la contrazione dei sarcomeri:

A i filamenti sottili di actina si accorciano
B le linee Z si allontanano
C i filamenti di miosina si accorciano e quelli di actina si allungano
D i filamenti sottili di actina scorrono su quelli spessi di miosina
E i filamenti sottili di miosina scorrono su quelli spessi di actina

83 Le cellule staminali sono cellule:

- A del tessuto nervoso
- B specializzate per la riproduzione sessuata
- C sempre totipotenti
- D presenti solamente negli embrioni
- E indifferenziate all'origine, che possono poi generare, in determinate condizioni, una linea cellulare o un'altra

84 A quale parte del corpo portano il sangue le arterie succlavie?

- A Al torace
- B All'addome
- C A spalle e braccia
- D Alle gambe
- E A testa e collo

85 Qual è normalmente il volume del sangue circolante in un uomo adulto di corporatura media?

- A 1/2 litro
- B 5 litri
- C 1 litro
- D 10 litri
- E 12 litri

86 Il plasma è:

- A la parte liquida del sangue
- B la parte corpuscolata del sangue
- C il sangue senza la componente dei globuli rossi
- D la parte liquida del sangue che rimane dopo la coagulazione
- E un sinonimo di sangue

87 Quale tra le seguenti affermazioni riguardanti il sistema cardiovascolare è ERRATA?

- A Nei mammiferi il cuore è diviso in cuore destro e cuore sinistro, ciascuno con un atrio e un ventricolo
- B In un uomo adulto a riposo il battito cardiaco si ripete mediamente circa 70 volte in un minuto
- C Attraverso le arterie polmonari il sangue deossigenato raggiunge i polmoni
- D L'endotelio dei capillari ha lo spessore di una sola cellula per facilitare gli scambi di sostanze tra il sangue e le cellule
- E Il sangue in uscita dal cuore percorre l'aorta oppure la vena polmonare

88 Funzionalmente, l'emoglobina può essere definita una proteina:

- A di trasporto
- B di difesa
- C di riserva
- D enzimatica
- E nessuna delle altre risposte è corretta

89 A differenza delle arterie, solo le vene possiedono:

A muscolatura liscia
B tessuto connettivo
C elastina
D valvole
E endotelio

90 Le pleure sono:

A avvolgimenti degli alveoli polmonari
B una struttura meningea
C membrane di rivestimento dei polmoni
D membrane fibrose
E annessi embrionali

91 Durante la digestione, qual è la funzione dell'enzima pepsina?

A Nello stomaco, comincia la digestione chimica dei carboidrati
B Nello stomaco, idrolizza le catene proteiche in polipeptidi più corti
C Nello stomaco, stimola la secrezione dei succhi gastrici
D Nell'intestino, idrolizza peptidi proteici in catene più corte
E Nell'intestino, stimola la digestione dei grassi insaturi

92 Il dotto coledoco ha la funzione di collegare:

A la vescica biliare con la cistifellea
B il fegato e la cistifellea con i reni
C la cistifellea con lo stomaco
D il fegato e la cistifellea con l'intestino tenue
E il pancreas con lo stomaco

93 L'ileo è:

A l'ultimo segmento dell'intestino tenue
B un osso formato dalla fusione delle vertebre sacrali
C la zona del rene attraversata da pelvi renale e vasi sanguigni
D la porzione interna degli alveoli polmonari
E il vaso linfatico all'interno dei villi intestinali

94 I glomeruli fanno parte del:

A rene
B fegato
C pancreas
D sangue
E polmone

95 Rispetto alla vescica, le vescicole seminali si trovano:

A posteriormente e inferiormente
B posteriormente e superiormente
C anteriormente e inferiormente
D anteriormente e lateralmente
E anteriormente e superiormente

96 Il nefrone è:

A l'unità funzionale del rene
B l'unità funzionale del muscolo striato
C la struttura responsabile della sintesi e secrezione dell'insulina
D la cellula nervosa
E la struttura encefalica responsabile del coordinamento motorio

97 Il rene svolge tutte le seguenti funzioni TRANNE:

A intervenire nel mantenimento dell'equilibrio idrico-salino dell'organismo
B intervenire nella regolazione ormonale della pressione sanguigna
C eliminare molecole introdotte con la dieta e non digerite
D provvedere all'escrezione dei prodotti del catabolismo cellulare
E intervenire nella regolazione della quantità di globuli rossi presenti nel sangue attraverso la secrezione di eritropoietina

98 L'acrosoma è una struttura presente:

A negli ovociti primari
B nelle cellule nervose
C nei macrofagi
D negli spermatozoi
E nei globuli rossi

99 La placenta è:

A il liquido entro cui si sviluppa l'embrione
B un ormone
C l'organo di connessione tra madre e feto
D una vitamina
E un enzima salivare

100 I nervi cranici sono:

A 10 paia
B 8 paia
C 6 paia
D 25
E 12 paia

101 Gli assoni mielinizzati organizzano:

A la corteccia cerebellare
B i nuclei della base
C il cervelletto
D la sostanza bianca del midollo spinale
E la corteccia telencefalica

102 Il sistema nervoso autonomo:

A si attiva solo in situazioni di pericolo
B contribuisce a mantenere l'omeostasi dell'organismo
C è controllato dalla volontà
D innerva la muscolatura scheletrica
E fa parte del sistema nervoso centrale

103 **Cosa sono le sinapsi?**

A Zone di contatto tra due neuroni in cui si effettua la trasmissione degli impulsi nervosi
B Organuli cellulari propri dei neuroni
C Organuli cellulari propri delle cellule vegetali
D Zone di contatto tra due batteri durante lo scambio di materiale genetico
E Punti di contatto tra cellule contigue che permettono il passaggio di sostanze da una cellula all'altra

104 **La figura rappresenta l'orecchio umano. Quale alternativa presenta gli abbinamenti corretti?**

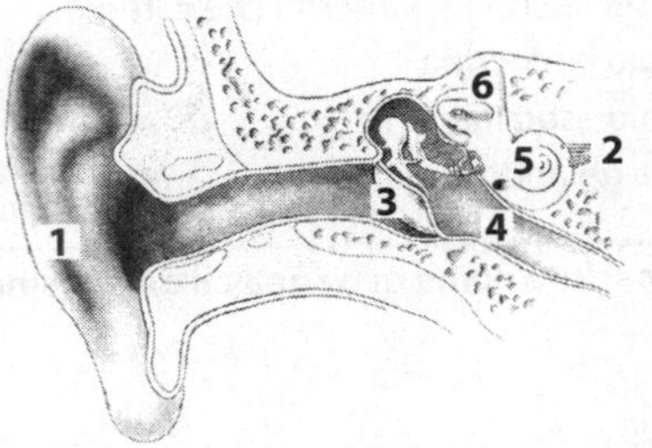

A 1-padiglione auricolare; 2-nervo acustico; 3-timpano; 4-tromba di Eustachio; 5-coclea; 6-canali semicircolari
B 1-padiglione auricolare; 2-timpano; 3-nervo acustico; 4-tromba di Eustachio; 5-canali semicircolari; 6-coclea
C 1-padiglione auricolare; 2-nervo acustico; 3-timpano; 4-chiocciola; 5-tromba di Eustachio; 6-canali semicircolari
D 1-padiglione auricolare; 2-nervo acustico; 3-chiocciola; 4-tromba di Eustachio; 5-timpano; 6-canali semicircolari
E 1-padiglione auricolare; 2-canali semicircolari; 3-chiocciola; 4-nervo acustico; 5-tromba di Eustachio; 6-timpano

105 **La struttura dell'occhio utile a variare la quantità di luce che entra è:**

A l'iride
B il cristallino
C la retina
D la cornea
E la sclerotica

106 **L'acetilcolina è un:**

A neurotrasmettitore
B ormone steroideo
C enzima del succo enterico
D pigmento della cute
E pigmento biliare

107 **Quale dei seguenti NON è un ormone steroideo?**

A Cortisolo
B Progesterone
C Adrenalina
D Aldosterone
E Testosterone

108 Quale ormone, tra i seguenti, viene prodotto dalla corteccia surrenale?

- A Epinefrina
- B Ossitocina
- C Glucagone
- D Somatotropina
- E Aldosterone

109 Il pancreas è:

- A un ormone
- B una ghiandola a secrezione sia interna che esterna
- C una ghiandola solo endocrina
- D una ghiandola solo esocrina
- E la più voluminosa ghiandola del corpo umano

110 Una sostanza riconosciuta come estranea all'organismo dal sistema immunitario è:

- A un anticorpo
- B una citochina
- C un antigene
- D un'immunoglobulina
- E un interferone

111 Quale tra le seguenti affermazioni sugli anticorpi NON è corretta?

- A Sono molecole proteiche
- B Sono costituiti da quattro catene polipeptiche
- C Presentano regioni costanti e regioni variabili
- D Possono essere monomeri, dimeri, trimeri o pentameri
- E Sono secreti dai linfociti T

112 Il carente apporto di vitamina D può essere causa di:

- A rachitismo
- B diabete
- C morbo celiaco
- D psoriasi
- E ittero

113 La tubercolosi è una malattia:

- A tropicale
- B causata da un protozoo
- C non infettiva
- D virale
- E batterica

114 Il lisozima è una sostanza antimicrobica che agisce principalmente:

- A sui virus
- B sui miceti patogeni
- C sui batteri Gram-positivi
- D sui protozoi
- E sulle spore

115 **Quale delle seguenti patologie è causata da una tossina batterica?**

A Mononucleosi
B Malaria
C Rabbia
D Botulismo
E Epatite B

116 **Per criptorchidismo si intende:**

A lo studio dei pipistrelli
B malformazione dell'uretra
C mancata discesa del testicolo nella borsa scrotale
D mancata fusione delle lamine palatine
E la particolare riproduzione di alcuni vegetali

117 **La tecnica di analisi prenatale che oggi permette di diagnosticare anomalie genetiche nell'embrione, basata sul prelievo del liquido, si chiama:**

A isterosalpingografia
B colposcopia
C angiografia
D ecografia
E amniocentesi

118 **I tumori:**

A sono malattie ereditarie in alcune rare famiglie e per casi ben definiti (es. retinoblastoma)
B compaiono solo dopo la quinta decade di vita
C sono sempre direttamente causati dall'inquinamento
D sono sempre malattie ereditarie
E non hanno alcun rapporto con alterazioni geniche

119 **Una sostanza o agente chimico sono teratogeni se:**

A sono in grado di produrre un aumento del numero di tumori e in grado comunque di danneggiare le cellule umane
B possono provocare anomalie nello sviluppo di un embrione, di un feto o di un neonato
C per inalazione, ingestione e penetrazione cutanea possono produrre difetti genetici ereditari o aumentarne la frequenza
D al contatto diretto, prolungato o ripetuto con la pelle o con le mucose, possono provocare una reazione infiammatoria
E nessuna delle altre risposte è corretta

120 **Quali delle seguenti affermazioni relative alle malattie autoimmuni è corretta?**

A Sono caratterizzate dalla produzione di autoanticorpi
B Consistono in una risposta immunitaria verso antigeni esogeni
C Insorgono nel periodo perinatale di immaturità immunologica
D Si verificano quando si instaura una tolleranza indotta da bassa dose di antigene
E Derivano da eccessiva selezione clonale

Soluzioni e commenti

1 Il maltosio è un disaccaride, costituito da due molecole di glucosio, che si forma nel corso della digestione dell'amido. L'amilosio, polimero lineare di α-glucosio, è una delle due molecole che formano l'amido (l'altra è l'amilopectina, polimero ramificato di α-glucosio). Il saccarosio (lo zucchero da tavola) è un disaccaride formato da una molecola di glucosio e una di fruttosio. Il galattosio è un monosaccaride che, legandosi al glucosio, forma il disaccaride lattosio. La risposta corretta è quindi la D.

2 Le proteine sono formate da un gran numero di amminoacidi legati a formare una lunga molecola (un polipeptide) che si avvolge su sé stessa in modo caratteristico e può associarsi ad altre catene polipeptidiche. Una proteina può presentare quattro livelli di struttura:

- la *struttura primaria* è definita dalla sequenza degli amminoacidi legati uno all'altro da legami peptidici che si formano tra il gruppo carbossilico di un amminoacido e il gruppo amminico dell'amminoacido contiguo;
- la *struttura secondaria*, è determinata dalla disposizione nello spazio degli amminoacidi che formano la catena;
- la *struttura terziaria* è la struttura tridimensionale tipica delle proteine globulari, originata dal ripiegamento su sé stessa della struttura secondaria;
- la *struttura quaternaria* è data dalla presenza di due o più subunità peptidiche.

Mentre la catena polipeptidica è caratterizzata dalla presenza di legami peptidici (covalenti), le strutture secondaria, terziaria e quaternaria sono mantenute da legami deboli, come interazioni elettrostatiche e legami a idrogeno. Si deduce che la risposta corretta è la E.

3 Le proteine sono formate da 20 amminoacidi diversi, risposta B. L'organismo umano non è in grado di sintetizzare la metà di questi amminoacidi, che devono essere assunti con l'alimentazione e per questo motivo sono definiti "essenziali".

4 Gli acidi grassi sono acidi carbossilici caratterizzati da una lunga catena idrocarburica lineare con più di 8 atomi di carbonio, che può essere satura (se ci sono solo legami singoli tra gli atomi di carbonio) o insatura (se sono presenti legami doppi C=C); uniti al glicerolo formano i trigliceridi. Tra quelli elencati solo l'acido glutammico non fa parte degli acidi grassi in quanto è un amminoacido a carattere acido, indicato con Glu: la risposta esatta è la A.

5 I peptidi e le proteine sono polimeri di amminoacidi, molecole organiche contenenti un gruppo $-COOH$ e un gruppo $-NH_2$, quindi contengono azoto. La A e la C si possono scartare, come pure la B, in quanto gli enzimi hanno natura proteica. I nucleosidi sono molecole formate da uno zucchero a 5 atomi di carbonio che lega una molecola di acido fosforico e una base azotata; anche la E si può quindi escludere. La risposta corretta è la D: infatti, i trigliceridi contengono solamente carbonio, ossigeno e idrogeno.

6 Le risposte B ed E sono da scartare perché il dalton e il litro non sono unità di misura della lunghezza mentre lo sono il millimetro, il micron (o micrometro) e l'angstrom. Il millimetro si può facilmente scartare: infatti, se l'ordine di grandezza delle cellule umane fosse il millimetro, queste sarebbero visibili a occhio nudo, cosa che non accade. L'ordine di grandezza delle cellule umane è il micron, pari alla millesima parte del millimetro (10^{-3} mm o 10^{-6} m); risposta C. L'angstrom, invece, pari a 10^{-10} m, è l'ordine di grandezza delle strutture subcellulari.

7 Un virus è costituito semplicemente da un involucro proteico che racchiude il materiale genetico (DNA oppure RNA); è privo degli enzimi necessari per svolgere le reazioni biochimiche, compresa la sintesi proteica e la duplicazione del materiale genetico. Per riprodursi, quindi, un virus deve introdursi in una cellula ospite, di cui sfrutta le strutture biochimiche, gli enzimi e il sistema energetico. Per questo motivo i virus sono considerati parassiti endocellulari obbligati; risposta **C**.

8 Per rispondere correttamente al quesito è necessario individuare la correlazione errata. I batteri, procarioti, possiedono un'unica molecola di DNA, circolare, ed esternamente al plasmalemma è presente un'ulteriore struttura protettiva: la parete cellulare. Le correlazioni **B** e **C**, corrette, non rappresentano quindi risposta esatta al quesito. Gli eucarioti, a differenza dei procarioti, possiedono un nucleo cellulare delimitato da una membrana e sono dotati di organelli piuttosto complessi, fra cui i mitocondri; anche la risposta **D** può quindi essere esclusa. I virus sono entità biologiche formate semplicemente da un involucro proteico contenente solo una molecola di acido nucleico, che può essere DNA oppure RNA; la correlazione virus/RNA è quindi corretta, mentre la correlazione virus/ribosomi è errata; la risposta esatta è quindi la **E**.

9 Il peptidoglicano è il componente che forma la parete cellulare dei batteri. È costituito da lunghe catene polisaccaridiche in cui si alternano unità di amminozuccheri (N-acetilglucosammina e acido N-acetilmuramico) unite da ponti trasversali, di natura peptidica, a formare una struttura complessa che avvolge la superficie batterica come un'unica macromolecola. Presente sia nei batteri gram-negativi sia nei gram-positivi, in questi ultimi forma uno strato più spesso.

La **B** è la risposta corretta.

10 Una molecola è detta "anfipatica" quando comprende una regione polare e una regione apolare; risposta **A**. I fosfolipidi che formano la membrana cellulare hanno questa caratteristica.

11 L'enzima catalasi catalizza la demolizione dei perossidi, composti particolarmente ricchi di ossigeno come il perossido di idrogeno, H_2O_2. I perossidi si formano nel corso di diverse reazioni metaboliche e devono essere demoliti perché, essendo fortemente ossidanti, risultano dannosi per le strutture cellulari. L'enzima catalasi si trova all'interno dei perossisomi, organuli cellulari deputati proprio alla demolizione di questi composti; risposta **A**.

12 Per definizione il *trasporto attivo*, nelle cellule, avviene contro il gradiente di concentrazione e richiede un certo dispendio energetico sotto forma di ATP. La risposta corretta è quindi la **D**. Per quanto riguarda le altre alternative proposte, si parla di "uniporto" quando la proteina *carrier* trasferisce una sola sostanza, di "simporto" quando due sostanze sono trasportate contemporaneamente nella stessa direzione, o in direzioni opposte (antiporto).

13 La fagocitosi è un processo tramite il quale una cellula può inglobare particelle solide di notevoli dimensioni (risposta **B**). Avviene attraverso la formazione di invaginazioni della membrana: in seguito, queste si saldano formando piccole vescicole che racchiudono la particella in questione e la portano verso l'interno.

14 Il sangue è composto da una parte liquida, detta plasma, e da specifici elementi cellulari (eritrociti, leucociti e piastrine). Se un prelievo di sangue viene diluito 5 volte, il pH del plasma non cambia perché sono presenti sistemi tampone; cambia invece la concentrazione dei soluti e il plasma diventa ipotonico (cioè meno concentrato) rispetto al contenuto cellulare. In queste condizioni l'acqua si sposta dal comparto dove è presente la soluzione più diluita verso la soluzione più concentrata, quindi entra per osmosi nelle cellule che si gonfiano fino a scoppiare. Risposta **D**.

BIOLOGIA

15 La membrana cellulare può essere attraversata da varie sostanze secondo diversi meccanismi. La diffusione è un processo di trasporto passivo, cioè che non richiede energia e sfrutta il gradiente di concentrazione fra i due lati della membrana. Solo poche molecole, piccole e non polari come O_2 e CO_2, possono attraversare liberamente la membrana: per quelle di dimensioni maggiori, e per gli ioni, sono necessarie proteine che fungono da trasportatori.

Quando le sostanze si spostano secondo il gradiente di concentrazione (dal comparto a concentrazione maggiore verso quello a concentrazione minore) il processo è spontaneo e non richiede dispendio energetico (ATP); quando invece si spostano contro il gradiente di concentrazione è necessario ATP e si parla di trasporto attivo. La risposta corretta è la B.

16 La presenza di mitocondri consente di affermare con sicurezza che si tratti di una cellula eucariotica ed escludere quindi la risposta A (un procariote) e la risposta E (un virus). La parete cellulare invece è una caratteristica peculiare delle cellule vegetali, e non animali (risposte B e D errate). Quindi la risposta corretta è la C.

17 La molecola dell'ATP, principale "moneta di scambio" dell'energia nella cellula, è formata da una molecola di ribosio (zucchero a 5 atomi di carbonio) che lega la base azotata adenina e 3 gruppi fosfato, come si può vedere nella formula riportata sotto. La risposta corretta è la A.

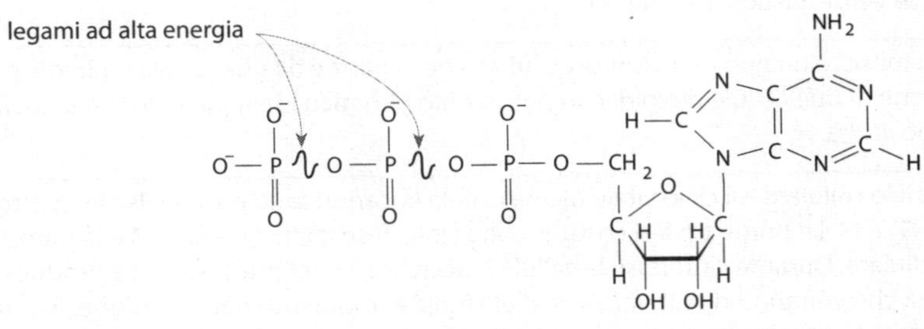

18 Le prime reazioni della glicolisi richiedono un investimento energetico, in particolare vengono consumate due molecole di ATP (risposta C errata). La fermentazione lattica produce acido lattico, mentre quella alcolica produce etanolo e CO_2 (risposta D errata). Durante il ciclo di Krebs vengono prodotte una molecola di $FADH_2$ e tre di NADH (risposta E errata). La fosforilazione ossidativa avviene sulla membrana interna dei mitocondri (risposta B errata) e produce la maggior parte dell'ATP di una cellula. Quindi la risposta corretta è la A.

19 Un nucleo (e quindi una cellula) aploide contiene un'unica serie di cromosomi anziché coppie di cromosomi omologhi e questa condizione viene indicata con *n*. Un nucleo diploide invece possiede due serie di cromosomi, e viene indicato con 2*n*. La risposta corretta è la B.

20 Gli enzimi sono catalizzatori, ovvero favoriscono l'andamento di una reazione abbassandone l'energia di attivazione e rimanendo inalterati al termine della reazione stessa. Il meccanismo d'azione prevede che il legame tra l'enzima e il suo substrato si formi nel cosiddetto sito attivo dell'enzima. Se tale sito si trova occupato la reazione è impedita pertanto l'attività dell'enzima è ridotta. Questo accade quando sono presenti inibitori di tipo competitivo (risposta esatta A), ovvero che entrano in competizione con il substrato.

21 Il ciclo di Krebs comprende una serie di reazioni di cui la prima è quella in cui il gruppo acetilico dell'acetil-CoA (derivante dal piruvato formato durante la glicolisi) si lega a una molecola di acido ossalacetico, formando acido citrico. Questa sostanza subisce una serie di trasformazioni nel corso delle quali il gruppo acetile viene demolito in due molecole di CO_2, si formano ATP, NADH e $FADH_2$ e si rigenera una molecola di acido ossalacetico. La risposta corretta è quindi la D.

22 La glicolisi è una via metabolica, presente in tutti i viventi, che permette di produrre ATP dalla demolizione parziale del glucosio. Nel corso della glicolisi, una molecola di glucosio (a 6 atomi di C) viene scissa in due molecole di piruvato (a 3 atomi di C) e allo stesso tempo vengono sintetizzate una molecola di ATP e una di NADH. In condizioni aerobiche (cioè in presenza di ossigeno) e negli organismi che sono in grado di svolgere queste reazioni, il catabolismo del glucosio procede con la respirazione cellulare, e il NADH viene riossidato a NAD^+ grazie alla catena di trasporto di elettroni mitocondriale. Gli organismi anaerobi, che vivono in assenza di ossigeno e non svolgono la respirazione cellulare, riossidano il NADH a NAD^+ tramite reazioni dette fermentazioni, in cui il piruvato viene ridotto e trasformato in altri composti, come l'acido lattico nella fermentazione lattica e l'etanolo nella fermentazione alcolica. La risposta corretta è quindi la **B**.

23 La fotosintesi clorofilliana è un processo che permette l'utilizzo dell'energia solare e la sua conversione in energia chimica, per produrre glucosio a partire da anidride carbonica e acqua. I funghi non effettuano questo processo, mentre sono fotosintetiche tutte le piante verdi, oltre alle alghe, ai cianobatteri (o alghe azzurre, procarioti) e ad alcuni altri batteri. La risposta esatta è quindi la **D**.

24 La clorofilla è un pigmento, cioè una molecola organica che appare colorata perché assorbe specifiche lunghezze d'onda nell'ambito della luce visibile. Quando una molecola di clorofilla è colpita da energia luminosa assorbe in particolare la luce rossa e la luce blu, mentre non assorbe la luce verde. Risposta esatta **D**.

25 La mitosi è un tipo di divisione cellulare che, a partire da una cellula diploide, permette la formazione di due cellule diploidi con patrimonio genetico identico fra loro e a quella di partenza. Risposta **D**.

26 Il ciclo cellulare è il ciclo vitale di una cellula eucariotica ed è suddiviso in quattro fasi distinte: G_1, S, G_2 e M. Le prime tre fasi costituiscono l'interfase, mentre la fase M è la mitosi, cioè la divisione cellulare. Durante l'interfase la cellula si accresce, sintetizza sostanze e produce organuli e materiali che verranno distribuiti alle cellule figlie al momento della divisione. In particolare, durante la fase S si svolge la replicazione del DNA cellulare, così che all'inizio della mitosi il materiale genetico è duplicato e le cellule figlie ricevono una dotazione genetica perfettamente identica a quella della cellula di partenza. La risposta corretta è la **E**.

27 La meiosi consiste in due divisioni cellulari successive che portano alla formazione di quattro cellule a partire da una (la risposta **C** è quindi sbagliata). Dato che una sola delle due successive divisioni cellulari è preceduta dalla duplicazione del DNA, le cellule risultanti possiedono un numero di cromosomi dimezzato rispetto alla cellula parentale. La risposta corretta è quindi la **D**.

28 Anfigonia è sinonimo di riproduzione sessuata; indica quindi un tipo di riproduzione che avviene mediante la fusione tra un gamete femminile e un gamete maschile, entrambi aploidi. Risposta **A**.

29 La mitosi è un processo di divisione cellulare (anzi, più precisamente una divisione del nucleo) che, a partire da una cellula, permette la formazione di due cellule con patrimonio genetico identico fra loro e a quella di partenza. La meiosi invece è una modalità di divisione in base alla quale da una cellula diploide (2*n*) si formano quattro cellule aploidi (*n*), cioè con un patrimonio genetico dimezzato; le cellule figlie hanno patrimonio genetico diverso fra loro e diverso dalla cellula di partenza. La meiosi consta di due successive divisioni, però il DNA si replica solo una volta, prima della prima divisione meiotica. La risposta corretta è quindi la **A**.

30 Il crossing-over è un processo che permette lo scambio di porzioni di cromosomi omologhi fra cromatidi non fratelli. In questo modo si realizza la ricombinazione degli alleli dei geni associati sullo stesso cromosoma; dato che è un evento casuale, la frequenza di crossing-over tra due geni associati sullo stesso cromosoma dipende esclusivamente dalla distanza che intercorre tra i due geni. La risposta corretta è pertanto la **C**.

31 La sindrome di Down è provocata dalla presenza di tre copie (condizione detta di *trisomia*) del cromosoma numero 21. La risposta esatta è quindi la **B**.

32 Una cellula umana con 22 autosomi e un cromosoma Y è un gamete, infatti contiene 23 cromosomi, pari alla metà della normale dotazione diploide presente nelle cellule somatiche. Dato che il cromosoma sessuale è Y anziché X, si deduce che è un gamete maschile, cioè uno spermatozoo: risposta **C**.

33 Il crossing over è un fenomeno di scambio di frammenti che si verifica nella profase della meiosi I tra i cromatidi non fratelli di una coppia di cromosomi omologhi; ricordiamo che la coppia di omologhi è formata da un cromosoma di origine materna e uno di origine paterna, e i cromatidi sono i due filamenti che risultano della duplicazione del DNA, uniti dal centromero. Siccome il testo del quesito non specifica condizioni particolari possiamo considerare di trovarci in una situazione di normalità e quindi dedurre che i cromosomi ricombinanti che risultano da un crossing over contengono porzioni di materiale genetico sia materno che paterno: risposta esatta **A**.

34 Una patologia autosomica recessiva si manifesta quando il soggetto possiede entrambi gli alleli omozigoti recessivi (aa; risposta **A** errata). Se due genitori sono eterozigoti, ossia portatori sani (Aa), la probabilità di avere un figlio malato è del 25% (risposta **E** errata). Se un genitore è malato (aa) e l'altro è sano, non è detto che la malattia venga trasmessa: se il genitore sano fosse omozigote dominante (AA) i figli avrebbero la probabilità dello 0% di essere malati (risposta **D** errata). Non essendo legata ad alcun cromosoma sessuale, viene trasmessa ed ereditata indipendentemente dal sesso (risposta **B** errata, risposta **C** corretta).

35 L'otosclerosi è una malattia a carattere ereditario che interessa l'orecchio. Si tratta di una malattia autosomica dominante, ciò significa che l'allele che la provoca è dominante e localizzato su uno degli autosomi, quindi si manifesta sia in omozigosi sia in eterozigosi. Indicando con O l'allele dominante che provoca la malattia e con o l'allele normale, si può dire che il soggetto malato proposto dal quesito ha genotipo Oo e produce gameti che contengono per metà l'allele O e per metà l'allele o. L'individuo sano con cui il primo si accoppia ha genotipo oo e produce esclusivamente gameti contenenti l'allele o. Si può prevedere, statisticamente, che i figli di questa coppia avranno per il 50% genotipo Oo e per il 50% genotipo oo, saranno quindi per il 50% sani e per il 50% malati. La risposta corretta è la **E**.

36 Dati due individui eterozigoti Bb, ognuno di loro produce gameti che contengono per metà l'allele recessivo (b) e per metà l'allele dominante (B). I possibili genotipi che si ottengono dall'incrocio tra due eterozigoti si ricavano attraverso la seguente tabella di probabilità:

		gameti maschili	
		1/2 B	1/2 b
gameti femminili	1/2 B 1/2 b	1/4 BB 1/4 Bb	1/4 Bb 1/4 bb

Si ottengono dunque tre classi genotipiche: 1/4 di omozigoti dominanti (BB), 2/4 di eterozigoti (Bb) e 1/4 di omozigoti recessivi (bb). La percentuale di omozigoti è quindi pari al 50%; risposta **B**.

37 La pleiotropia è un fenomeno genetico per il quale un unico gene influenza diversi aspetti del fenotipo di un individuo. Questo si verifica quando un unico gene determina una serie di effetti differenti; un esempio è dato dai geni che controllano la produzione degli ormoni: la carenza di un ormone spesso determina infatti numerosi effetti. La risposta corretta è la **C**.

38 I gruppi sanguigni sono determinati da un sistema a tre alleli: I^A, I^B e I^0, con I^A e I^B codominanti fra loro e dominanti su I^0. Un individuo di gruppo AB possiede entrambe le forme alleliche codominanti, ha quindi genotipo I^AI^B e produce gameti contenenti per il 50% l'allele I^A e per il 50% l'allele I^B.

Dall'incrocio fra due individui di questo tipo (come indicato nella tabella) si forma una progenie caratterizzata per il 25% da genotipo I^AI^A (appartenente al gruppo A), per il 25% I^BI^B (gruppo B) e per il 50% I^AI^B (gruppo AB); risposta **A**.

		gameti maschili	
		1/2 I^A	1/2 I^B
gameti femminili	1/2 I^A	1/4 I^AI^A	1/4 I^AI^B
	1/2 I^B	1/4 I^AI^B	1/4 I^BI^B

39 Per descrivere la presenza del gene sul cromosoma X, poniamo una lettera "e" minuscola all'apice: X^e. Ora ricordiamo la determinazione del sesso nell'uomo: il sesso femminile è descritto da due cromosomi X (XX), mentre il sesso maschile da un cromosoma X e un Y (XY). Una femmina può quindi essere sana (XX), portatrice (X^eX) o malata (X^eX^e, risposta **D** errata), mentre un maschio può essere sano (XY) o malato (X^eY, risposta **E** errata), ma non portatore (risposta **A** errata).

Analizziamo l'incrocio proposto dall'alternativa **B**, tra una madre sana (XX) e un padre malato (X^eY) con il quadrato di Punnett:

	X^e	Y
X	XXe	XY
X	XXe	XY

In questo caso non sono possibili femmine malate perciò l'affermazione è falsa.

Per verificare il caso **C** predisponiamo l'incrocio tra una madre portatrice (X^eX) e un padre malato (X^eY):

	X^e	Y
X^e	X^eX^e	X^eY
X	X^eX	XY

si nota che può verificarsi il caso di una femmina X^eX^e, ovvero malata, e ciò indica che è proprio questa l'affermazione vera che risponde correttamente al quesito.

40 Se il bambino è affetto da fenilchetonuria, il suo genotipo è omozigote recessivo. Dato che i due alleli sono uno di provenienza materna e uno di provenienza paterna e che i genitori sono entrambi sani, questi ultimi non possono che essere entrambi eterozigoti per quel carattere. L'alternativa corretta è dunque la **A**.

41 Il daltonismo è una malattia genetica ereditaria caratterizzata dall'incapacità di distinguere i colori, in particolare il rosso e il verde. Si tratta di una malattia legata al sesso determinata da un allele recessivo localizzato sul cromosoma X (che possiamo indicare con X^d). Il daltonismo si manifesta nei maschi ogni volta che il cromosoma X porta questa forma allelica (avranno quindi genotipo X^dY) e nelle femmine solo in caso di omozigosi (X^dX^d). Le malattie di questo tipo sono colpiscono prevalentemente individui di sesso maschile, in ogni caso una femmina daltonica può nascere dalla coppia formata da padre e madre entrambi daltonici oppure da un padre daltonico e madre portatrice sana (con genotipo XX^d). La risposta corretta è la **E**.

42 La nascita di due gemelli biovulari (o dizigotici) si verifica quando durante un ciclo mestruale, eccezionalmente, sono rilasciati due ovociti, che poi sono fecondati da due diversi spermatozoi formando due zigoti distinti. I gemelli biovulari non sono dunque geneticamente identici, bensì hanno la stesso grado di somiglianza genetica di due fratelli e possono quindi essere sia dello stesso sesso, sia di sesso diverso. La risposta esatta è la A.

43 Un organismo aploide possiede un'unica serie di cromosomi anziché coppie di cromosomi omologhi e questa condizione viene indicata con *n* (la E è quindi errata). I batteri sono aploidi, ma hanno questa caratteristica anche altri organismi sebbene solo in una fase del ciclo vitale, per esempio i muschi (la A e la D sono errate). Se un organismo possiede un'unica serie di cromosomi non si può parlare di omozigosi o eterozigosi, perché ogni gene è presente con un solo allele; in queste condizioni qualsiasi mutazione genetica si manifesta nel fenotipo. La risposta corretta è quindi la C.

44 L'anemia falciforme è una malattia genetica ereditaria dovuta a una mutazione puntiforme nel gene che codifica per la catena β dell'emoglobina; in seguito a tale alterazione le molecole di emoglobina tendono ad aggregarsi, conferendo ai globuli rossi una forma a falce (A errata). Anche le distrofie muscolari sono malattie ereditarie caratterizzate da degenerazione progressiva del sistema muscolare (C errata). La fibrosi cistica, o mucoviscidosi, è una malattia genetica autosomica recessiva (B errata) causata da una mutazione di un gene che codifica per una proteina coinvolta nel trasporto di cloro e sodio – e conseguentemente di acqua – attraverso le membrane cellulari. Questa anomalia porta, nelle ghiandole esocrine, alla secrezione di muco denso e vischioso, causando ostruzione dei dotti ghiandolari. Fra le manifestazioni cliniche tipiche della malattia, causate da questa alterazione delle ghiandole esocrine, si ricordano infezioni polmonari ricorrenti, insufficienza pancreatica e cirrosi epatica.

La malattia di Tay-Sachs è una malattia genetica ereditaria rara (D errata), dovuta alla mancanza dell'enzima che demolisce il ganglioside GM2 (un particolare lipide tipico dei tessuti nervosi), che così si accumula nel cervello. La malattia di Tay-Sachs insorge tra il terzo e il sesto mese di vita e si manifesta con progressivo ritardo dello sviluppo, deterioramento delle facoltà intellettive, paralisi, sordità, cecità; è possibile la diagnosi prenatale tramite l'esame del liquido amniotico. Non si conosce alcun trattamento. La sindrome di Turner è una malattia genetica dovuta a un'anomalia numerica dei cromosomi sessuali: gli individui colpiti da tale sindrome sono dotati di un solo cromosoma X (genotipo X0), hanno sesso femminile ma sono sterili e presentano in alcuni casi ritardo mentale.

Tutte le malattie proposte dal quesito sono quindi ereditarie, tranne la sindrome di Turner, che è dovuta a una mutazione genomica causata da una meiosi irregolare; la risposta corretta è quindi la E. Inoltre, la malattia non è trasmissibile alla prole poiché le femmine con sindrome di Turner non possono avere figli.

45 La molecola del DNA è formata da due filamenti avvolti a elica, ognuno dei quali è un polimero di nucleotidi, che si differenziano per la presenza di quattro diverse basi azotate: adenina, guanina, citosina e timina. Le due eliche polinucleotidiche sono unite grazie ai legami idrogeno che si formano fra basi complementari: l'adenina si appaia con la timina e la citosina si appaia con la guanina. In particolare fra citosina e guanina si formano tre legami idrogeno, mentre fra timina e adenina se ne formano due. La risposta esatta è la D.

46 Dato che l'adenina (A) si accoppia sempre con la timina (T), e la guanina (G) sempre con la citosina (C), la quantità di A è sempre uguale alla quantità di T, mentre la quantità di G corrisponde a quella di C. Da quanto appena visto si deduce che non è possibile che un campione di DNA risulti composto come riportato dall'alternativa A: 30% citosina, 30% adenina, 20% guanina e 20% timina, in questo caso infatti non è rispettata la complementarietà fra le basi. La A è quindi la risposta corretta al quesito.

47 La cromatina è un complesso formato da DNA e proteine che, nelle cellule non in divisione, forma un ammasso di filamenti visibile al microscopio ottico come una masserella colorata ma indifferenziata, mentre al momento della divisione si condensa a formare i cromosomi. Le proteine specifiche della cromatina sono proteine basiche dette istoni. L'alternativa corretta è quindi la **D**.

48 La duplicazione del DNA è il processo che permette la sintesi di due molecole identiche di DNA a partire da una molecola "parentale". La molecola preesistente si "apre", poi la DNA polimerasi produce i nuovi filamenti polinucleotidici, utilizzando i desossiribonucleotidi presenti nel nucleo. La sintesi dei nuovi filamenti di DNA avviene in direzione 3′ → 5′ ed è detta *semiconservativa* perché ognuna delle due emieliche parentali viene utilizzata come stampo per la sintesi di un nuovo filamento, in modo che ognuna delle due doppie eliche di DNA prodotte dalla duplicazione è formata da un filamento "parentale" e da un filamento "nuovo". La risposta corretta è la **E**.

49 Le elicasi sono enzimi che, durante la replicazione del DNA, permettono l'apertura della molecola "madre"; i due filamenti polinucleoitidici (emieliche) sono poi usati come "stampo" dalla DNA polimerasi per sintetizzare i filamenti complementari. L'enzima elicasi, quindi, catalizza la rottura dei legami a idrogeno che tengono unite le due emieliche. Risposta esatta: **E**.

50 L'RNA (acido ribonucleico) è un polimero di nucleotidi che differisce dal DNA per alcune caratteristiche: lo zucchero non è desossiribosio bensì ribosio; al posto della base azotata timina si trova uracile; infine non è a doppia elica, ma a elica singola.

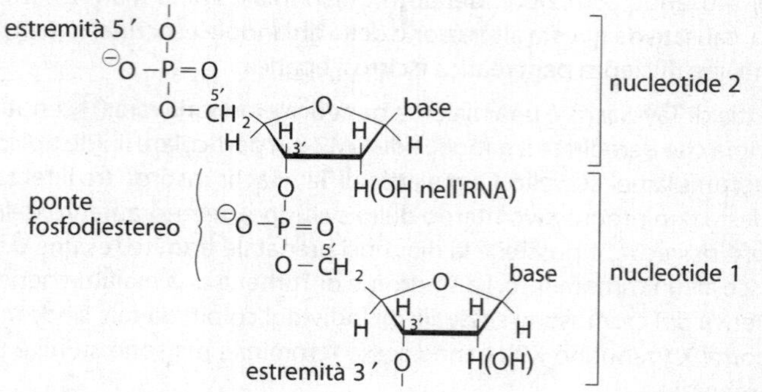

Come nel DNA, i nucleotidi che formano un filamento sono uniti fra loro da legami fosfodiesterici; risposta **D**. Un legame di questo tipo si forma quando il gruppo fosfato legato al carbonio 5′ di un nucleotide reagisce con l'ossidrile legato al carbonio 3′ del nucleotide adiacente, come illustrato nella figura.

51 La trascrizione è il processo mediante il quale un segmento di DNA viene copiato generando una molecola di RNA complementare, quindi la risposta al quesito è la **B**.

52 L'RNA è presente nella cellula con tre principali tipologie: messaggero (mRNA), di trasporto (tRNA) e ribosomiale (rRNA), in tutti i casi, la base azotata timina è sostituita da uracile (la risposta **B** può quindi essere esclusa). Tutti i tipi di RNA sono prodotti dalla cellula utilizzando come "stampo" specifici tratti di DNA, e hanno funzioni diverse nella cellula. L'rRNA è un costituente dei ribosomi, l'mRNA porta nel citoplasma il messaggio genetico del DNA e funge da "guida" per la sintesi delle proteine; il tRNA infine, trasporta gli amminoacidi durante la sintesi proteica, permettendo la traduzione del messaggio genetico in catena polipeptidica. L'alternativa **E** è quindi errata, come pure la **C**, infatti le molecole di mRNA sono generalmente più grandi di quelle di tRNA.

La risposta corretta è quindi la **A**.

53 Il codice genetico è costituito da *triplette di nucleotidi*; ogni tripletta corrisponde a uno specifico amminoacido e si può considerare una "parola" di codice per quell'amminoacido. La risposta esatta è pertanto la B.

54 Una mutazione genica comporta un cambiamento nella sequenza nucleotidica, evidenziabile per mezzo del sequenziamento del DNA (risposte A e C errate). Se la mutazione causa il cambiamento anche della sequenza amminoacidica, viene definita "missenso" (risposta B errata); se causa l'interruzione della traduzione perché un codone codificante è stato sostituito con uno di stop, viene definita "non senso" (risposta D errata); se non avvengono cambiamenti nella sequenza amminoacidica, grazie alla degenerazione del codice genetico, viene definita "silente". Quindi la risposta corretta è la E.

55 Tutte le cellule dell'organismo (a parte quelle riproduttive) possiedono lo stesso patrimonio genetico, cioè contengono gli stessi geni. Le cellule dei diversi tessuti sono differenziate dal punto di vista morfologico e fisiologico, perché in ogni cellula sono attivati e tradotti in proteine solo alcuni geni. Così, per esempio, nelle cellule β del pancreas è attivo il gene dell'insulina e queste producono insulina; nelle cellule della mucosa gastrica, invece, il gene dell'insulina è disattivato mentre è attivo il gene che permette la produzione della pepsina. La risposta corretta è quindi la A.

56 Il DNA ha sempre struttura a doppia elica, sia negli eucarioti sia nei procarioti: la risposta D si può quindi escludere. Le sequenze ripetute e i geni discontinui sono caratteristiche degli eucarioti, non dei procarioti: anche le risposte A e B sono errate. Il materiale genetico dei procarioti è formato da un'unica molecola di DNA circolare, mentre negli eucarioti è suddiviso in più cromosomi: anche la risposta E è da scartare. Si deduce che l'alternativa corretta è la C: i geni dei procarioti sono organizzati in operoni, dove un operone è un tratto di DNA costituito da un *promotore*, un *operatore* e uno o più *geni strutturali*, cioè geni che codificano per specifiche proteine. Il promotore è il sito di attacco dell'enzima RNA polimerasi; l'operatore, adiacente al promotore, è una breve sequenza di basi a cui si lega un repressore, che impedisce all'RNA polimerasi di trascrivere i geni strutturali, e viene rimosso quando il gene deve essere trascritto.

57 Il DNA è un acido nucleico, quindi un polimero di nucleotidi (la D è corretta), a doppia elica (la B è corretta). È sede dell'informazione genetica in tutte le cellule, sia eucariotiche che procariotiche (la E è corretta), e in alcuni virus (la A è corretta). L'affermazione falsa, che rappresenta la risposta cercata, è la C: i ribosomi sono formati da proteine ed RNA ribosomiale, ma non contengono DNA.

58 Il quesito riguarda alcuni strumenti relativi alle tecnologie del DNA ricombinante e gli usi cui tali strumenti sono destinati, e chiede di individuare l'abbinamento errato. La DNA polimerasi è un enzima che catalizza la sintesi di DNA durante la replicazione, tale enzima è utilizzato nella tecnica detta PCR (reazione a catena della polimerasi) per sintetizzare rapidamente una quantità apprezzabile di DNA a partire da frammenti di dimensioni anche minime. L'alternativa A propone un abbinamento corretto e quindi non costituisce risposta esatta al quesito.

Gli enzimi di restrizione, enzimi che tagliano il DNA in corrispondenza di specifiche sequenze di nucleotidi (dette siti di restrizione), sono un importante strumento dell'ingegneria genetica. Se si sottopone il DNA di organismi appartenenti alla stessa specie al taglio con uno di questi enzimi, si ottengono frammenti particolari, individuabili tramite elettroforesi; se un individuo presenta una mutazione in corrispondenza di un sito di restrizione, i frammenti che si ottengono avranno lunghezza diversa dal normale. Tali frammenti, detti RFLP (che sta per "polimorfismi della lunghezza dei frammenti di restrizione"), vengono ricercati per diagnosticare alcune malattie genetiche. Anche l'alternativa B è quindi da scartare.

La trascrittasi inversa è un enzima, presente in alcuni virus, che catalizza la sintesi di DNA a partire da un filamento di mRNA; questo enzima è utilizzato anche in laboratorio per produrre DNA di questo tipo, detto cDNA (che sta per DNA complementare). Anche l'alternativa C è quindi da escludere. L'elettroforesi è una tecnica utilizzata per separare e analizzare frammenti di DNA ottenuti da un certo campione trattato con specifici enzimi, viene utilizzata anche per individuare la sequenza di nucleotidi di un certo tratto di DNA; anche l'alternativa **E** si può escludere.

L'abbinamento errato, e quindi la risposta corretta al quesito, è quello indicato dall'alternativa **D**: la DNA ligasi è un enzima che catalizza il legame fra frammenti di DNA e non il taglio di DNA.

---

59 Un OGM (organismo geneticamente modificato) è così definito per l'inserimento, nel genoma, di un gene estraneo che conferisce particolari proprietà, per esempio la resistenza a parassiti (come il mais Bt), la resistenza a diserbanti (come la soia resistente al glifosato), proprietà nutrizionali additive (come la provitamina A del golden rice) o per fini medici (produrre insulina umana per mezzo di batteri). La fragola ottoploide non è il risultato di una manipolazione genetica, bensì è semplicemente un organismo poliploide, come spesso accade nei vegetali, quindi la risposta corretta è la **A**.

---

60 Il fenomeno che spiega per quale motivo, ogni volta che un nuovo antibiotico entra in uso, nel giro di alcuni anni compaiono ceppi batterici resistenti, è la *selezione naturale*. I batteri si riproducono molto rapidamente e a ogni generazione è possibile la comparsa di qualche mutazione casuale; se fra queste mutazioni compare la resistenza a un antibiotico, il ceppo dotato di questa caratteristica è favorito rispetto agli altri, perché può vivere anche in presenza dell'antibiotico. I batteri resistenti quindi si riproducono nelle condizioni in cui gli altri muoiono, diffondendo con grande rapidità le caratteristiche di resistenza. È importante ricordare che non è l'antibiotico che induce la comparsa di mutazioni, la **B** è quindi sbagliata, mentre l'alternativa corretta è la **D**.

---

61 Il mulo (maschio e femmina) deriva dall'incrocio fra un asino (*Equus asinus*) e una cavalla (*Equus caballus*); i muli quindi sono ibridi, derivati dall'accoppiamento fra due specie diverse. Nella maggior parte dei casi l'incrocio fra organismi di specie diversa non è possibile e non produce alcuna prole; l'incrocio fra un asino e una cavalla produce invece il mulo, animale vitale e robusto, ma sterile. Solo l'incrocio fra organismi appartenenti alla stessa specie, infatti, produce prole fertile, e su questa caratteristica si basa la definizione biologica della specie. Accoppiando un mulo e una mula, quindi, non può nascere nulla; risposta **C**.

---

62 Placentati e marsupiali appartengono a due diverse sottoclassi della classe dei mammiferi: i placentati sono dotati di placenta e lo sviluppo embrionale si svolge completamente all'interno del corpo della madre; nei marsupiali invece la femmina partorisce un feto che deve terminare lo sviluppo all'interno di un'apposita tasca chiamata marsupio. Vombato (marsupiale) e marmotta (placentato) sono animali molto distanti dal punto di vista evolutivo, ma l'aspetto fisico è simile perché hanno abitudini simili: entrambi si nutrono di vegetali quindi hanno incisivi potenti; entrambi scavano gallerie e hanno corpo e zampe adatti a questo tipo di attività. La loro somiglianza è un esempio di convergenza evolutiva; risposta **C**.

---

63 I lieviti appartengono al regno dei Funghi, risposta corretta: **A**.

---

64 Gli autotrofi sono gli organismi in grado di sintetizzare autonomamente molecole organiche complesse (zuccheri) a partire da molecole inorganiche semplici (anidride carbonica e acqua) assunte dall'ambiente. A differenza degli organismi eterotrofi, i quali devono procurarsi le molecole organiche cibandosi direttamente o indirettamente di organismi autotrofi, questi ultimi non dipendono da altri organismi per la propria alimentazione. Gli organismi autotrofi sono le piante, le alghe e diversi gruppi di batteri (procarioti) e di organismi unicellulari eucarioti. Fra gli organismi proposti dal quesito, il cactus e la palma sono piante, quindi sono fotosintetici; il fitoplancton è composto di organismi unicellulari fotosintetici e i cianobatteri sono procarioti che svolgono la fotosintesi. Si deduce che l'unico organismo non fotosintetico è il pesce, risposta **C**.

65 L'impollinazione è il processo che porta a contatto i granuli pollinici con gli ovari e quindi gli ovuli, permettendo la fecondazione. Nelle piante anemofile l'impollinazione viene effettuata dal vento; nelle entomofile sono invece gli insetti che portano il polline da un fiore all'altro. Sono anemofile le gimnosperme (prive di fiori) e le angiosperme con fiori poco appariscenti, come molte specie arboree (faggio, acero, quercia, pioppo ecc.). Le piante con fiori molto vistosi, invece, sono impollinate da insetti che vengono attratti dall'aspetto dei fiori e dal nettare che questi contengono. Le orchidee appartengono a questo gruppo: addirittura, in alcune specie il fiore riproduce il disegno e la forma dello specifico insetto impollinatore. Alcune specie, poi, sono invece impollinate da uccelli, come i colibrì. La risposta corretta è quindi la A.

66 Per rispondere correttamente al quesito è necessario ricordare che gli animali vengono suddivisi in grandi raggruppamenti, detti *phyla* (*phylum* al singolare), in base a importanti differenze strutturali. I vertebrati formano un *subphylum* nel *phylum* dei cordati; il termine invertebrati, invece, non ha un significato tassonomico ma viene riferito a tutti gli animali che non appartengono ai vertebrati (quindi sono privi di scheletro interno).

Il *phylum* dei cordati comprende animali dotati, almeno in una fase della loro vita, di una struttura interna di sostegno del corpo, posta nella regione dorsale, chiamata corda dorsale. Comprende tre *subphyla*: urocordati (tunicati), in cui la corda è presente solo nello stadio larvale e solo nella parte caudale; cefalocordati (fra cui l'anfiosso), in cui è sviluppata lungo tutto il corpo e permane anche nell'adulto; e vertebrati, in cui la corda viene sostituita dalla colonna vertebrale. Fra le alternative proposte possiamo innanzitutto escludere il *phylum* degli artropodi (B) e quello degli echinodermi (C). Escludiamo anche i ciclostomi (A), perché appartengono ai vertebrati; fra cefalocordati e tunicati, infine, i primi sono filogeneticamente più vicini ai vertebrati, risposta D.

67 Tutti gli animali proposti dal quesito appartengono al *subphylum* dei vertebrati: fra questi, gli anfibi e i pesci producono uova piccole e prive di guscio rigido, che si sviluppano in ambiente acquatico. I rettili e gli uccelli, invece, producono uova dotate di guscio rigido che vengono deposte in ambiente terrestre e lo sviluppo dell'embrione è permesso dal liquido contenuto nel sacco amniotico. I mammiferi, infine, non depongono uova (tranne l'ornitorinco e l'echidna), bensì sono vivipari. Fra le alternative proposte, l'unico animale che depone uova dotate di guscio rigido è il pinguino, appartenente alla classe degli uccelli; risposta B.

68 I vertebrati, a differenza degli altri animali, possiedono un apparato circolatorio chiuso. Tale apparato è formato da vasi, quali le vene e le arterie, e da un cuore che funge da pompa per il movimento del sangue, il fluido che scorre all'interno dei vasi. Il sangue di tutti i vertebrati contiene corpuscoli specializzati per il trasporto dell'ossigeno, i globuli rossi: quelli dei mammiferi, però, detti anche emazie o eritrociti, sono privi di nucleo, mentre i globuli rossi degli altri vertebrati sono nucleati. La risposta corretta è la D.

69 I parassiti intestinali vivono nell'intestino dell'ospite, da cui assorbono direttamente le sostanze nutritive già digerite. Per questo motivo il sistema digerente di tali parassiti è generalmente molto ridotto; risposta E.

70 Il quesito riguarda l'eliminazione delle sostanze di rifiuto derivate dal catabolismo di composti azotati, in particolare gli amminoacidi. Quando tali composti sono demoliti dalle reazioni cataboliche si produce ammoniaca, sostanza tossica, che viene modificata chimicamente ed escreta. L'ammoniaca viene eliminata così com'è solo dagli animali acquatici, che possono diluirla in grandi quantità di acqua; questi sono detti *ammoniotelici*. I mammiferi e molti anfibi adulti eliminano queste sostanze sotto forma di urea, che viene diluita in acqua e conservata nella vescica; questi, che comprendono anche l'uomo sono detti *ureotelici*. Gli uccelli e molti rettili, invece, *uricotelici*, eliminano le scorie azotate sotto forma di acido urico, forma che permette di ridurre al minimo le perdita di acqua. La risposta cercata è la C.

71 Il termine *habitat* indica l'ambiente fisico occupato da una specie in un ecosistema; l'area specifica in cui una specie è presente invece è definita *areale* di distribuzione. La risposta corretta è la **A**.

72 La prima fase dello sviluppo embrionale consiste in una serie di divisioni cellulari, detta segmentazione, che dall'uovo fecondato (zigote) porta alla formazione di una struttura sferica piena, chiamata morula. In un secondo tempo si forma la blastula, caratterizzata dalla presenza di una cavità centrale; poi, avviene la gastrulazione, stadio che inizia con una invaginazione dello strato cellulare che delimita la blastula per formare una nuova struttura cava definita da due strati di cellule (la gastrula). La risposta esatta è quindi la **D**.

73 Durante le fasi precoci dello sviluppo embrionale si definiscono i tre foglietti embrionali, strati di cellule destinati a dare origine ai diversi organi e tessuti. Dall'*endoderma* si formano le mucose di rivestimento degli organi cavi (apparato digerente e respiratorio, vescica urinaria e uretra), il fegato e il pancreas; dal *mesoderma* hanno origine gran parte degli organi (apparato riproduttore ed escretore), lo scheletro, i muscoli, il sangue, i vasi e il cuore; dall'*ectoderma*, infine, hanno origine l'epidermide e gli annessi (ghiandole sudoripare, sebacee e mammarie, peli, ecc.), il sistema nervoso e parte dell'occhio. La risposta esatta è quindi la **C**.

74 Il tessuto epiteliale riveste la superficie esterna del corpo e la superficie interna degli organi cavi comunicanti con l'esterno, come lo stomaco, l'intestino e l'utero (la risposta **A** è errata). Le cellule epiteliali non hanno un'abbondante matrice extracellulare, non sono in grado di generare una corrente elettrica, né di contrarsi, possono invece avere ruolo secretorio; le ghiandole esocrine, infatti, sono formate da tessuto epiteliale specializzato nella secrezione. La risposta esatta è quindi la **D**.

75 Le cellule gliali appartengono al tessuto nervoso; risposta **E**. Mentre la trasmissione dell'impulso nervoso è compito dei neuroni, le cellule gliali circondano e proteggono i neuroni, regolandone il metabolismo e gli scambi con il sangue.

76 La cartilagine è un tessuto connettivo consistente e flessibile, formato da una matrice elastica prodotta da cellule specializzate dette *condrociti*; risposta **A**.

77 Il tessuto osseo è costituito da una matrice mineralizzata in cui sono presenti canali in cui decorrono fibre nervose e vasi sanguigni e lacune che ospitano le cellule nervose mature, dette osteociti. Durante la vita di un individuo, il tessuto osseo viene continuamente demolito, a opera di cellule dette osteoclasti, e riformato, a opera di elementi detti osteoblasti. Gli osteoclasti sono quindi cellule che demoliscono la matrice del tessuto osseo; risposta **B**.

78 La colonna vertebrale è formata da 32-35 vertebre: 7 cervicali,12 dorsali, 5 lombari, 5 fuse a formare l'osso sacro, 3-6 fuse a formare il coccige. La risposta esatta è dunque la **A**.

79 La parola che non va d'accordo con le altre è omero; risposta **B**. L'omero infatti è un osso dell'arto superiore, mentre le altre strutture ossee citate appartengono all'arto inferiore: il perone e la tibia formano lo scheletro della gamba, la rotula si trova in corrispondenza dell'articolazione del ginocchio e il metatarso è la parte centrale dello scheletro del piede, compresa fra il tarso e le falangi.

80 I legamenti sono cordoni di tessuto connettivo, particolarmente ricco di collagene ed elastina, che collegano tra loro le ossa in corrispondenza di articolazioni sottoposte a notevoli sollecitazioni. La risposta esatta è quindi la **D**.

81 Il tessuto muscolare contiene particolari filamenti proteici, composti da *actina* e *miosina*, in grado di scorrere reciprocamente permettendo l'accorciamento del tessuto di cui fanno parte. La bandeggiatura del tessuto muscolare striato deriva dall'alternanza di fasci di filamenti di actina (sottili) e di miosina (spessi) disposti, paralleli tra loro, in modo ordinato a formare unità strutturali caratteristiche dette *sarcomeri*. La risposta corretta è la **E**.

82 La contrazione della fibrocellula muscolare (e quindi del muscolo) è permessa dall'accorciamento dei singoli sarcomeri, che si verifica grazie al fatto che i filamenti di actina (più sottili) e di miosina (più spessi), di cui sono costituiti, si agganciano e scorrono reciprocamente.

La risposta esatta è la **D**.

83 Le cellule staminali sono cellule indifferenziate che dividendosi per mitosi possono generare diverse linee cellulari. Nell'organismo adulto, in quasi tutti i tessuti, si trovano cellule staminali unipotenti, cioè capaci di produrre solamente cellule dello stesso tipo del tessuto in cui si trovano. Le staminali più versatili sono però le cellule embrionali nella prima fase dello sviluppo e quelle del cordone ombelicale, in grado di dare origine a tutti i tipi cellulari presenti nell'organismo (dette quindi totipotenti). Si deduce che l'alternativa corretta è la **E**.

84 Le due arterie succlavie (destra e sinistra) sono le principali arterie del torace superiore; hanno origine dall'arco dell'aorta e forniscono sangue principalmente alla testa e agli arti superiori. La risposta corretta è la **C**.

85 In un uomo adulto di corporatura media sono contenuti mediamente da 4 a 6 litri di sangue; la risposta corretta è quindi la **B**.

86 Il plasma è la parte liquida del sangue, mentre le cellule (eritrociti, leucociti e piastrine) formano la parte corpuscolata, detta anche *figurata*. Ciò che si ottiene dopo la coagulazione del plasma è invece detto *siero*. La **A** è la risposta esatta.

87 Per rispondere al quesito è necessario individuare l'affermazione errata fra quelle proposte. Il cuore dei mammiferi è diviso in una parte destra e in una sinistra, separate da un setto; ogni parte è formata da un atrio, camera di ricezione del sangue, e un ventricolo, camera di propulsione del sangue. La comunicazione tra ogni atrio e il rispettivo ventricolo è regolata da una valvola; l'affermazione **A**, corretta, non è la risposta al quesito. Il cuore si contrae in maniera involontaria con una frequenza pari a circa 70 pulsazioni al minuto in condizioni di riposo (anche la **B** si può quindi escludere). Quando il cuore si contrae, il sangue inizia il proprio viaggio all'interno dei vasi che hanno origine dai ventricoli: l'arteria aorta e l'arteria polmonare. Quest'ultima si biforca presto in due arterie che portano sangue povero di ossigeno ai polmoni (anche la **C** è da scartare) e negli alveoli polmonari; qui, grazie al ridotto spessore dell'endotelio dei capillari e dello strato cellulare che forma gli alveoli stessi, si realizzano gli scambi gassosi: il sangue cede anidride carbonica e si arricchisce in ossigeno. Anche l'affermazione **D** è esatta, mentre la **E** è errata e rappresenta quindi la risposta cercata.

88 L'emoglobina è una proteina del sangue. Si trova nei globuli rossi ed è responsabile del trasporto dell'ossigeno. Risposta corretta: **A**.

89 Tutti i vasi sanguigni sono composti da uno strato di tessuto epiteliale interno detto endotelio, rivestito da uno o più strati di connettivo elastico e muscolo liscio. Le vene inoltre possiedono delle valvole a nido di rondine che impediscono al sangue di defluire nella direzione opposta. Quindi la risposta corretta è la **D**.

90 La pleura è una doppia membrana chiusa a formare un sacco che delimita la cavità toracica e ricopre la superficie esterna dei polmoni; risposta **C**.

91 La pepsina è un enzima proteolitico prodotto dalle ghiandole gastriche sotto forma del precursore inattivo pepsinogeno; il pH acido presente nello stomaco trasforma il pepsinogeno in pepsina, enzima che demolisce le catene proteiche in peptidi più corti; risposta **B**.

92 Il coledoco è un canalicolo che collega il fegato e la cistifellea e al duodeno, permettendo il passaggio della bile, prodotta dal fegato e raccolta dalla cistifellea, al duodeno, al momento della digestione; risposta **D**.

93 Con il termine ileo si identificano due strutture anatomiche: la prima è un osso che, insieme a ischio e pube, forma il cosiddetto cinto pelvico; la seconda struttura si trova nell'apparato digerente e si riferisce alla porzione terminale dell'intestino tenue che, in sequenza partendo dallo stomaco, è formato da duodeno, digiuno e ileo. La risposta corretta è quindi la **A**.

94 Il glomerulo è un'intricata rete di capillari arteriosi presente nel *nefrone*, l'unità funzionale del rene. Il glomerulo è avvolto dalla capsula di Bowman, e in questa sede ha luogo la filtrazione del sangue. La risposta corretta è quindi la **A**.

95 Le vescicole seminali fanno parte dell'apparato riproduttore maschile e producono un secreto ricco di fruttosio, con funzioni nutritive per gli spermatozoi, che va a completare la composizione dello sperma. Gli spermatozoi, formati nei testicoli, sono convogliati verso la prostata dai due dotti deferenti e in corrispondenza di questa ghiandola confluiscono nell'uretra, dotto comune per il trasporto dello sperma e dell'urina. Prima di confluire nella prostata, il liquido che scorre all'interno dei dotti deferenti riceve il secreto dalle vescicole seminali che sono situate inferiormente e posteriormente alla vescica; risposta **A**.

96 Il nefrone è l'unità funzionale del rene; risposta **A**. Ogni nefrone è un tubulo lungo e sottile che termina con una sorta di coppa, detta capsula di Bowman, che avvolge un glomerulo (un "gomitolo" di capillari sanguigni) e in cui ha luogo la filtrazione del sangue. L'ultrafiltrato che si forma in questo processo scorre nel tubulo e via via si modifica diventando urina.

97 I reni sono responsabili dell'escrezione; in particolare, con l'urina viene eliminata l'urea, sostanza azotata che deriva dal catabolismo degli amminoacidi. Questi organi, inoltre, regolano l'equilibrio idrico-salino, cioè il volume e la concentrazione dei fluidi corporei. Con la produzione di renina da parte di cellule specializzate, i reni intervengono anche nella regolazione ormonale della pressione sanguigna. La renina, infatti, stimola la secrezione di aldosterone da parte delle surrenali: questo ormone determina un maggior riassorbimento di acqua nei nefroni (con formazione di urina più concentrata) e quindi un aumento del volume plasmatico e della pressione sanguigna. Oltre a questo, i reni producono eritropoietina, ormone che stimola la formazione di eritrociti da parte del midollo rosso.

I reni, quindi, sono coinvolti in tutte le funzioni elencate dalle alternative **A**, **B**, **D** ed **E**, mentre non sono responsabili dell'eliminazione delle molecole non digerite, funzione svolta dall'intestino. La **C** è quindi la risposta corretta.

98 L'acrosoma è un grosso lisosoma che si trova nella testa dello spermatozoo con il compito di aprire un varco nella parete dell'ovulo grazie agli enzimi litici in esso contenuti e liberati al momento dell'incontro con la cellula uovo; risposta **D**.

99 La placenta è l'organo che consente gli scambi di gas, sostanze nutritive e di rifiuto fra madre e feto; risposta **C**. Si forma con la partecipazione di strutture fetali e materne: nel *corion* (uno degli annessi embrionali) sono presenti numerose estroflessioni riccamente vascolarizzate che aderiscono a una specifica regione della mucosa uterina, mettendosi in contatto con il sangue materno.

100 I nervi cranici sono 12 paia di nervi che hanno origine dal tronco cerebrale e innervano principalmente la testa e il collo; risposta **E**. Alcuni sono costituiti da sole fibre sensitive, alcuni da sole fibre motorie, altri da entrambi i tipi.

101 Nel sistema nervoso centrale, la sostanza grigia è formata dai nuclei cellulari e dagli assoni di neuroni amielinici, mentre gli assoni rivestiti dalla guaina mielinica formano la sostanza bianca. Nel cervello la sostanza grigia si trova esternamente (forma la corteccia cerebrale) e la sostanza bianca internamente; viceversa, una sezione trasversale del midollo spinale mostra una sorta di "H" grigia circondata da sostanza bianca. La risposta corretta è la D.

102 Il sistema nervoso autonomo fa parte del sistema nervoso periferico (la E è errata) ed è formato dall'insieme dei neuroni che innervano le ghiandole e la muscolatura involontaria (la D è errata). Controlla processi che non sono sotto il controllo della volontà (la C è errata), come la frequenza respiratoria, la peristalsi intestinale e la secrezione ormonale. La risposta corretta è la B: infatti, l'azione di questa parte del sistema nervoso è fondamentale per mantenere costanti le caratteristiche interne dell'organismo, cioè per l'omeostasi.

103 La sinapsi è la struttura di contatto fra due neuroni, a livello della quale l'impulso nervoso è trasmesso da una cellula nervosa all'altra.
L'alternativa corretta è pertanto la A.

104 La sequenza corretta è la A: il numero 1 indica il padiglione auricolare, il 2 il nervo acustico, il 3 il timpano, il 4 la tromba di Eustachio, il 5 la coclea (detta anche chiocciola) e il 6 i canali semicircolari.

105 L'occhio è l'organo di senso che permette la visione grazie alla presenza, nella retina, di fotorecettori, cioè cellule che trasformano i segnali luminosi in segnali nervosi che giungono all'encefalo tramite il nervo ottico. L'occhio è dotato anteriormente di un'apertura, la pupilla, che consente l'ingresso della luce; a seconda dell'intensità luminosa il diametro della pupilla può variare per azione di un anello muscolare pigmentato, l'iride, che si allarga e si restringe regolando in tal modo la quantità di luce che entra e va a colpire la retina.

La risposta corretta è la A.

106 L'acetilcolina è un neurotrasmettitore, cioè una sostanza liberata dalle vescicole sinaptiche di un neurone che, legandosi ai recettori presenti sulla membrana del neurone adiacente, determina l'insorgere di un impulso nervoso in questo secondo neurone. L'acetilcolina è un neurotrasmettitore caratteristico del sistema simpatico e delle giunzioni neuromuscolari.

La risposta corretta è la A.

107 Il cortisolo, il progesterone, il testosterone e l'aldosterone sono ormoni steroidei, mentre l'adrenalina, sostanza attiva sia nel sistema nervoso sia in quello endocrino, dal punto di vista chimico è un'ammina, quindi un ormone non steroideo; risposta C.

108 La parte corticale della ghiandola surrenale produce ormoni steroidei classificati in due tipologie: glucocorticoidi (come cortisolo e cortisone), che regolano il metabolismo dei glucidi, e mineralcorticoidi, il principale dei quali è l'aldosterone, che regolano il bilancio idrico agendo a livello renale. La E è la risposta corretta.

109 Il pancreas è un organo a funzione ghiandolare, sia esocrina che endocrina. Produce e secerne infatti numerose sostanze tra cui l'*insulina* (un ormone che regola il metabolismo glucidico) e svariati *enzimi digestivi* (come l'amilasi e la lipasi); risposta B.

110 Una sostanza (di solito di natura proteica) che viene riconosciuta come estranea dal sistema immunitario, è detta antigene; risposta C.

111 Gli anticorpi sono proteine costituite da quattro catene polipeptidiche, due leggere e due pesanti, legate da ponti disolfuro a formare una specie di Y (risposte A e B errate).

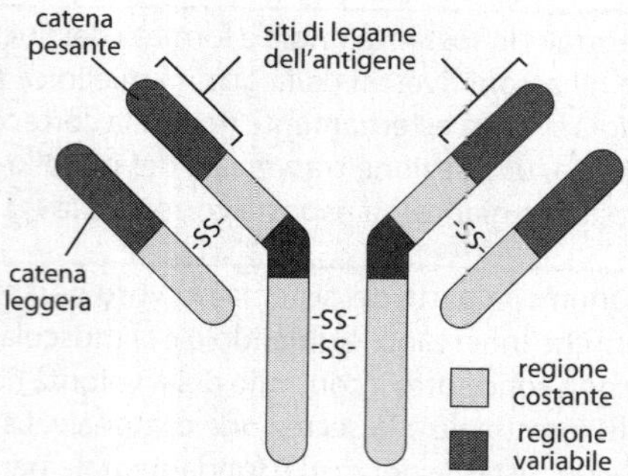

Come si nota dalla figura, nelle estremità della Y si trovano i siti di legame dell'antigene ed è qui che avviene il riconoscimento dell'antigene (regioni variabili), mentre le altre zone sono regioni costanti, con piccole differenze che determinano la divisione degli anticorpi in cinque classi: IgA, IgD, IgE, IgG e IgM, che possono essere secrete in forma di monomero, dimero, trimero o pentamero (risposte C e D errate). Gli anticorpi sono prodotti dai linfociti B e non dai linfociti T; la risposta corretta è quindi la E.

112 La vitamina D svolge un ruolo fondamentale nell'accrescimento e nella mineralizzazione delle ossa. Per la sua funzione è detta anche vitamina antirachitica, la sua carenza provoca infatti *rachitismo*; risposta A.

Il diabete (B) è una malattia dalle cause complesse che si manifesta con l'incapacità di regolare il tasso di glucosio nel sangue. Il morbo celiaco, o intolleranza al glutine (C), è una grave forma di intolleranza alimentare ereditaria; in chi ne è affetto, l'ingestione di alimenti contenenti glutine (come i derivati del frumento e di altri cereali) scatena nell'organismo una risposta immunitaria contro questa sostanza, che arriva a danneggiare gravemente la mucosa intestinale. La psoriasi (D) è una malattia cronica della pelle, le cui cause non sono chiare, che si manifesta con lesioni squamate che si sfaldano facilmente. L'ittero (E) è una condizione caratterizzata dalla colorazione giallastra della cute, dovuta all'aumento della bilirubina nel sangue, a causa di particolari forme di anemia o per malattie del fegato.

113 La tubercolosi è una malattia infettiva causata dal batterio *Mycobacterium tuberculosis*, chiamato anche bacillo di Koch; risposta E.

114 Il lisozima è un enzima animale presente, per esempio, nelle lacrime e nella saliva. Essendo in grado di demolire il peptidoglicano, costituente principale della parete batterica, il lisozima possiede attività battericida; in particolare, sono sensibili a questa sostanza i batteri Gram-positivi ma non i Gram-negativi, la cui parete è formata solo in minima parte da peptidoglicano e per la maggior parte da altri composti. La risposta corretta è quindi la C.

115 Mononucleosi, rabbia ed epatite B sono patologie causate da virus, nello specifico dal virus Epstein Barr, da un virus della famiglia rabdovirus appartenente al genere Lyssavirus e dall'HBV. La malaria è invece provocata dal protozoo del genere *Plasmodium*. Resta solo il botulismo: si tratta di una patologia neuro-paralitica (talvolta letale) provocata dalle tossine prodotte da un genere di batteri *Clostridium*, in particolare da *C. botulinum*. Questo genere prospera in assenza di ossigeno pertanto può colonizzare conserve alimentari preparate senza rispettare le corrette indicazioni di igiene e sterilizzazione, oppure anche nelle ferite infette. Risposta esatta D.

116 Con criptorchidismo si intende la mancata discesa del testicolo, che rimane bloccato nell'inguine, anziché disporsi all'interno dello scroto; risposta C.

117 Attualmente, la più diffusa tecnica di diagnosi prenatale è l'amniocentesi, esame del liquido amniotico prelevato durante la gravidanza, mediante puntura. L'analisi delle cellule embrionali che si trovano nel liquido prelevato e la determinazione del cariotipo permettono di individuare l'eventuale presenza di gravi anomalie congenite nel feto, come la spina bifida o la sindrome di Down. La risposta corretta è la E.

118 I tumori sono malattie complesse, generalmente provocate da diverse concause, caratterizzate dalla presenza di masse di tessuto che si formano in seguito a processi di divisione cellulare incontrollati. Le cause dell'insorgenza dei tumori sono numerose e di solito sono coinvolti fattori genetici e fattori ambientali; in ogni caso le cellule normali si trasformano in cellule tumorali in seguito ad alterazioni genetiche che colpiscono il controllo del ciclo cellulare; le alternative C, D ed E sono quindi errate. I tumori colpiscono prevalentemente dopo i 60 anni, però diverse forme interessano anche i giovani; anche la risposta B è quindi da scartare. L'alternativa corretta è la A: infatti, in rari casi ben definiti si comportano come malattie ereditarie.

119 Una sostanza è definita teratogena se è in grado di produrre malformazioni nell'embrione in via di sviluppo. La B è la risposta corretta. Fra le sostanze teratogene con queste caratteristiche rientrano l'alcol, principi attivi farmaceutici (come il talidomide, ma anche alcuni ansiolitici e la vitamina A a dosi elevate) e le radiazioni ionizzanti.

120 Una malattia autoimmune è dovuta all'instaurarsi di reazioni immunitarie contro componenti dell'organismo stesso. In questo caso il sistema immunitario individua come estranee proteine dei propri tessuti e produce autoanticorpi. La risposta corretta è la A.

parte seconda

CHIMICA

Quesiti

1 **Quale delle seguenti tecniche di separazione comporta dei passaggi di stato?**

- A Filtrazione
- B Distillazione
- C Cromatografia
- D Estrazione
- E Decantazione

2 **Dove si trovano i neutroni?**

- A In orbite attorno al nucleo atomico
- B Nei legami tra atomi
- C Negli atomi, come doppietti non condivisi
- D Negli atomi paramagnetici come particelle spaiate
- E Nel nucleo dell'atomo

3 **Gli elementi chimici conosciuti sono:**

- A circa 80
- B circa 120
- C circa 160
- D circa 200
- E circa 240

4 **Qual è il numero di massa di un atomo formato da 13 protoni, 14 neutroni e 10 elettroni?**

- A 13
- B 27
- C 37
- D 23
- E 24

5 **Quale carica ha un sistema formato da 7 protoni, 7 neutroni e 6 elettroni?**

- A – 6
- B – 1
- C 0
- D + 1
- E + 7

6 **L'atomo di un elemento e un suo ione positivo differiscono nel numero:**

- A di elettroni
- B di massa
- C atomico
- D di protoni
- E di neutroni

7 **Il numero quantico secondario, essendo *n* il numero quantico principale, può assumere tutti i valori compresi tra:**

A 0 ed $n-1$, zero escluso ed $n-1$ incluso

B 0 ed $n-1$, zero incluso ed $n-1$ escluso

C $n-1$ ed $n+1$

D 0 ed $n-1$, zero incluso ed $n-1$ incluso

E $n+1$ ed $n+3$

8 **In quale delle seguenti serie tutte le specie sono isoelettroniche tra di loro?**

A N^{3-},O^{2-}, F^-

B Cl, Cl^-, Cl^+

C N, O^-, F^+

D F^-, Ne, Mg^+

E F^-, Cl^-, Br^-

9 **Quale dei seguenti elementi, dei quali è indicato il numero atomico Z, è un elemento di transizione?**

A Cs (Z=55)

B Ca (Z=20)

C Cu (Z=29)

D C (Z=6)

E Cl (Z=17)

10 **Indicare il catione alcalino:**

A Na

B I^-

C K^+

D Ca

E Ca^{++}

11 **L'energia necessaria per trasformare il sodio, Na, in Na^+ è pari:**

A al potenziale di ionizzazione

B all'energia di legame

C all'energia interna

D all'energia libera di ionizzazione

E a un numero di Kcal pari al numero di elettroni

12 **Ordinare in ordine crescente di elettronegatività i seguenti elementi: F, Fe, Na.**

A Fe < F < Na

B F < Fe < Na

C Na < Fe < F

D Na < F < Fe

E F < Na < Fe

CHIMICA

13 **Quale delle seguenti affermazioni sull'ossigeno è ERRATA?**

A L'ossigeno ha comportamento semimetallico

B L'ossigeno ha Z = 8

C L'ossigeno ha 3 isotopi

D L'ossigeno allo stato elementare è sotto forma di molecole biatomiche

E L'ossigeno ha massa media pari a circa 16 u.m.a.

14 **Assumendo che i pesi atomici relativi dell'idrogeno (H), del carbonio (C) e dell'ossigeno (O) valgano rispettivamente 1,12 e 16, il peso molecolare del composto H_2CO_3 è:**

A 48

B 6

C 29

D 58

E 62

15 **Il numero N = $6{,}022 \times 10^{23}$:**

A corrisponde al numero quantico principale

B il numero di particelle contenute in una mole di sostanza

C corrisponde alla costante dei gas perfetti

D non esiste

E nessuna delle altre alternative è corretta

16 **Quanti atomi sono contenuti in mezza mole di fosforo? (Z = 15 e A = 31).**

A 6,02

B $6{,}02 \times 10^{23}$

C 15

D $3{,}01 \times 10^{23}$

E $31 \times 6{,}02 \times 10^{23}$

17 **Quanto pesa una mole di boro (numero di massa 11, numero atomico 5)?**

A 11 g

B Una quantità in g pari al numero di Avogadro

C 5 g

D 11 kg

E 16 g

18 **Ci sono più atomi in 1 g di alluminio, Al (PA = 27), o in 1 g di piombo, Pb (PA = 207)?**

A Dipende dalle condizioni di temperatura e pressione

B Il numero di atomi è lo stesso dato che i grammi sono gli stessi

C Ci sono più atomi in 1 g di Pb perché ha peso atomico maggiore

D Ci sono più atomi in 1 g di Al perché ha peso atomico minore

E I dati del problema sono insufficienti per poter dare una risposta univoca

19 **Il volume di una mole di gas perfetto, in condizioni standard, corrisponde a:**

- A 1 litro
- B N (numero di Avogadro) litri
- C 22,4 litri
- D 0,082 litri
- E dipende dalla natura del gas

20 **Un litro di CO e un litro di CO_2, nelle stesse condizioni di temperatura e pressione:**

- A contengono $6{,}02 \times 10^{23}$ atomi di C
- B hanno la stessa massa
- C hanno la stessa densità
- D contengono lo stesso numero di molecole
- E hanno masse che stanno in rapporto 1:2

21 **I due nuclidi ^{14}C e ^{14}N hanno in comune il numero:**

- A di massa
- B atomico
- C di neutroni
- D di elettroni
- E di protoni

22 **Nel nuclide $^{60}_{27}Co$ il numero di neutroni è:**

- A 27
- B 30
- C 33
- D 60
- E 87

23 **Tutti i legami chimici:**

- A non sono mai di natura elettrostatica
- B sono forze di attrazione e di repulsione
- C sono forze di attrazione
- D sono forze di attrazione fra elettroni e nuclei
- E sono forze di attrazione tra nuclei

24 **Per triplo legame si intende:**

- A un legame fra tre molecole
- B un legame fra tre ioni
- C un legame fra tre atomi
- D un legame derivante dalla compartecipazione di tre coppie di elettroni
- E un legame tra uno ione trivalente positivo e uno ione trivalente negativo

25 Il legame chimico tra gli atomi di carbonio nell'etano è un legame di tipo:

A covalente polare

B covalente apolare

C ionico

D dativo

E metallico

26 Quale delle seguenti molecole NON è lineare secondo la teoria VSEPR?

A SO_2

B HCN

C CO_2

D C_2H_2

E CaH_2

27 Un atomo di carbonio ibridato *sp*^{3} può fare al massimo:

A 3 legami covalenti

B 4 legami covalenti

C 4 legami, di cui uno dativo

D 4 legami covalenti, di cui 2 dativi

E 1 legame

28 Quale di queste sostanze non può formare legami a idrogeno?

A HCOOH

B H_2O

C HF

D N_2

E Tutte possono formare legami a idrogeno

29 Il cesio è il metallo alcalino più elettropositivo, il fluoro l'alogeno più elettronegativo. Tra loro quindi:

A formano legami ionici

B formano legami covalenti

C non posso formare legami

D formano legami di coordinazione

E formano legami sia ionici sia covalenti

30 Quale di queste sostanze, allo stato solido, è il miglior conduttore?

A Acqua

B Diamante

C Cloruro di sodio

D Rame

E Zucchero

CHIMICA

31 **In quale delle seguenti coppie di molecole un membro può stabilire interazioni intermolecolari con l'altro membro esclusivamente attraverso la formazione di un dipolo istantaneo e di un dipolo istantaneo indotto?**

- A CO, CO_2
- B CO, CH_4
- C I_2, Li_2
- D CCl_4, SO
- E SO, SO

32 **In quale dei seguenti composti il carbonio presenta il numero di ossidazione più basso?**

- A CO_2
- B $Mg(HCO_3)_2$
- C HCHO
- D C_2H_4
- E $CaCO_3$

33 **La formula del bicarbonato di calcio è:**

- A $CaCO_3$
- B $Ca(HCO_3)_2$
- C $CaHCO_3$
- D $Ca_3(CO_3)_2$
- E $CaCO_2$

34 **Quale tra i seguenti composti è un idruro?**

- A HBr
- B CaH_2
- C HCN
- D $Mg(OH)_2$
- E $CuSO_4{\cdot}5H_2O$

35 **Il numero di ossidazione dello zolfo nel composto $Al_2(SO_4)_3$ è:**

- A +3
- B +6
- C –2
- D +4
- E –6

36 **La formula del solfato ferrico, $Fe_2(SO_4)_3$, indica tra l'altro che nei cristalli del sale:**

- A lo zolfo è legato all'ossigeno con un legame ionico
- B gli ioni SO_4^{2-} cristallizzano separatamente da quelli di ferro
- C il rapporto fra l'elemento ferro e l'elemento zolfo è di 2 a 3
- D è presente una molecola biatomica di ferro e tre di SO_4
- E due atomi di ferro sono legati covalentemente nel reticolo

37 **Quale delle seguenti formule non è corretta?**

A KCl

B $CaSO_4$

C $AgSO_4$

D $CaHPO_4$

E CaF_2

38 **Attribuire il nome al seguente composto: $Pb(HSO_4)_2$.**

A Solfato acido di piombo (II)

B Bisolfato piombico

C Solfato di piombo

D Idrogenosolfito di piombo (II)

E Solfito acido piomboso

39 **I sali possono derivare dalla reazione tra:**

A acido e anidride

B due metalli

C acido e non metallo

D ossido e non metallo

E acido e metallo

40 **Quale delle seguenti sostanze libera $H_{2(g)}$ quando messa a contatto con acqua?**

A CaO

B Zn

C HCl

D NH_3

E Na

41 **Quale dei seguenti elementi appartiene agli elementi di transizione?**

A Br

B As

C B

D Mn

E Al

42 **Quale tra le seguenti affermazioni, relative agli elementi del gruppo VII A della tavola periodica, è corretta?**

A Sono caratterizzati da bassa affinità elettronica

B Non si combinano mai con l'ossigeno

C Manifestano comportamento metallico

D Formano con idrogeno composti detti idracidi

E Sono tutti allo stato gassoso in condizioni di pressione e temperatura ambiente

PARTE SECONDA

43 **Quale delle seguenti proprietà dei reagenti viene sempre conservata durante una reazione chimica e si ritrova nei prodotti?**

A Stato di aggregazione
B Massa
C Temperatura
D Numero di ossidazione
E Colore

44 **Data la reazione:**

$$N_2 + H_2 \rightarrow NH_3$$

i coefficienti stechiometrici sono nell'ordine:

A 1, 3, 2
B 2, 1, 3
C 3, 2, 1
D 2, 3, 1
E 1, 2, 3

45 **I coefficienti stechiometrici della reazione:**

$$Ca(OH)_2 + H_3PO_4 \rightarrow Ca_3(PO_4)_2 + H_2O$$

sono:

A $2 + 3 \rightarrow 2 + 6$
B $3 + 2 \rightarrow 1 + 12$
C $3 + 2 \rightarrow 1 + 6$
D $2 + 3 \rightarrow 2 + 12$
E $3 + 2 \rightarrow 2 + 3$

46 **Se reagiscono 2 moli di acido cloridrico con 1 mole di idrossido di bario, quante moli di cloruro di bario si formano?**

A 2
B 0,5
C 3
D 1
E 6

47 **Quando, in una reazione di ossidoriduzione, un elemento perde elettroni, si dice che il suo numero di ossidazione:**

A diminuisce
B è minore di zero
C è maggiore di zero
D aumenta di una unità
E aumenta

48 **Nella reazione:**

$$CO_2 + H_2O \rightarrow H_2CO_3$$

il carbonio:

A si riduce

B si ossida

C non cambia numero di ossidazione

D cambia numero di ossidazione

E nessuna delle precedenti risposte è corretta

49 **Data la reazione:**

$$Fe + Cu^{2+} \rightarrow Fe^{2+} + Cu$$

si può dire che:

A Fe è l'agente ossidante

B Fe si è ossidato

C Cu^{2+} è l'agente riducente

D Fe acquista elettroni

E Cu^{2+} si è ossidato

50 **Calcolare quante moli di K_2O si ottengono a partire da 39 grammi di potassio metallico (39 u.m.a.), per reazione con eccesso di ossigeno, dopo aver bilanciato la seguente reazione:**

$$K + O_2 \rightarrow K_2O$$

A 0,5

B 1,0

C 2,0

D 0,25

E 0,14

51 **Quale affermazione riguardante le miscele è FALSA?**

A Le miscele possono essere omogenee o eterogenee

B Le miscele possono essere solide, liquide o gassose

C In una miscela possono essere presenti una o più fasi

D Nelle miscele sono presenti gli atomi

E Miscela è sempre sinonimo di soluzione

52 **Quanti grammi di $CaCO_3$ si devono far reagire con acido cloridrico in eccesso per produrre una mezza mole di CO_2? (masse atomiche: Ca = 40; Cl = 35,5)**

A 88

B 44

C 200

D 50

E 100

53 Nell'acqua, che è un solvente polare, si scioglie meglio:

A un grasso
B la benzina
C un sapone
D NaCl (soluto ionico)
E nessuna delle altre alternative è corretta

54 Il sale da cucina è il cloruro di sodio, NaCl, solubile in acqua liquida fino a una concentrazione massima di 348 g per kg di acqua a temperatura ambiente. Se si prova a scioglierne in quantità maggiore senza variare la temperatura:

A il sale in eccesso galleggia sulla superficie della soluzione
B l'acqua comincia a bollire
C l'acqua solidifica
D il sale evapora
E il sale in eccesso si raccoglie sul fondo del recipiente

55 Quale delle seguenti affermazioni riguardanti la solubilità dell'azoto è vera?

A La solubilità dell'azoto in acqua è maggiore a 0 °C rispetto a 50 °C
B La solubilità dell'azoto in acqua è indipendente dalla temperatura
C Aumentando la pressione la solubilità dell'azoto in un liquido cala
D L'azoto è solubile in un solvente apolare ma non in acqua
E Una volta sciolto in acqua l'azoto ionizza e quindi dissocia quasi completamente

56 Una soluzione 0,1 molare si prepara sciogliendo 0,1 moli di soluto in:

A un chilo di solvente
B 100 millilitri di solvente
C un litro di solvente
D un litro di soluzione
E un chilo di soluzione

57 La molalità di una soluzione indica il numero di moli di soluto contenute in un:

A litro di soluzione
B litro di solvente
C grammo di solvente
D grammo di soluzione
E chilogrammo di solvente

58 Dato il composto chimico A, di peso molecolare 50, quale tra le seguenti soluzioni, preparate sciogliendo A in acqua, contiene una maggiore quantità di A per litro di soluzione?

A Soluzione 1 molare
B Soluzione al 10% peso/volume
C Soluzione al 5% peso/volume
D Soluzione 0,5 molale
E Soluzione contenente 20 grammi di A per litro di soluzione

59 **Se 100 mL di soluzione acquosa contengono 9 g di glucosio (peso molecolare 180), la concentrazione della soluzione è:**

A 5 molare
B 2 molare
C 18 molare
D 0,5 molare
E 180 millimolare

60 **Una soluzione è ipotonica rispetto al sangue quando:**

A la concentrazione dell'ossigeno è uguale a quella del sangue
B la concentrazione dell'idrogeno è inferiore a quella del sangue
C la pressione osmotica è uguale a quella del sangue
D la pressione osmotica è superiore a quella del sangue
E la pressione osmotica è inferiore a quella del sangue

61 **5,00 g di un sale vengono sciolti in 100 mL di acqua. 10 mL della soluzione così ottenuta vengono prelevati e diluiti a 100 mL. A quanto corrisponde il peso del residuo secco di questa seconda soluzione?**

A 1,00 g
B 5,00 g
C 0,05 g
D 2,00 g
E 0,50 g

62 **Qual è la concentrazione di una soluzione ottenuta mescolando 20mL di una soluzione 0,8M di HCl con 40mL di una soluzione 0,05M dello stesso acido?**

A 0,27M
B 0,03M
C 0,42M
D 0,30M
E 0,60M

63 **Confrontando le soluzioni 0,1 M di fruttosio ($C_6H_{12}O_6$), 0,1 M di cloruro di potassio (KCl) e 0,1 M di cloruro di calcio ($CaCl_2$) a 25 °C, si può affermare che:**

A la soluzione contenente fruttosio è quella con la minore pressione osmotica
B le soluzioni hanno un pH differente
C le soluzioni hanno la stessa tensione di vapore
D la soluzione contenente cloruro di calcio è quella che bolle a temperatura inferiore
E la soluzione contenente fruttosio è quella con la minore temperatura di congelamento

64 ***"Tutte le soluzioni liquide di soluti non volatili hanno una pressione di vapore più bassa rispetto al solvente puro."* Tale affermazione è riferibile alla legge formulata da:**

A G.H. Hess
B W.H. Nernst
C W. Henry
D T. Graham
E F. M. Raoult

65 **La temperatura di ebollizione di una soluzione acquosa 1 molale di KCl (assumendo K_{eb} = 0,5) è:**

- A 101 °C
- B 99 °C
- C 102 °C
- D 100,5 °C
- E 100 °C

66 **Un sistema viene definito chiuso quando:**

- A contiene sostanze in un'unica fase
- B al suo interno non avvengono reazioni chimiche
- C non può scambiare né materia né energia con l'ambiente esterno
- D può scambiare materia, ma non energia con l'ambiente esterno
- E può scambiare energia, ma non materia con l'ambiente esterno

67 **La velocità di una reazione chimica:**

- A è sempre indipendente dalle concentrazioni dei reagenti
- B può dipendere dalla concentrazione di uno o più reagenti
- C è determinata dal valore della costante di equilibrio della reazione
- D dipende sempre dalle concentrazioni del reagente presente in minor quantità
- E dipende dalla concentrazione di prodotti che si accumulano

68 **La variazione di quale dei seguenti fattori modifica il valore della costante di equilibrio K_c di una reazione?**

- A Concentrazione dei reagenti
- B Presenza di catalizzatori
- C Temperatura
- D Stato di suddivisione dei reagenti
- E Velocità della reazione diretta

69 **I catalizzatori sono:**

- A collanti potentissimi per attaccare il ferro
- B acceleratori di reazione
- C specie di catodi
- D altro nome per gli elementi del I gruppo del sistema periodico
- E sostanze che fanno variare la *K* di equilibrio di una reazione

70 **La seguente reazione è esotermica:**

$$2\,T_{(g)} + 3\,X_{(g)} \rightarrow 5\,Z_{(g)}$$

Quale delle seguenti affermazioni è corretta?

- A All'equilibrio, T e X producono Z alla stessa velocità con cui Z produce T e X
- B Un catalizzatore aumenta la quantità di prodotto Z
- C Un aumento di pressione causa un aumento della quantità di prodotto Z
- D Un aumento di temperatura causa un aumento della quantità di prodotto Z
- E L'aggiunta di Z sposta la posizione dell'equilibrio verso destra

71 **Gli enzimi catalizzano le reazioni chimiche. Questo significa che:**

A le accelerano aumentando la probabilità di collisione tra i reagenti

B forniscono energia ai reagenti

C sottraggono energia ai reagenti

D le rendono energeticamente possibili

E aumentano la temperatura delle reazioni

72 **Un acido può essere definito come:**

A un composto che in acqua produce ioni H_3O^+

B un composto che scioglie qualsiasi metallo

C il prodotto di ossidazione di una anidride

D un prodotto altamente corrosivo

E un composto che fa aumentare il pH dell'acqua

73 **Secondo Brønsted-Lowry l'acido coniugato della base CO_3^{2-} è:**

A CO_2

B HCO_3^-

C H_2CO_3

D H_3O^+

E OH^-

74 **Fra gli acidi CH_3COOH e HCl è più forte:**

A sono ugualmente forti perché contengono lo stesso numero di atomi di idrogeno acidi

B HCl perché in soluzione acquosa si ionizza maggiormente

C CH_3COOH perché contiene più atomi di idrogeno

D CH_3COOH in quanto contiene due atomi di carbonio

E HCl perché ha un peso molecolare minore

75 **Una soluzione acquosa 0,0001 M di un acido debole presenta una concentrazione di ioni H^+:**

A 10^{-3} M

B 10^{-4} M

C minore di 10^{-4} M

D maggiore di 10^{-2} M

E 10^{-2} M

76 **Un acido è detto poliprotico quando in acqua:**

A è poco dissociato

B forma più ioni H^+

C è molto dissociato

D può cedere più di un protone al solvente

E è costituito da un polimero

77 **La K_w dell'acqua in una soluzione 10^{-2} M di KCl a 25 °C è:**

A 10^{-14}

B 10^{-7}

C 10^{-2}

D 0

E 10^{14}

78 **In una soluzione che ha pH = 7, la concentrazione molare di ioni OH^- è:**

A 10^{-7}

B 10^{-14}

C 7

D 14

E 10^{7}

79 **Una soluzione contenente 3 g/litro di cloruro di sodio è:**

A acida

B basica

C isotonica

D ipertonica

E neutra

80 **In una soluzione acquosa basica si ha che:**

A $[H_3O^+] > 7$

B $[OH^-] > 7$

C $[H_3O^+] = [OH^-]$

D $[H_3O^+] > [OH^-]$

E $[H_3O^+] < [OH^-]$

81 **Se in una soluzione acquosa la concentrazione degli ioni ossidrile è 10^{-3} moli/litro, la concentrazione degli ioni idrogeno deve essere:**

A 10^{-5} moli/litro

B 10^{-3} moli/litro

C 10^{-11} moli/litro

D 10^{-4} moli/litro

E 10^{4} moli/litro

82 **Il pH di una soluzione 0,1 M di NaOH è:**

A 1

B 13

C 7

D 5

E 8

83 **Qual è il pH di una soluzione 0,1 M di HCl?**

- A 0
- B 0,1
- C 1,0
- D 2
- E 0,2

84 **Qual è il pH di una soluzione ottenuta aggiungendo 90 mL di acqua a 10 mL di una soluzione a pH 10?**

- A 8
- B 8,5
- C 9
- D 9,9
- E 10

85 **In che rapporto deve essere diluita una soluzione acquosa di un acido forte affinché il pH passi da 3 a 4?**

- A 1: 1
- B 1: 9
- C 1: 10
- D 4: 5
- E 5: 4

86 **Quale tra queste soluzioni ha pH = 3?**

- A Acido acetico 0,001 M
- B Acido solforico 0,001 M
- C Ammoniaca 0,001 M
- D Acido cloridrico 0,001 M
- E Nessuna

87 **Il pH di una soluzione di un sale in acqua:**

- A è sempre uguale a 7
- B è sempre minore di 7
- C è sempre maggiore di 7
- D è sempre uguale a 3
- E dipende dalla natura chimica del sale

88 **Se l'aggiunta di un sale provoca un innalzamento del pH, questo significa che:**

- A il sale reagendo con l'acqua è andato incontro ad una idrolisi acida
- B il sale reagendo con l'acqua ha provocato un innalzamento della K_w
- C è avvenuta una reazione redox e dalla soluzione si sono sviluppati idrogeno e ossigeno gassosi
- D il sale era il prodotto di una reazione di neutralizzazione tra un acido forte ed una base forte
- E il sale reagendo con l'acqua è andato incontro ad una idrolisi basica

89 **Che cos'è una soluzione tampone?**

A Una soluzione igroscopica (che assorbe acqua)
B Una soluzione con una elevata capacità termica
C Una soluzione che mantiene inalterato il valore del pH per aggiunta di acidi o di basi
D Una soluzione che mantiene inalterata la sua concentrazione
E Una soluzione con pH = 7

90 **Se aggiungo NH_4Cl a una soluzione di ammoniaca:**

A posso ottenere una soluzione tampone
B il pH diventa più basico
C si forma urea
D il pH non cambia
E la pressione osmotica della soluzione diminuisce sensibilmente

91 **Gli idrocarburi sono composti organici costituiti da:**

A carbonio e azoto
B ossigeno e carbonio
C carbonio e idrogeno
D acqua e carbonio
E ossigeno e azoto

92 **Quale è la formula generale per indicare i termini della serie degli alcani?**

A $C_n H_{2n}$
B $C_n H_{2n+2}$
C $C_n H_{2n-2}$
D $C_{2n} H_n$
E $C_{2n} H_{2n+2}$

93 **Individuare la parola da scartare perché NON può essere riferita agli alcheni:**

A paraffina
B ibridazione sp^2
C insaturo
D doppio legame
E etilene

94 **Quale tra le seguenti reazioni non è tipica degli alcani?**

A Sostituzione
B Addizione elettrofila
C Deidrogenazione
D Alogenazione
E Combustione

95 **Quale delle seguenti affermazioni è FALSA?**

A La molecola del butano ha massa minore della molecola dell'alcol butilico

B L'alcol butilico ha 4 atomi di C

C Il butano è un alcano

D Nel butano e nell'alcol butilico tutti gli atomi di carbonio hanno ibridazione sp^3

E Tra una molecola di butano e una di alcol butilico si formano legami a idrogeno

96 **La disposizione degli atomi di carbonio del benzene nello spazio è:**

A planare

B a sedia

C a barca (o tino)

D irregolare

E casuale

97 **Quanti atomi d'idrogeno sono presenti in una molecola di metilcicloesano?**

A 12

B 13

C 14

D 15

E 16

98 **Nella molecola di un alcol secondario:**

A l'atomo di carbonio che porta il gruppo alcolico lega due atomi d'idrogeno

B sono presenti due gruppi alcolici

C l'atomo di ossigeno del gruppo alcolico lega due atomi di carbonio

D il gruppo alcolico è legato al carbonio con un doppio legame

E l'atomo di carbonio che porta il gruppo alcolico lega un solo atomo d'idrogeno

99 **Gli idrocarburi insaturi contengono sempre:**

A atomi di ossigeno

B legami multipli fra carboni contigui

C anelli aromatici eterociclici

D gruppi carbonilici intermolecolari

E legami multipli tra il carbonio 1 e il carbonio 2

100 **Il petrolio è:**

A un idrocarburo particolare

B una miscela di composti inorganici

C una miscela di idrocarburi

D una soluzione di benzene

E una miscela di alcani diversi

PARTE SECONDA

101 Il glicerolo (o glicerina) è:

A un grasso
B un polialcol
C una base
D un estere
E un fenolo

102 Essendo R e R' generici residui organici, quale dei seguenti composti è un'aldeide?

A R–COOH
B R–COOR'
C $R–CH_2–O–CH_3$
D R–CHO
E $R–CH_2OH$

103 L'acetone è:

A un acido impiegato per pulire le unghie
B un chetone molto semplice
C la più semplice aldeide
D il prodotto di riduzione di un acido
E un solvente inorganico

104 Quale dei seguenti fenoli ha forza acida maggiore in soluzione acquosa?

A p-clorofenolo
B Fenolo
C p-etilfenolo
D p-nitrofenolo
E p-cresolo (p-metilfenolo)

105 Qual è il nome sistematico (IUPAC) del composto $CH_3–CH_2–CH_2–CO–CH_3$?

A Propinato di metile
B Metil-propiletere
C Metil-propilchetone
D 2-pentanale
E 2-pentanone

106 Quale delle seguenti coppie di sostanze rappresenta due isomeri?

A Cloroformio, tetracloruro di carbonio
B Metanolo, etanolo
C Acetone, formaldeide
D Benzene, toluene
E Etanolo, dimetiletere

107 Quale delle seguenti reazioni porta alla formazione di ammidi?

A Alcol + alcol
B Chetone + alcol
C Ammoniaca + alogenoalcano
D Ammoniaca + aldeide
E Ammoniaca + acido carbossilico

108 **Nella molecola di un amminoacido sono contenute almeno le seguenti specie atomiche:**

A carbonio e azoto
B azoto e ossigeno
C carbonio, azoto e ossigeno
D carbonio, idrogeno, azoto e ossigeno
E carbonio, idrogeno e azoto

109 **Quale dei seguenti composti è una proteina?**

A $C_{12}H_{22}O_{11}$
B $C_6H_2O_6$
C $C_{708}H_{1130}O_{224}N_{180}S_4P_4$
D $(C_6H_{10}O_5)_n$
E $C_{17}H_{35}COOH$

110 **L'urea è un composto azotato. Pertanto non può derivare dal metabolismo di:**

A peptidi
B polisaccaridi
C polipeptidi
D glicoproteine
E amminoacidi

CHIMICA

Soluzioni e commenti

1 Fra quelle proposte, la distillazione è l'unica tecnica di separazione che comporta dei passaggi di stato. Questa tecnica infatti permette di separare i componenti di una miscela di liquidi sfruttandone la diversa temperatura di ebollizione; risposta B.

2 I neutroni, così come i protoni, si trovano nel nucleo atomico e sono particelle subatomiche aventi una carica neutra; gli elettroni si trovano invece in orbitali intorno al nucleo atomico. L'alternativa corretta è pertanto la E.

3 Attualmente gli elementi della Tavola Periodica sono 118. Nel dicembre 2015, l'unione internazionale per la chimica pura e applicata (IUPAC) ha introdotto quattro nuovi elementi scoperti pochi anni prima, completando così le caselle mancanti del settimo Periodo della Tavola (numeri atomici 113, 115, 117 e 118). La risposta corretta è pertanto la B.

4 Il numero di massa corrisponde alla somma dei protoni e dei neutroni. Un atomo formato da 13 protoni, 14 neutroni e 10 elettroni ha pertanto numero di massa A = 27; risposta B.

5 Un sistema formato da 7 protoni, 7 neutroni e 6 elettroni ha una carica positiva in più rispetto al numero delle cariche negative, quindi avrà carica netta +1; risposta D.

6 Uno ione positivo, o catione, si forma quando un atomo perde uno o più elettroni. L'atomo di un elemento e il suo ione positivo hanno lo stesso numero di protoni e di neutroni e quindi uguale numero atomico e numero di massa: differiscono solo per il numero di elettroni, risposta A.

7 Ogni orbitale è definito da tre numeri quantici:

- il numero quantico principale n indica la dimensione, e quindi il livello energetico, dell'orbitale; il valore di n è un numero intero maggiore di zero: 1, 2, 3 ecc.;
- il numero quantico secondario (o angolare) l indica la forma dell'orbitale e può assumere tutti i valori interi compresi fra 0 e $n - 1$;
- il numero quantico magnetico m indica l'orientamento dell'orbitale nello spazio e può assumere tutti i valori interi compresi fra $-l$ e $+l$.

La risposta corretta è la D.

8 Due specie diverse (atomi, ioni o molecole) si dicono *isoelettroniche* quando contengono lo stesso numero di elettroni e presentano quindi la stessa configurazione elettronica esterna. Possiamo subito escludere Cl, Cl^- e Cl^+: lo stesso atomo neutro, sotto forma di anione e di catione non può avere lo stesso numero di elettroni, escludiamo l'opzione B. L'azoto (N) ha 5 elettroni di valenza, lo ione O^- ne ha 7, il fluoro è l'elemento più elettronegativo della tavola periodica e tende a formare un anione con una carica negativa (non un catione) e possiamo escludere anche la risposta C. Gli alogeni F^-, Cl^- e Br^- hanno tutti otto elettroni di valenza, ma trovandosi in periodi diversi è diversa anche la loro configurazione elettronica esterna, escludiamo anche l'opzione E. Solo la serie N^{3-},O^{2-} e F^- presenta la stessa configurazione elettronica esterna: $2s^22p^6$, la risposta corretta è la A.

CHIMICA

PARTE SECONDA

9 Gli elementi di transizione sono gli elementi metallici appartenenti al *blocco d* della Tavola Periodica. Il cesio (Cs) è un elemento del gruppo IA; il calcio (Ca) appartiene al gruppo IIA; il carbonio (C) appartiene al gruppo IVA, il cloro (Cl) è un alogeno e pertanto appartiene al gruppo VIIA. L'unico elemento tra quelli proposti che appartiene al *blocco d* è il rame (Cu). È possibile verificare con la configurazione elettronica se effettivamente gli elettroni di valenza stiano sul blocco d: $1s^2\ 2s^2\ 2p^6\ 3s^2\ 3p^6\ 4s^2\ 3d^9$. La risposta corretta è pertanto la **C**.

10 Un catione è un atomo (o una molecola) che ha perso uno o più elettroni e quindi possiede una o più cariche positive. Un catione alcalino è un catione derivante da un elemento del gruppo I A, detto anche dei "metalli alcalini"; dato che a questo gruppo appartengono idrogeno (H), litio (Li), sodio (Na), potassio (K), rubidio (Rb), cesio (Cs) e francio (Fr), il catione alcalino, fra quelli proposti è K^+, risposta **C**.

11 L'energia necessaria per sottrarre un elettrone a un atomo, trasformandolo in catione, è definita *potenziale di ionizzazione*; risposta **A**.

12 L'elettronegatività aumenta nei periodi da sinistra a destra e diminuisce nei gruppi, dall'alto verso il basso, quindi gli elementi più elettronegativi sono quelli in alto a destra nella tavola periodica. Per rispondere correttamente al quesito è sufficiente ricordare che il fluoro (F) è l'elemento più elettronegativo. La risposta corretta è la **C**.

13 La maggior parte degli elementi chimici si presenta in natura con diversi isotopi, cioè atomi aventi lo stesso numero atomico ma diverso numero di massa perché contenenti un diverso numero di neutroni nel nucleo.

Il numero atomico (Z) dell'ossigeno è 8 e sono noti tre isotopi con numero di massa 16, 17 e 18; dato che l'isotopo ^{16}O rappresenta il 99,76 % degli atomi presenti in natura, la massa atomica (ricavata dalla media delle masse degli isotopi) è pari a circa 16 u.m.a. Appartiene al gruppo VI A della tavola periodica, è un non metallo, e come elemento si trova in natura sotto forma di molecole biatomiche. L'affermazione errata, risposta corretta al quesito, è la **A**.

14 Per calcolare il peso molecolare di un composto è necessario sommare i pesi atomici degli atomi che lo compongono, tenendo conto dei rispettivi indici:

$$PM_{H_2CO_3} = PA_H \cdot 2 + PA_C + PA_O \cdot 3 = (1 \cdot 2) + 12 + (16 \cdot 3) = 62$$

La risposta esatta è quindi la **E**.

15 Il numero $6.022 \cdot 10^{23}$ è il Numero di Avogadro, ovvero il numero di particelle contenute in una mole di sostanza. Detto in altri termini, una mole di qualsiasi sostanza contiene sempre lo stesso numero di particelle, corrispondente al Numero di Avogadro. La risposta corretta è pertanto la **B**.

16 Dato che una mole di qualsiasi sostanza contiene $6{,}023 \cdot 10^{23}$ particelle, si può facilmente ricavare che mezza mole di fosforo contiene un numero di atomi pari alla metà del numero di Avogadro, cioè $3{,}011 \cdot 10^{23}$; risposta **D**.

17 Il boro (B) ha $Z = 5$ e $A = 11$, il suo peso atomico è quindi 11 u.m.a. e una mole di boro pesa 11 g; risposta **A**.

18 Se il peso atomico di Al è 27 e quello di Pb è 207, una mole di Al pesa 27 g mentre una mole di Pb pesa 207 g; quindi una mole di Al contiene lo stesso numero di atomi di una mole di Pb, ma la prima pesa molto meno.

1 g di Al corrisponde a $1/27$ moli di Al, mentre 1 g di Pb corrisponde a $1/207$ moli di Pb, quindi 1 g di Al contiene un numero di atomi più elevato rispetto a 1 g di Pb; risposta **D**.

19 In condizioni standard ($T = 0$ °C e $P = 1$ atm) una mole di qualsiasi gas occupa un volume pari a 22,4 litri: la risposta corretta è quindi la **C**.

20 Secondo la legge di Avogadro, volumi uguali di gas differenti, nelle stesse condizioni di temperatura e di pressione, contengono lo stesso numero di moli. Quindi, poiché una mole corrisponde a $6{,}02 \cdot 10^{23}$ unità (molecole, atomi, ioni ecc.) di qualsiasi sostanza, a parità di temperatura e di pressione, volumi uguali di CO e di CO_2 contengono lo stesso numero di molecole; risposta **D**.

21 Nei simboli ^{14}C e ^{14}N, il numero in alto a sinistra è il numero di massa. C e N sono due elementi diversi, quindi hanno diverso numero di protoni e diverso numero atomico (la **B** e la **E** sono errate). Dato che si tratta di atomi neutri, se hanno diverso numero di protoni è diverso anche il numero di elettroni (anche la **D** è errata). ^{14}C e ^{14}N hanno lo stesso numero di massa, quindi la risposta corretta è la **A**.

22 Nel simbolo $^{60}_{27}Co$ il numero in alto (60) è il numero di massa A, cioè la somma dei protoni e dei neutroni presenti nel nucleo. Il numero in basso invece (27) è il numero atomico, Z, cioè il numero dei protoni. Questo nuclide contiene quindi 27 protoni e 33 neutroni: infatti, il numero dei neutroni si ricava come differenza fra Z e A: Z – A = 60 – 27 = 33. La risposta corretta è la **C**.

23 I legami chimici sono forze di natura elettrostatica che tengono uniti gli atomi a formare molecole, gli ioni a formare reticoli cristallini oppure si instaurano fra molecole (legami intermolecolari). La risposta esatta è la **C**.

24 Un legame triplo è un legame covalente, fra due atomi, in cui sono messe in compartecipazione tre coppie di elettroni. La risposta corretta è quindi la **D**.

25 I due atomi di carbonio hanno la medesima elettronegatività pertanto il legame sarà covalente apolare: la risposta corretta è la **B**.

26 Secondo la teoria VSEPR per la determinazione della geometria delle molecole occorre tener conto di tutte le coppie di elettroni presenti nel guscio di valenza, sia quelli coinvolti nella formazione dei legami covalenti (doppietti condivisi) sia quelli che si trovano sull'atomo centrale ma non partecipano alla formazione di alcun legame (doppietti solitari). Tra le molecole presenti nel quesito compare C_2H_2, un alchino, che possiede geometria lineare (risposta **D** errata). Le restanti molecole possono essere rappresentate con la formula generica AX_mE_n, dove A rappresenta l'atomo centrale, X il numero di atomi legati all'atomo centrale ed E le coppie di elettroni solitarie presenti sull'atomo centrale. Il Numero Sterico (NS) corrisponde a (n + m) e se NS = 2 la geometria della molecola è lineare. CaH_2, CO_2, HCN hanno NS = 2, formula generica AX_2 e geometria lineare poiché gli elettroni di valenza dell'atomo centrale sono tutti impegnati in doppietti condivisi (risposte **E**, **C** e **B** errate). Per quanto riguarda invece l'anidride solforosa (SO_2), lo zolfo e l'ossigeno sono entrambe atomi del gruppo VI A con 6 elettroni di valenza, per raggiungere l'ottetto ogni atomo di O è impegnato in un legame covalente doppio con S (O=S=O), attorno ad S rimane però un doppietto solitario e pertanto: NS = 3, formula generica AX_2E, geometria trigonale planare. L'unica molecola tra quelle proposte che non presenta geometria lineare è pertanto l'opzione **A**.

27 La configurazione elettronica esterna del carbonio è:

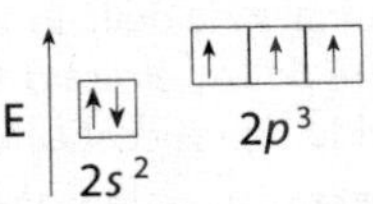

Con questa configurazione, possedendo due soli elettroni spaiati, il carbonio potrebbe formare solo due legami (tre se si considera anche il legame dativo). In realtà il carbonio può ibridarsi formando orbitali ibridi *sp*, sp^2 e sp^3. In questo caso un elettrone viene promosso dall'orbitale *s* satu-

CHIMICA

ro all'orbitale *p* vuoto, poi l'orbitale *s* e i 3 orbitali *p* si combinano dando origine a 4 orbitali ibridi, detti sp^3, diversi da quelli di partenza, e aventi uguale forma e uguale energia.

Il processo può essere rappresentato schematicamente in questo modo:

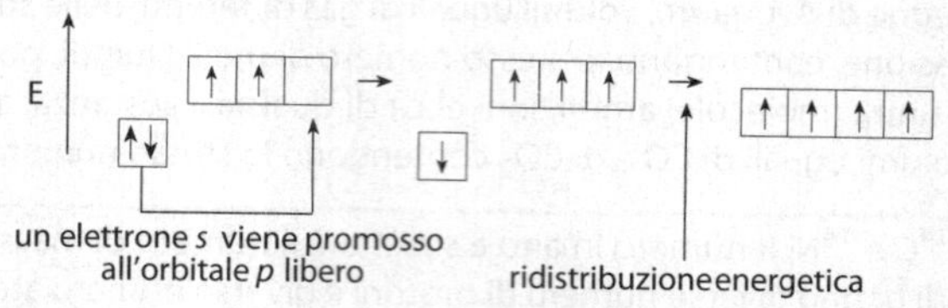

Attraverso l'ibridizzazione il carbonio ottiene quattro elettroni spaiati e può dunque formare un massimo di quattro legami covalenti; risposta **B**.

28 Fra le sostanze proposte dal quesito, l'unica che non contiene idrogeno, e che dunque non può certamente formare legami a idrogeno, è N_2; risposta **D**.

29 Nella formazione di un legame tra due atomi occorre considerare la differenza di elettronegatività fra i due: se è elevata, si instaura un legame ionico; l'atomo più elettronegativo sottrae un elettrone all'altro, si formano così due ioni che interagiscono grazie all'attrazione elettrostatica. Il passaggio da legame covalente a legame ionico è sfumato ed esistono forme intermedie; in ogni caso un legame si considera prevalentemente ionico quando la differenza di elettronegatività fra gli atomi coinvolti è maggiore di 1,7. Gli elementi proposti sono il cesio che, con un valore di 0,79, è il meno elettronegativo della tavola periodica, e il fluoro che, con un valore di 3,98 si colloca all'estremo opposto della scala dell'elettronegatività. È chiaro quindi che fra i due non si forma un legame covalente ma ionico. Risposta **A**.

30 I materiali che meglio fungono da conduttori della corrente elettrica sono i metalli allo stato solido e le soluzioni di composti ionici. Fra le alternative proposte dal quesito, l'unico metallo è il rame; risposta **D**.

31 Affinché possa avvenire esclusivamente un'interazione dipolo istantaneo - dipolo istantaneo indotto, la molecola non deve avere momenti di dipolo permanenti. Le molecole che hanno momento di dipolo permanente in questo elenco sono CO ed SO: la differenza di elettronegatività di circa 1 tra gli atomi che compongono sia CO che SO, nel CO il carbonio ha una parziale carica positiva, mentre l'ossigeno una parziale carica negativa (il monossido di carbonio si comporta quindi da dipolo); nel monossido di zolfo (SO) lo zolfo ha una parziale carica positiva e l'ossigeno una parziale carica negativa. Questa unica considerazione ci permette di escludere tutte le risposte ad eccezione della risposta **C** che invece risulta corretta. Infatti, né Li_2 né I_2 possiedono momenti di dipolo permanenti e, quindi, per queste due molecole sarà presente esclusivamente l'interazione dipolo istantaneo – dipolo istantaneo indotto.

32 Ricordando che O ha N.O. = −2, che H ha N.O. = +1 e che Mg, appartenente al gruppo II A ha N.O. = +2, si ricava che nell'anidride carbonica (CO_2), nel bicarbonato di magnesio ($Mg(HCO_3)_2$) e nel carbonato di calcio ($CaCO_3$) $N.O._C = +4$; nell'aldeide formica (HCHO) $N.O._C = 0$ e nell'etano (C_2H_4) $N.O._C = -2$. La risposta corretta è quindi la **D**.

33 Il bicarbonato di calcio (denominato anche, più correttamente, idrogenocarbonato di calcio) è un sale acido risultante dalla combinazione dello ione bicarbonato con lo ione calcio (Ca^{2+}). Lo ione bicarbonato deriva formalmente dalla perdita di un solo atomo di idrogeno da parte dell'acido carbonico (H_2CO_3), che è un acido biprotico. La formula dello ione è pertanto HCO_3^-.

Dato che la formula scritta deve corrispondere a un insieme elettricamente neutro e quindi il numero globale delle cariche positive deve essere uguale a quello delle cariche negative, il rapporto di combinazione tra gli ioni Ca^{2+} e gli ioni HCO_3^- è pari a 1:2 e la formula esatta del composto è $Ca(HCO_3)_2$; risposta **B**.

34 Gli idruri sono composti binari con l'idrogeno e si suddividono in idruri metallici (l'idrogeno si lega con un metallo fortemente elettropositivo, come elementi dei gruppi IA e IIA) e idruri covalenti (l'idrogeno si lega con non metalli e semimetalli appartenenti a gruppi intermedi, quali ad esempio il Carbonio del gruppo IVA, Azoto e Fosforo del gruppo VA, Ossigeno del gruppo VIA).

Gli idracidi sono composti binari dell'idrogeno con elementi dei gruppi VIA (escluso l'ossigeno) e VIIA, oppure con un gruppo cianidrico –CN. Tra i composti elencati: $CuSO_4$ (solfato di rame) è un sale, $Mg(OH)_2$ (idrossido di magnesio) è un idrossido, HCN (acido cianidrico) e HBr (acido bromidrico) sono degli idracidi, mentre CaH_2 (idruro di calcio) è appunto un idruro.

La risposta corretta è pertanto la **B**.

35 Per rispondere al quesito è necessario ricordare alcune regole che, data la formula di un composto, permettono di calcolare il numero di ossidazione (N.O.) degli atomi che compaiono nella formula stessa:

- tutte le sostanze allo stato elementare hanno numero di ossidazione nullo;
- il numero di ossidazione di uno ione monoatomico è uguale alla carica dello ione;
- la somma dei numeri di ossidazione di tutti gli atomi presenti in una molecola neutra è pari a 0, mentre in uno ione poliatomico è pari alla carica dello ione;
- il N.O. dell'idrogeno è + 1, tranne che nei composti con i metalli (idruri) in cui è – 1;
- nella maggior parte dei composti il N.O. dell'ossigeno è –2 (tranne nei perossidi, come H_2O_2, in cui è –1 e in OF_2, in cui è +2);
- il N.O. degli elementi del gruppo I A è +1, il N.O. degli elementi del gruppo II A è +2, il N.O. di Al è +3.

Considerando il solfato di alluminio, $Al_2(SO_4)_3$, poiché la somma dei numeri di ossidazione degli elementi che formano questo composto deve essere pari a zero, e poiché $N.O._O = -2$, e $N.O._{Al} = +3$, sarà:

$$3 \cdot N.O._S + 2 \cdot N.O._{Al} + 12 \cdot N.O._O = 0$$

quindi:

$$N.O._S = \frac{-(12 \cdot N.O._O)-(2 \cdot N.O._{Al})}{3} = \frac{-(12 \cdot -2)-(2 \cdot 3)}{3} = \frac{24-6}{3} = +6$$

Il numero di ossidazione di S in $Al_2(SO_4)_3$ è +6; risposta **B**.

36 La formula del solfato ferrico indica che questo sale è formato dalla combinazione dello ione solfato SO_4^{2-} e dello ione ferrico Fe^{3+}, in proporzione 3 : 2. L'unica affermazione corretta, fra quelle proposte dal quesito, è la **C**: sono presenti 2 atomi di ferro ogni 3 atomi di zolfo.

37 Le formule proposte appartengono tutte a composti ionici, formati dalla combinazione di cationi (ioni positivi) e anioni (negativi). Per individuare la formula sbagliata è necessario ricordare che, affinché una formula risulti scritta in modo corretto, il numero globale delle cariche positive deve essere uguale a quello delle cariche negative. Questo principio non è rispettato nella formula $AgSO_4$ (risposta **C**) che è infatti il risultato della combinazione di uno ione Ag^+ (uno dei pochi metalli di transizione caratterizzato da un'unica carica ionica, in questo caso +1) con uno ione SO_4^{2-}, che deriva formalmente dalla dissociazione completa dell'acido solforico (H_2SO_4) e ha pertanto carica –2. L'insieme $AgSO_4$ presenta una carica negativa in eccesso rispetto alla neutralità e non è quindi neutro. La formula corretta del composto è invece Ag_2SO_4.

38 Il composto proposto, $Pb(HSO_4)_2$, è un sale quaternario (contenente quattro elementi chimici), formato dal catione Pb^{2+} e dall'anione HSO_4^-, in proporzione di due ioni idrogenosolfato per ogni ione piombo. Il nome sarà quindi idrogenosolfato di piombo (II), o solfato acido di piombo (II). Risposta esatta **A**.

39 I sali sono composti ionici formalmente derivati dagli acidi per sostituzione totale o parziale degli atomi di idrogeno con uno o più cationi metallici, tanti quanti ne occorrono per neutralizzare la carica dell'anione. Secondo questa definizione un sale è formato da un catione metallico e da un anione contenente un non metallo, derivante da un acido. La più tipica reazione che porta alla formazione di un sale è quella fra un idrossido e un acido, o comunque una reazione che coinvolga una specie chimica contenente un metallo e una specie non metallica. Fra le reazioni proposte dal quesito, quella tra un acido e un metallo porta alla formazione del sale corrispondente ed è accompagnata sviluppo di idrogeno gassoso. La risposta corretta è la **E**.

40 Tra le sostanze indicate nel quesito, dobbiamo trovare quella in grado di liberare H_2 in ambiente acquoso, pertanto è necessario individuare i prodotti delle diverse reazioni.

A) Da un ossido basico (ossido di un metallo) in ambiente acquoso si ottiene un idrossido:

$$CaO + H_2O \rightarrow Ca(OH)_2$$

B) Lo zinco metallico messo semplicemente a contatto con l'acqua non reagisce:

$$Zn + H_2O \rightarrow$$

C) HCl è un acido forte, quindi in soluzione acquosa è completamente ionizzato:

$$HCl + H_2O \rightarrow H_3O^+ + Cl^-$$

D) L'ammoniaca è una base debole che in soluzione acquosa acquista un protone trasformandosi nell'acido coniugato NH_4^+

$$NH_3 + H_2O \rightarrow NH_4^+ + OH^-$$

E) Quando il sodio (metallo alcalino del gruppo IA) viene messo a contatto con l'acqua, si ha una reazione fortemente esotermica dalla quale si sviluppa idrogeno molecolare (H_2):

$$2\,Na + 2\,H_2O \rightarrow 2\,NaOH + H_2$$

La reazione è talmente violenta da formare una fiamma dovuta alla combustione dell'idrogeno liberato. L'opzione corretta è pertanto la **E**.

41 Il bromo (Br) è un alogeno, appartenente al settimo gruppo; l'arsenico (As) appartiene al quinto gruppo, il boro (B) e l'alluminio (Al) appartengono al terzo gruppo. L'unico metallo di transizione, fra gli elementi proposti, è il manganese (Mn): la risposta esatta è quindi la **D**.

42 Gli elementi appartenenti al gruppo VII A o 17 sono chiamati alogeni. Sono caratterizzati da una configurazione elettronica esterna s^2p^5, quindi hanno un'alta affinità elettronica e tendono a fare ioni carichi negativamente (per esempio: Cl^-). Sono non metalli e a temperatura ambiente possono presentarsi allo stato gassoso (fluoro e cloro), liquido (bromo) o solido (iodio, astato). Se combinati con l'ossigeno formano gli ossidi acidi (per esempio l'anidride ipoclorosa Cl_2O), mentre se combinati con l'idrogeno formano idracidi (come HCl, cloruro di idrogeno). Risposta **D**.

43 Una reazione chimica è un processo durante il quale si rompono e si formano legami chimici, in modo che le sostanze di partenza, dette reagenti, si trasformano in sostanze diverse, dette prodotti. Durante una reazione chimica possono cambiare lo stato di aggregazione e il colore delle specie chimiche che partecipano, può cambiare la temperatura del sistema, e il numero di ossidazione degli elementi coinvolti, mentre non cambia mai la massa totale delle sostanze partecipanti. Questo significa che la somma delle masse dei reagenti è sempre uguale alla somma delle masse dei prodotti. La risposta corretta è quindi la **B**.

44 I *coefficienti stechiometrici* indicano il numero di atomi o molecole (oppure di moli) che reagiscono e il numero di quelli che si formano. I coefficienti devono essere tali da far sì che il numero di atomi di ogni elemento sia lo stesso nei reagenti e nei prodotti.

Nella reazione proposta dal quesito ($N_2 + H_2 \rightarrow NH_3$) sono presenti nei reagenti due atomi di N e due di H, mentre nei prodotti sono presenti 3 atomi di H e uno di N.

Per bilanciarla è necessario porre il coefficiente 3 davanti a H_2, nei reagenti, e il 2 davanti a NH_3, nei prodotti:

$$N_2 + 3\,H_2 \rightarrow 2\,NH_3$$

I coefficienti della reazione sono quindi, nell'ordine: 1, 3 e 2; risposta **A**.

45 Per bilanciare l'equazione chimica proposta, è necessario innanzitutto osservare che tra i reagenti compare un solo gruppo fosfato (in H_3PO_4), mentre tra i prodotti ne compaiono due (in $Ca_3(PO_4)_2$). È dunque necessario aggiungere il coefficiente 2 davanti a H_3PO_4. Si nota poi che gli atomi di calcio presenti nei prodotti sono tre, mentre nei reagenti ne compare uno solo.
Si procede quindi aggiungendo il coefficiente 3 davanti alla formula $Ca(OH)_2$:

$$3\,Ca(OH)_2 + 2\,H_3PO_4 \rightarrow Ca_3(PO_4)_2 + H_2O$$

Così facendo, nei reagenti sono presenti complessivamente dodici atomi di idrogeno, mentre nei prodotti ne compaiono soltanto due (in H_2O). Si termina pertanto il bilanciamento aggiungendo il coefficiente 6 davanti a H_2O. L'equazione correttamente bilanciata è dunque:

$$3\,Ca(OH)_2 + 2\,H_3PO_4 \rightarrow Ca_3(PO_4)_2 + 6\,H_2O$$

La risposta corretta è quindi la **C**.

46 La reazione cui fa riferimento il quesito coinvolge l'acido cloridrico, HCl, e l'idrossido di bario, $Ba(OH)_2$, e si forma il sale cloruro di bario, $BaCl_2$. La reazione bilanciata è rappresentata dalla seguente equazione:

$$2\,HCl + Ba(OH)_2 \rightarrow BaCl_2 + 2\,H_2O$$

Se 2 moli di HCl reagiscono con 1 mole di $Ba(OH)_2$ si forma 1 mole di $BaCl_2$; risposta **D**.

47 Quando un elemento che partecipa a una reazione di ossidoriduzione perde elettroni, cioè si ossida, il suo numero di ossidazione aumenta; risposta **E**.

48 Nella reazione $CO_2 + H_2O \rightarrow H_2CO_3$ il carbonio compare con numero di ossidazione +4 sia nei reagenti (in CO_2) sia nei prodotti (in H_2CO_3); questo elemento non cambia numero di ossidazione; la risposta esatta è quindi la **C**.

49 La reazione proposta è una reazione di ossidoriduzione nella quale bisogna individuare la specie che si ossida e quella si riduce. Poiché nel corso della reazione il numero di ossidazione del rame passa da + 2 a 0 in seguito all'acquisto di due elettroni, il rame si riduce ed è quindi l'agente ossidante. Il numero di ossidazione del ferro passa invece da 0 a + 2 in seguito alla cessione di due elettroni: il ferro dunque si ossida ed è perciò l'agente riducente; risposta **B**.

50 L'equazione chimica bilanciata della reazione proposta è la seguente:

$$4K + O_2 \rightarrow 2\,K_2O$$

Da questa si vede che 4 moli di potassio metallico (K) reagiscono con 1 mole di ossigeno (O_2) per formare 2 moli di ossido di potassio (K_2O). Dato che il peso di una mole di qualsiasi sostanza corrisponde al peso molecolare (o al peso atomico) espresso in grammi, si deduce che 39 grammi di potassio metallico corrispondono a 1 mole di questo elemento. Dalla reazione bilanciata si ricava che il rapporto molare fra potassio metallico e ossido di potassio è 2:1, quindi da 1 mole di potassio si otterranno 0,5 moli di ossido di potassio; risposta **A**.

51 Una miscela è un insieme di due o più sostanze. Le miscele sono dette *eterogenee* quando sono formate da due o più fasi, *omogenee* quando sono formate da una sola fase; le affermazioni **A** e **C**, corrette, non rappresentano quindi risposta al quesito. Anche la **D** si può scartare: infatti, come tutta la materia, le miscele sono formate da atomi. Possono essere solide, liquide o gassose, e sono dette soluzioni solo le miscele omogenee. Si deduce che l'affermazione falsa, risposta corretta al quesito, è la **E**.

52 Il quesito propone la reazione del carbonato di calcio con acido cloridrico, che produce anidride carbonica, cloruro di calcio e acqua, con i rapporti stechiometrici descritti dall'equazione chimica seguente:

$$CaCO_3 + 2\,HCl \rightarrow CO_2 + CaCl_2 + H_2O$$

Dall'equazione chimica si osserva che una mole di $CaCO_3$ reagendo con HCl produce una mole di CO_2. Quindi per avere 0,5 moli di CO_2 si dovranno far reagire 0,5 moli di $CaCO_3$. Il peso molecolare di $CaCO_3$ si ricava nel modo seguente:

$$PM_{CaCO_3} = PA_{Ca} + PA_C + PA_O \cdot 3 = 40 + 12 + (16 \cdot 3) = 100$$

Se il peso molecolare di $CaCO_3$ è 100, una mole di questo composto pesa 100 g e 0,5 moli corrispondono a 50 g; risposta **D**.

53 Per quanto riguarda la solubilità vale la regola "il simile scioglie il simile" ovvero nei solventi polari come l'acqua possiamo sciogliere solo composti polari (come ad esempio i sali). I grassi e la benzina sono invece composti apolari, ovvero non solubili in acqua, ma in altri composti apolari. Il sapone si ottiene dalla reazione di saponificazione, ovvero dalla reazione di idrolisi basica di un tipo di grasso (trigliceride): trigliceride + NaOH → sapone + glicerolo. I saponi hanno una struttura anfipatica, ovvero sono costituiti da una coda idrofila (solubile in acqua) e da una coda idrofoba (non solubile in acqua) e questo gli consente di compiere la loro funzione di detergenti. Tra gli esempi proposti, solo il cloruro si sodio (il comune sale da cucina), è solubile in acqua: risposta **D**.

54 La solubilità di un composto in un solvente è indicata come la concentrazione della soluzione satura, quella in cui non è possibile sciogliere una quantità maggiore dello stesso soluto. La solubilità varia al variare della temperatura e, di solito, una temperatura più elevata permette di sciogliere una maggior quantità di soluto. Se però si prova ad aggiungere soluto a una soluzione satura, senza variare la temperatura, si forma un corpo di fondo, perché il sale in eccesso si deposita sul fondo del recipiente. Risposta corretta: **E**.

55 La solubilità di un gas in un liquido è direttamente proporzionale alla pressione parziale del gas e inversamente proporzionale alla temperatura. La risposta corretta è quindi la **A**.

56 La concentrazione molare indica il numero di moli di soluto contenute in un litro di soluzione. Una soluzione 0,1 molare si prepara quindi sciogliendo 0,1 moli di soluto in un litro di soluzione; risposta esatta **D**.

57 La *molalità* di una soluzione (da non confondere con la *molarità*) indica il numero di moli di soluto contenuto in un chilogrammo di solvente; risposta **E**.

58 Dato un composto A, con PM = 50, una soluzione 1 M contiene 50 g di A in un litro di soluzione, una soluzione 0,5 molale contiene 0,5 moli di A in un kg, ma dato che il solvente è l'acqua, 1 kg si avvicina molto a 1 litro, quindi si può dire che contiene circa 25 g in un litro. Una soluzione al 5% peso/volume contiene 5 g in 100 mL, quindi 50 g in 1 litro; infine, una soluzione al 10% peso/volume contiene 10 g in 100 mL, quindi 100 g in 1 litro. La soluzione che contiene la maggiore quantità del composto A per litro di soluzione è quindi la **B**.

59 Dato che il glucosio ha PM = 180 il numero di moli (n) cui corrispondono 9 g (m) di glucosio si ricava tramite la formula $n = m/PM$, da cui:

$$n = 9\ g : 180\ g/mol = 0{,}05\ mol$$

Se 100 mL di una soluzione acquosa contengono 9 g di glucosio, ne contengono 0,05 moli; 1 litro di questa soluzione contiene 0,5 moli di glucosio, si può quindi dire che si tratta di una soluzione 0,5 M; risposta **D**.

60 Una soluzione contenente un soluto non volatile manifesta, rispetto al solvente puro, una certa pressione osmotica. Questo significa che, se la soluzione e il solvente puro sono posti in un recipiente, separati da una membrana semipermeabile, l'acqua tende a passare dal comparto contenente acqua pura a quello contenente la soluzione. La pressione osmotica corrisponde alla pressione che è necessario esercitare per impedire questo spostamento di solvente e dipende esclusivamente dal numero di particelle in soluzione. Una soluzione è detta isotonica rispetto a un'altra se ha la stessa pressione osmotica, è detta ipotonica se ha pressione osmotica minore e ipertonica se ha pressione osmotica maggiore. Una soluzione è ipotonica rispetto al sangue quando la sua pressione osmotica è minore di quella del sangue; risposta **E**.

61 Se si prelevano 10 mL di una soluzione ottenuta sciogliendo 5,00 g di un sale in 100 mL di acqua, la quantità di sale contenuta nei 10 mL è pari a 1/10 del sale disciolto, cioè 0,50 g. Se questa quantità viene diluita a 100 mL, il sale contenuto sarà sempre 0,5 g e questa stessa massa costituisce il residuo secco. La risposta esatta è quindi la **E**.

62 Utilizzando la formula M = n/V siamo in grado di calcolare il numero di moli presenti nelle due soluzioni proposte dal quesito. Nella prima, 20 mL di una soluzione 0,8 M di HCl, è presente un numero di molti pari a:

$$0{,}02\ \text{L} \times 0{,}8\ \text{mol/L} = 0{,}016\ \text{mol}$$

Nella seconda, 40 mL di soluzione di 0,05 M di HCl, le moli sono:

$$0{,}04\ \text{L} \times 0{,}05\ \text{mol/L} = 0{,}002\ \text{mol}$$

Unendo le due soluzioni si ottiene una nuova soluzione dal volume pari alla somma delle due:

$$20\ \text{mL} + 40\ \text{mL} = 60\ \text{mL}$$

Tale nuova soluzione contiene un numero di moli pari alla somma delle moli ottenute con i calcoli precedenti:

$$0{,}016\ \text{mol} + 0{,}002\ \text{mol} = 0{,}018\ \text{moli}$$

La molarità della nuova soluzione sarà quindi:

$$M = \frac{0{,}018\ \text{mol}}{0{,}06\ \text{L}} = 0{,}3\ \text{mol/L}$$

La risposta corretta è la **D**.

63 Le tre soluzioni hanno solo apparentemente la stessa concentrazione. Il fruttosio è un composto che, posto in acqua, si scioglie ma non si dissocia né si ionizza (coefficiente di Van't Hoff $i = 1$, concentrazione totale delle specie in soluzione = 0,1 mol/L). Il cloruro di potassio si dissocia invece formando K^+ e Cl^- ($i = 2$, concentrazione totale degli ioni in soluzione = 0,2 mol/L), mentre il cloruro di calcio si dissocia formando Ca^{2+} e 2 ioni Cl^- ($i = 3$, concentrazione totale degli ioni in soluzione = 0,3 mol/L). Alla luce di quanto detto, l'alternativa **C** è sicuramente errata, poiché soluzioni aventi diversa concentrazione non possono avere uguale tensione di vapore.

Anche l'alternativa **D** è errata, poiché la soluzione contenente cloruro di calcio bollirà a temperatura maggiore delle altre due, dato che il valore dell'innalzamento ebullioscopico di una soluzione dipende dalla concentrazione del soluto. L'alternativa **E** è anch'essa errata, poiché la soluzione contenente fruttosio sarà quella con maggior temperatura di congelamento, poiché il valore dell'abbassamento crioscopico dipende anch'esso dalla concentrazione del soluto. L'alternativa corretta è pertanto la **A**, poiché la soluzione contenente fruttosio è la più diluita delle tre e avrà pertanto una minor pressione osmotica.

64 La legge di Hess serve per calcolare il calore di reazione e afferma che il calore scambiato in una reazione, a pressione costante, è indipendente dagli stati intermedi ma dipende solo dallo stato iniziale e finale del sistema chimico (risposta **A** errata). L'equazione di Nernst viene utilizzata in elettrochimica per calcolare il potenziale di riduzione di un elettrodo in condizioni diverse da quelle standard (risposta **B** errata). La legge di Henry regola la solubilità dei gas in un liquido (risposta **C** errata); Graham scoprì per via sperimentale che la velocità di effusione di un gas è inversamente proporzionale alla radice quadrata della massa molecolare delle particelle che lo costituiscono (risposta **D** errata). La legge di Raoult descrive la variazione della pressione di vapore di un solvente all'aggiunta di un soluto: tutte le soluzioni liquide di soluti non volatili hanno una pressione più bassa rispetto al solvente puro, ovvero aggiungendo un soluto la tensione di vapore diminuisce. La risposta corretta è pertanto la **E**.

65 L'aggiunta di un soluto non volatile a un solvente dà luogo a una soluzione con punto di ebollizione maggiore rispetto al solvente puro (fenomeno noto come *innalzamento ebullioscopico*). L'entità dell'innalzamento è proporzionale alla concentrazione molale (m) della soluzione secondo la relazione:

$$T_{eb} \text{ soluzione} - T_{eb} \text{ solvente} = \Delta T_{eb} = K_{eb} \cdot \text{m}$$

dove K_{eb} è la *costante ebullioscopica molale* specifica del solvente.
Se il soluto è un elettrolita, dato che si dissocia in ioni, il suo effetto sulle proprietà colligative sarà maggiore, perché ogni mole di soluto darà origine a 2, 3, o più moli di particelle, a seconda della formula del soluto stesso. In questo caso è quindi necessario considerare il numero di particelle in cui l'elettrolita si dissocia, introducendo nella formula il *coefficiente di Van't Hoff* (i), dove i = numero di ioni in cui l'elettrolita è dissociato. Nel caso in cui il soluto sia un elettrolita, l'innalzamento ebullioscopico (ΔT_{eb}) si calcola quindi tramite la formula seguente:

$$\Delta T_{eb} = K_{eb} \cdot \text{m} \cdot i$$

Nel caso proposto dal quesito $K_{eb} = 0{,}5$, m = 1 e $i = 2$; avremo quindi:

$$\Delta T_{eb} = K_{eb} \cdot \text{m} \cdot i = 0{,}5 \cdot 1 \cdot 2 = 1$$

L'innalzamento ebullioscopico della soluzione considerata è pari a 1 °C, questa soluzione quindi bolle a 101 °C; risposta **A**.

66 I sistemi termodinamici possono essere classificati in tre tipi: sistemi aperti, sistemi chiusi, sistemi isolati. I sistemi aperti scambiano sia materia che energia con l'ambiente esterno; i sistemi chiusi scambiano solo energia, ma non materia con l'ambiente esterno; i sistemi isolati infine non scambiano né materia, né energia con l'esterno. La risposta corretta è pertanto la **E**.

67 La velocità di una reazione chimica, che si può misurare sperimentalmente determinando la diminuzione della concentrazione dei reagenti (o l'aumento della concentrazione dei prodotti) nel tempo, dipende da diversi fattori, principalmente dalla concentrazione di uno o più reagenti e dalla temperatura. La velocità di una reazione chimica aumenta all'aumentare della concentrazione dei reagenti, secondo relazioni matematiche specifiche di ogni reazione; inoltre, aumenta sempre all'aumentare della temperatura. La risposta corretta è la **B**.

68 Il valore numerico della costante di equilibrio è caratteristico di ogni reazione chimica e dipende solo ed unicamente dalla temperatura. L'eventuale presenza di catalizzatori ha l'effetto di abbassare l'energia di attivazione rendendo per esempio la reazione più veloce, ma questo non modifica né la costante di equilibrio, né la termodinamica del processo. L'unica risposta corretta è pertanto la **C**.

69 Due particelle (atomi, molecole ecc.) reagiscono, formando un prodotto, solamente se possiedono energia almeno pari a un valore minimo, caratteristico di ogni reazione, detto *energia di attivazione* (E_a). Il ruolo di un catalizzatore è di far aumentare la velocità di reazione rendendo più efficaci gli urti tra i reagenti, dando cioè modo alle particelle di reagire secondo un meccanismo diverso da quello della reazione non catalizzata e caratterizzato da un'energia di attivazione inferiore; risposta **B**. È importante ricordare che un catalizzatore non fa variare la costante di equilibrio di una reazione e non fa avvenire una reazione non spontanea (la risposta **E** è quindi errata), può solamente modificare la velocità di una reazione energeticamente spontanea.

70 Il principio di Le Châtelier stabilisce che, quando si modifica un sistema all'equilibrio, le condizioni di equilibrio si spostano in modo da controbilanciare tale variazione. In base a questo principio, per esempio, un aumento della concentrazione dei reagenti sposta l'equilibrio verso destra (con un aumento dei prodotti), mentre un aumento della concentrazione dei prodotti sposta l'equilibrio verso sinistra (aumentano i reagenti). L'affermazione **E** si può quindi escludere.

Data una reazione esotermica, possiamo considerare il calore come un prodotto della reazione, quindi un aumento di temperatura sposta la reazione verso sinistra; anche la **D** è quindi errata. Una variazione di pressione sposta l'equilibrio solo quando la reazione è in fase gassosa e il numero di moli dei reagenti è diverso dal numero di moli dei prodotti. Nel caso proposto sono presenti 5 moli di gas a sinistra e 5 a destra, quindi una variazione di pressione non ha effetti sulla posizione dell'equilibrio e anche la **C** è da scartare. Anche la **B** si può escludere perché un catalizzatore non modifica l'equilibrio della reazione chimica, quindi la sua presenza non può aumentare la quantità di prodotto Z.

L'equilibrio chimico è un equilibrio dinamico in cui la velocità della reazione diretta è uguale alla velocità della reazione inversa; la risposta corretta è quindi la **A**.

71 Gli enzimi, come tutti i catalizzatori, non forniscono né sottraggono energia al sistema, e neppure ne modificano la temperatura. A parità di temperatura, l'effetto di un enzima è invece quello di modificare il meccanismo di reazione in modo da aumentare la probabilità di collisione fra le particelle di reagenti, aumentando la velocità della reazione; risposta **A**.

72 Un acido può essere altamente corrosivo e sciogliere i metalli, ma fra le definizioni proposte, l'unica applicabile a tutti gli acidi è quella di composto che in acqua produce ioni H_3O^+; risposta **A**.

73 Nella definizione di Brønsted e Lowry un acido è una sostanza che cede protoni a un'altra sostanza, detta base, che li acquista. Quando l'acido cede il protone alla base, si trasforma nella corrispondente base coniugata; contemporaneamente, la base che accetta il protone si trasforma nel corrispondente acido coniugato. Lo ione carbonato, CO_3^{2-}, deriva dall'acido carbonico, H_2CO_3, che è un acido diprotico (cioè può cedere due ioni H^+) nel corso delle due seguenti reazioni:

$$1)\ H_2CO_3 + H_2O \rightleftarrows HCO_3^- + H_3O^+$$

acido 1: H_2CO_3; base coniugata 1: HCO_3^-

$$2)\ HCO_3^- + H_2O \rightleftarrows CO_3^{2-} + H_3O^+$$

acido 2: HCO_3^-; base coniugata 2: CO_3^{2-}

L'acido coniugato della base CO_3^{2-} sarà quindi lo ione idrogenocarbonato (o bicarbonato) HCO_3^-; risposta **B**.

74 Fra i due acidi proposti dal quesito, acido acetico (CH_3COOH) e acido cloridrico (HCl), il più forte è il secondo, perché in soluzione acquosa si ionizza maggiormente. Risposta **B**.

75 Un acido debole, in soluzione acquosa, reagisce solo in parte con H_2O, quindi per conoscere la concentrazione di ioni H^+ all'equilibrio è necessario conoscere il valore della costante di dissociazione acida (K_a), che indica in che misura un dato acido tende a dissociarsi. In ogni caso la concentrazione di ioni H^+ in una soluzione di un acido debole è inferiore alla concentrazione iniziale dell'acido.

Nel caso proposto dal quesito, una soluzione acquosa di un acido debole 0,0001 M (10^{-4} M), presenterà quindi una concentrazione di ioni H^+ minore di 10^{-4} M; risposta **C**.

76 Un acido è detto poliprotico quando può cedere più di uno ione H^+ alla molecola H_2O. La molecola dell'acido solforico, per esempio, H_2SO_4, contiene due atomi di H che in soluzione acquosa possono essere ceduti come ioni H^+ in due passaggi successivi:

$$H_2SO_4 + H_2O \rightarrow HSO_4^- + H_3O^+ \qquad HSO_4^- + H_2O \rightarrow SO_4^{2-} + H_3O^+$$

La risposta corretta è la **D**.

77 K_w rappresenta la costante di autoprotolisi dell'acqua, cioè è il prodotto tra la concentrazione degli ioni H^+ e quella degli ioni OH^- presenti in soluzione. Essa non varia in base alla tipologia di soluto presente in soluzione, ma cambia solamente con la temperatura (in particolare, K_w aumenta all'aumentare della temperatura poiché la reazione di autoprotolisi dell'acqua è endotermica). A 25 °C, in particolare, il suo valore è sempre pari a 10^{-14}, e pertanto l'alternativa corretta è la **A**.

78 Definendo il pOH come l'inverso del logaritmo della concentrazione di ioni OH^-, in qualsiasi soluzione acquosa si ha:

$$pH + pOH = 14$$

In una soluzione nella quale pH = 7, si ha pOH = 14 – pH = 7.

Dato che:

$$pOH = -\operatorname{Log}[OH^-]$$

sarà:

$$[OH^-] = 10^{-pOH} = 10^{-7}\ M$$

In una soluzione in cui pH = 7 quindi la concentrazione degli ioni OH^- è 10^{-7} M; risposta **A**.

79 Il pH delle soluzioni saline dipende dalla natura del sale, e quindi dalla forza dell'acido e della base dalla cui reazione il sale proviene. Il cloruro di sodio (NaCl) si dissocia nell'acqua secondo la reazione:

$$NaCl \rightarrow Na^+ + Cl^-$$

Na^+, essendo l'acido coniugato della base forte NaOH è un acido estremamente debole ($K_a < 10^{-14}$). Cl^-, essendo la base coniugata dell'acido forte HCl è una base estremamente debole ($K_b < 10^{-14}$); una soluzione di cloruro di sodio è quindi neutra. La **E** è la risposta esatta.

80 In qualsiasi soluzione acquosa (con T = 25 °C), il prodotto fra la concentrazione degli ioni H_3O^+ e la concentrazione degli ioni OH^-, detto *prodotto ionico dell'acqua* (K_w), è costante e pari a:

$$K_w = [H_3O^+] \cdot [OH^-] = 10^{-14}$$

Con pH = 7 si ha: $[H_3O^+] = [OH^-] = 10^{-7}$.

In una soluzione basica, invece, pH > 7 e $[H_3O^+] < [OH^-] < 10^{-7}$.

La risposta corretta è quindi la **E**.

81 Dal prodotto ionico dell'acqua:

$$K_w = [H_3O^+] \cdot [OH^-] = 10^{-14}$$

Se in una soluzione acquosa $[OH^-] = 10^{-3}$ mol/L avremo

$$[H_3O^+] = K_w/[OH^-] = 10^{-14}/10^{-3} \text{ mol/L} = 10^{-11} \text{ mol/L}$$

Nella soluzione proposta la concentrazione degli ioni idrogeno è pari a 10^{-11} mol/L; risposta **C**.

82 NaOH (idrossido di sodio) è una base forte e in acqua si dissocia completamente secondo la reazione:

$$NaOH \rightarrow Na^+ + OH^-$$

La concentrazione di ioni OH^- in una soluzione di NaOH è pari alla concentrazione della base, nel caso proposto dal quesito tale concentrazione sarà quindi pari a 0,1 M, o 10^{-1} M.

La concentrazione di ioni OH^- può essere espressa dal pOH, definito come l'inverso del logaritmo della concentrazione di ioni OH^-. Nella soluzione proposta il pOH sarà:

$$pOH = -\text{Log}\,[OH^-] = -\text{Log}\,10^{-1} = 1$$

Dato che in qualsiasi soluzione acquosa:

$$pH + pOH = 14$$

Il pH della soluzione proposta sarà:

$$pH = 14 - pOH = 14 - 1 = 13$$

Una soluzione 0,1 M di NaOH ha pH = 13; risposta **B**.

83 Per rispondere al quesito è necessario ricordare che il pH è l'inverso del logaritmo della concentrazione di ioni H_3O^+:

$$pH = -\text{Log}\,[H_3O^+]$$

e che HCl è un acido forte monoprotico. Come tutti gli acidi forti, HCl in soluzione acquosa reagisce completamente con H_2O, secondo la reazione:

$$HCl + H_2O \rightarrow Cl^- + H_3O^+$$

La concentrazione degli ioni H_3O^+ nella soluzione sarà dunque pari alla concentrazione iniziale dell'acido (C_A):

$$pH = -\text{Log}\,[H_3O^+] = -\text{Log}\,C_A$$

Dato che, nel caso proposto dal quesito, $C_A = 0{,}1 \text{ M} = 10^{-1}$ M, sarà:

$$pH = -\text{Log}\,C_A = -\text{Log}\,10^{-1} = 1$$

Una soluzione di HCl 0,1 M ha pH = 1; risposta **C**.

In generale si può quindi dire che una soluzione di acido forte monoprotico 10^{-1} M ha pH = 1, 10^{-2} M ha pH = 2, e così via.

84 Aggiungendo 90 mL di acqua, la soluzione passa da 10 mL a un totale di 100 mL: è stata quindi diluita di un fattore 10. Dato che il pH matematicamente è pari a $-\text{Log}[H_3O^+]$, una diluizione di un fattore 10 corrisponde a un salto di pH di una unità. La diluizione sposta sempre il pH della soluzione verso la neutralità, quindi l'unica opzione possibile è la **A**: il pH vale 9.

CHIMICA

Un modo alternativo per risolvere il quesito è procedere ragionando nel modo seguente: la soluzione proposta è basica, quindi se il pH vale 10, il pOH corrisponderà a 14 – 10 = 4.

Tale valore significa che la soluzione ha una concentrazione di OH^- pari a 10^{-4}.

Dalla relazione M = n/V, calcoliamo le moli della soluzione iniziale:

$$10^{-4}\ \text{mol/L} \times 10^{-2}\ \text{L} = 10^{-6}\ \text{mol}$$

Calcoliamo ora la molarità della nuova soluzione:

$$M = \frac{10^{-6}}{10^{-1}} = 10^{-5}$$

Il pOH della nuova soluzione è quindi $-\text{Log}10^{-5} = 5$, quindi il pH sarà pari a 14 – 5 = 9.

---

85 Dato che: pH = – Log [H^+] e che la scala del pH è una scala logaritmica, l'aumento di un'unita del valore del pH corrisponde a una diminuzione di un fattore 10 della concentrazione degli ioni H^+. In una soluzione con pH = 3, la concentrazione degli ioni H^+ è quindi 10 volte superiore a quella di una soluzione con pH = 4. Per far sì che il pH della soluzione data passi da 3 a 4, la concentrazione degli ioni deve diminuire di 10 volte: è necessario diluirla secondo un rapporto 1:10.

La risposta corretta è quindi la **C**.

---

86 Per rispondere al quesito si può innanzitutto scartare la risposta **C**, infatti l'ammoniaca è una base debole e una sua soluzione acquosa ha sempre pH > 7.

A questo punto è necessario tenere presente che mentre gli acidi deboli in soluzione acquosa si dissociano solo in parte, gli acidi forti si dissociano completamente. Si ricordi ora che gli acidi poliprotici, contenenti più di un atomo di H, in soluzione acquosa liberano tante moli di ioni H^+ quanti sono gli H nella molecola.

Considerando gli acidi proposti dal quesito, si avranno quindi le seguenti reazioni:

- acido acetico (debole): $CH_3COOH \rightleftarrows CH_3COO^- + H^+$
- acido cloridrico (forte): $HCl \rightarrow Cl^- + H^+$
- acido solforico (forte): $H_2SO_4 \rightarrow SO_4^{-} + 2\ H^+$

Nella soluzione di acido cloridrico la concentrazione di ioni H^+ sarà pari alla concentrazione iniziale dell'acido, cioè 0,001 M (o 10^{-3} M). Nella soluzione di acido solforico la concentrazione di ioni H^+ sarà pari al doppio della concentrazione iniziale, cioè $2 \cdot 10^{-3}$ M. Nella soluzione di acido acetico, infine, essendo questo un acido debole, la concentrazione di ioni H^+ sarà minore della concentrazione iniziale dell'acido, cioè $< 10^{-3}$ M.

Dato che pH = – Log [H^+], sarà:

- per la soluzione di acido acetico: pH > 3
- per la soluzione di acido cloridrico: pH = – Log 10^{-3} = 3
- per la soluzione di acido solforico: pH < 3; (Log ($2 \cdot 10^{-3}$) = 2,7)

La risposta corretta è quindi la **D**.

---

87 Un sale è un composto formato da una componente *cationica* e una *anionica*, che si può considerare derivato dalla reazione fra un acido (che fornisce l'anione) e una base (che fornisce il catione).

Il pH di una soluzione salina dipende dai sali di cui è composto, ricordando che l'acido coniugato di una base forte è un acido debolissimo, mentre l'acido coniugato di una base debole è un acido forte, e lo stesso vale per le basi coniugate di acidi forti oppure deboli. In questo modo, per esempio, il cloruro di potassio KCl, derivante dalla reazione fra HCl (acido forte) e KOH (base forte) è formato dagli ioni Cl^-, base coniugata di un acido forte, e K^+, acido coniugato di una base forte. Questi ioni non hanno attività basica né acida, quindi una soluzione acquosa di KCl ha lo stesso pH dell'acqua pura (pH = 7). La risposta corretta è la **E**.

88 L'aggiunta di un sale a una soluzione può provocare un cambiamento del pH della soluzione stessa, a causa del fenomeno dell'idrolisi salina. L'alternativa **D** può essere sicuramente scartata, poiché i sali ottenuti dalla reazione tra un acido forte e una base forte danno idrolisi neutra e non modificano pertanto il pH della soluzione. Scartiamo anche l'alternativa **C**: l'aggiunta di un sale nell'acqua non provoca reazioni redox. L'alternativa **B** è anch'essa errata, poiché il valore della K_w dell'acqua dipende solo dalla temperatura e non dalla tipologia di soluti presenti. L'alternativa corretta è pertanto la **E**, poiché l'innalzamento del pH di una soluzione viene osservato in presenza di un sale che dà idrolisi basica con l'acqua.

89 Una soluzione tampone è una soluzione acquosa contenente sia un acido debole sia un suo sale con una base forte (oppure una base debole e un suo sale con un acido forte) in concentrazioni abbastanza elevate e quasi uguali.

Le soluzioni tampone hanno la proprietà di mantenere il proprio pH quasi invariato anche dopo l'aggiunta di piccole quantità di acidi o di basi anche forti; risposta **C**.

90 L'ammoniaca è una base debole, mentre NH4Cl è un suo sale formato con una base forte (HCl): unendoli si forma una soluzione tampone; risposta **A**.

91 Gli idrocarburi sono i composti organici più semplici, costituiti solo da carbonio e idrogeno, risposta esatta: **C**. Essendo formati da due soli elementi vengono anche detti composti binari; in base alla loro struttura possono essere distinti in idrocarburi aromatici e alifatici.

92 La formula generale degli alcani è C_nH_{2n+2}, pertanto l'alternativa corretta è la **B**.

93 Gli alcheni sono idrocarburi insaturi caratterizzati dalla presenza di almeno un doppio legame fra gli atomi di C. Il termine più semplice è l'etene, a due atomi di C, detto anche etilene; gli atomi di C che formano doppi legami sono ibridati sp^2. Tutti i termini proposti sono relativi a questa classe di idrocarburi tranne l'alternativa **A**, che è la risposta corretta: il termine paraffina non è riferito agli alcheni bensì agli alcani.

94 Gli alcani sono composti con una bassa reattività chimica, che reagiscono solo in presenza di catalizzatori o di calore. Dato che sono saturi, e quindi gli atomi di C legano il maggior numero di atomi di H possibile, non possono dare reazioni di *addizione*: queste, infatti, prevedono "l'aggiunta" di nuovi atomi alla molecola. Danno invece reazioni di *sostituzione*, in cui atomi di H sono sostituiti da altri elementi. Le reazioni tipiche, oltre alla combustione, sono l'alogenazione (sostituzione di un H con un alogeno) e la deidrogenazione (eliminazione di H e formazione di un doppio legame fra atomi di C). Le reazioni **A**, **C**, **D** ed **E** sono quindi tipiche degli alcani, mentre l'addizione elettrofila non è propria degli alcani bensì degli alcheni; la **B** è la risposta cercata.

95 Il butano è l'alcano a 4 atomi di C, e ha formula bruta C_4H_{10}; l'alcol butilico, o butanolo, deriva dal butano per sostituzione di un H con un gruppo –OH, e ha formula bruta $C_4H_{10}O$; le alternative **A**, **B** e **C** sono quindi corrette. È vero anche che nel butano e nel butanolo, essendo presenti solo legami semplici, gli atomi di C hanno ibridazione sp^3; l'affermazione falsa, risposta corretta al quesito è la **E**: tra le molecole di butano e alcol butilico non si formano legami a idrogeno, perché la differenza di elettronegatività fra H e C nel butano non è abbastanza elevata da permettere la formazione di questo tipo di legame.

96 Il benzene è un idrocarburo ciclico avente formula bruta C_6H_6; i sei atomi di carbonio sono ibridati sp^2 e si trovano sullo stesso piano, ai vertici di un esagono. La molecola è dunque planare; risposta **A**.

97 Come mostrato nella figura, il metilcicloesano è un idrocarburo ciclico a sei atomi di carbonio con un metile ($-CH_3$) come sostituente di un idrogeno. Tenendo presente che ogni carbonio deve fare 4 legami, gli idrogeni presenti nella molecola sono 14, risposta **C**.

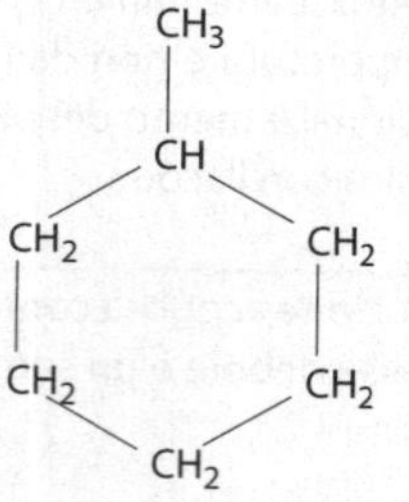

98 Il termine "secondario" nei composti organici fa riferimento a quanti atomi di carbonio sono legati all'atomo di carbonio in esame, ossia 2.

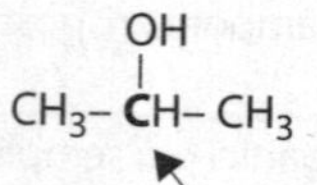

Dato che il carbonio deve fare 4 legami in totale, 2 sono legami con altri 2 carboni, uno è impegnato con l'ossigeno del gruppo ossidrilico dell'alcol e uno sarà con un atomo di idrogeno. La risposta corretta è quindi la **E**.

99 Gli idrocarburi sono composti organici costituiti da due soli elementi: carbonio e idrogeno; la **A** è quindi errata. Questi composti vengono distinti in due gruppi: *saturi* e *insaturi*. Mentre gli atomi di carbonio che formano gli idrocarburi saturi sono sempre legati tramite legami semplici, gli idrocarburi insaturi sono caratterizzati dalla presenza di uno o più legami multipli fra atomi di carbonio. La risposta corretta è quindi la **B**.

100 Il termine petrolio non indica uno specifico idrocarburo, bensì una miscela di idrocarburi alifatici e aromatici, la risposta esatta è quindi la **C**.

101 Il glicerolo è un alcol a tre atomi di C, in cui a ogni atomo è legato un gruppo –OH, come si vede dalla formula di struttura:

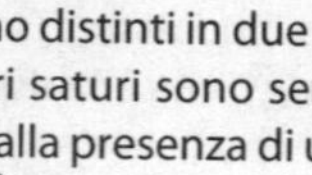

Il nome IUPAC è 1,2,3 propantriolo; la risposta corretta è la **B**.

102 Le aldeidi contengono un gruppo carbonilico in posizione terminale.

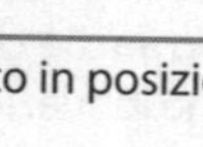

Indicando con R un generico residuo alchilico, la formula di un aldeide è quella riportata sopra e può essere anche indicata dalla formula condensata R–CHO; risposta **D**.

103 L'acetone è il chetone più semplice: secondo la nomenclatura IUPAC il nome corretto del composto è propanone e la sua formula è CH_3-CO-CH_3. La risposta esatta è la a **B**.

104 I fenoli sono sostanze derivate dagli idrocarburi aromatici per sostituzione di uno o più atomi di idrogeno con gruppi ossidrile (–OH). A differenza degli alcoli, con cui condividono il gruppo funzionale ossidrilico, i fenoli sono acidi, e questo accade perché l'anione che si forma per perdita dell'idrogeno del gruppo –OH è particolarmente stabile, dato che la carica negativa è dispersa, per risonanza, su tutto l'anello aromatico.

L'acidità dei fenoli aumenta in presenza di gruppi sostituenti elettronattrattori, come gli alogeni (fluoro, cloro, bromo, iodio), il gruppo nitro (NO_2), il gruppo nitrile ($C \equiv N$), i doppi e tripli legami carbonio-carbonio, perché tali gruppi migliorano l'effetto di dispersione della carica negativa dell'anione. Diversamente, i gruppi elettronrepulsori, come i gruppi alchilici, i gruppi ossidrile (OH) e alcossile (OR), i gruppi amminici (NH_2, NHR, NR_2), i gruppi tiolo (SH) e mercapto (SR), diminuiscono l'acidità.

Fra i composti proposti dal quesito, il p-nitrofenolo e il p-clorofenolo contengono gruppi elettronattrattori; dato che il gruppo nitro presenta, fra i due, un maggior effetto elettronattrattore, si deduce che il composto con maggior forza acida è il p-nitrofenolo, risposta **D**.

105 Il composto CH_3–CH_2–CH_2–CO–CH_3 è formato da una catena a 5 atomi di C e contiene un gruppo carbonilico (C=O) in posizione interna alla catena. Questo gruppo funzionale è tipico dei chetoni, composti il cui nome si ricava da quello dell'idrocarburo corrispondente, aggiungendo la desinenza *-one*. Il composto proposto è un chetone che deriva dal pentano, quindi si chiamerà *pentanone*; per avere il nome corretto è necessario indicare in quale posizione si trova il gruppo carbonilico, numerando gli atomi di C della catena in modo tale il sostituente risulti legato all'atomo di C più vicino all' "origine" della catena. In questo caso il nome sarà 2-pentanone; risposta **E**.

106 Due isomeri sono composti che hanno la stessa formula bruta, ma diversa formula di struttura oppure diversa disposizione degli atomi nello spazio.

Cloroformio è il nome comune del triclorometano, composto di formula $CHCl_3$, che deriva dal metano (CH_4) quando 3 dei 4 atomi di H del metano sono sostituiti da atomi di cloro (Cl); il tetraclorometano invece, di formula CCl_4, deriva dalla sostituzione con cloro di tutti e 4 gli atomi di H; i due composti hanno formule brute differenti, quindi non sono isomeri.

Il metanolo, CH_3OH, è un alcol derivato dal metano per sostituzione di un atomo di H con un gruppo –OH e ha formula bruta CH_4O; l'etanolo invece, CH_3CH_2OH, deriva dall'etano per sostituzione di un atomo di H con un gruppo –OH e ha formula bruta C_2H_6O; anche in questo caso si tratta di composti diversi, non isomeri.

L'acetone, il più semplice chetone, è un composto a 3 atomi di C con un gruppo carbonilico in posizione centrale, il nome IUPAC è propanone, la formula di struttura condensata è CH_3–CO–CH_3 e la formula bruta C_3H_6O; la formaldeide è la più semplice aldeide, derivata dal metano, ha formula CH_2O e il nome IUPAC è metanale. Acetone e formaldeide non sono isomeri.

Il benzene, capostipite dei composti aromatici, ha formula bruta C_6H_6; il toluene deriva dalla sostituzione di un H del benzene con un gruppo –CH_3, anche in questo caso si tratta quindi di composti diversi, non isomeri.

Gli eteri si ottengono da una reazione di condensazione tra due alcoli: il dimetiletere deriva dalla reazione di due molecole di metanolo, la formula di struttura condensata è CH_3–O–CH_3 e la formula bruta C_2H_6O. Come abbiamo già visto questa è anche la formula bruta dell'etanolo; si conclude che dimetiletere ed etanolo sono isomeri e la risposta corretta è la **E**.

107 Un'ammide è un composto organico, di formula generale indicata a lato, che si può considerare derivato da un acido carbossilico per sostituzione del gruppo –OH del –COOH con un gruppo –NH_2 (gruppo amminico).

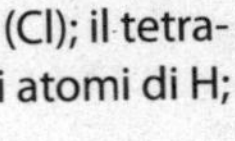

Le ammidi si ottengono per condensazione tra un acido carbossilico e ammoniaca; risposta **E**.

108 Un amminoacido è un composto organico, dotato di uno scheletro idrocarburico (costituito da idrogeno e carbonio) caratterizzato dalla presenza di un gruppo carbossilico (–COOH) e un gruppo amminico (–NH_2). Questo tipo di composto quindi contiene sempre carbonio, idrogeno, azoto e ossigeno; risposta **D**.

109 Le proteine sono polimeri di amminoacidi a elevato peso molecolare; sono formate da diverse decine di amminoacidi fino a diverse migliaia. Dato che ogni amminoacido contiene sempre C, H, O e N, e in alcuni casi anche S e P, ne consegue che fra le formule proposte dal quesito l'unica che può corrispondere a una proteina è la **C**.

110 L'urea è, nei mammiferi, il prodotto finale del metabolismo dell'azoto; rappresenta cioè la principale sostanza di rifiuto che si forma in seguito all'utilizzo dei composti contenenti azoto. Il quesito chiede di individuare da quale delle sostanze proposte NON PUÒ derivare urea; è necessario quindi individuare la sostanza che non contiene azoto. Gli amminoacidi contengono il gruppo –NH_2, e così pure i peptidi e i polipeptidi che sono polimeri di amminoacidi; anche le glicoproteine contengono azoto, infatti sono proteine con una porzione glucidica. Gli unici composti dai quali non si forma urea sono quindi i polisaccaridi; risposta **B**.

PARTE SECONDA

parte terza

MATEMATICA

Quesiti

1 **Quale dei seguenti numeri è divisibile per 3?**

A 241
B 1662
C 4912
D 3131
E 7777

2 **Qual è il risultato corretto della seguente operazione aritmetica?**

$$X = 23{,}45 \cdot 0{,}0123$$

A $X = 0{,}288435$
B $X = 0{,}288439$
C $X = 0{,}288438$
D $X = 0{,}288437$
E $X = 0{,}288436$

3 **La somma di due numeri irrazionali:**

A è sempre irrazionale
B può essere razionale
C è immaginaria
D è sempre razionale
E è sempre positiva

4 **La piccola Marianna sta giocando con 345 tessere di legno colorato, tutte a forma di triangolo equilatero e aventi le stesse dimensioni. Ha costruito con esse, affiancandole, il triangolo equilatero più grande possibile; quante tessere sono avanzate a Marianna?**

A 18
B 23
C 20
D 21
E 22

5 **Calcolare il M.C.D. e il m.c.m. di 45, 135 e 315.**

A 5 e 315
B 15 e 315
C 45 e 315
D 45 e 945
E 15 e 945

6 **Disporre in ordine crescente i seguenti numeri:**

$$p = 0{,}12 \qquad q = 10^{-1} \qquad r = 27/200 \qquad s = 6/25$$

A p, q, r, s
B s, r, q, p
C s, q, r, p
D q, p, s, r
E q, p, r, s

7 **Se il risultato di una divisione è negativo significa che:**

A il denominatore è maggiore del numeratore
B il numeratore è compreso tra 0 e 1 e il denominatore è maggiore di 1
C sia il numeratore che il denominatore sono negativi
D numeratore e denominatore hanno segno opposto
E non è possibile che il risultato di una divisione sia negativo

8 **Fra i seguenti numeri reali quello che rende minima la somma del numero stesso con il suo reciproco è:**

A 1/2
B 1
C 0
D $\sqrt{2}$
E $\sqrt{3}$

9 **Nella relazione** $\frac{1}{p} + \frac{1}{q} = \frac{1}{r}$ **si ponga** $p = 3$ **e** $q = 5$**;** r **risulta uguale a:**

A 8
B 15
C $\frac{15}{8}$
D $\frac{8}{15}$
E 4

10 **Un'infermiera deve numerare 238 provette in serie progressiva (1, 2, 3... 238). Le sono state messe a disposizione solo etichette numerate da 0 a 9.**

Quante etichette dovrà utilizzare per portare a termine il lavoro affidatole?

A 3
B 238
C 606
D 714
E 999

11 Il 2 per mille di 4000 è:

A l'un per mille di 8000

B 400

C l'un per mille di 2000

D 200

E il quattro per mille di 1000

12 La classe dei numeri reali è l'insieme dei numeri:

A razionali

B razionali e irrazionali

C irrazionali

D naturali e razionali

E nessuno dei precedenti

13 Sia *n* un intero positivo non divisibile per 3. Dire quale delle seguenti affermazioni è vera per ogni valore di *n*.

A Il numero 3 divide entrambi i numeri $n - 1$ e $n + 1$

B Il numero 3 divide solo il numero $n - 1$

C Il numero 3 divide solo il numero $n + 1$

D Il numero 3 divide solo il numero $n - 1$ o solo il numero $n + 1$

E Il numero 3 non divide né $n - 1$ né $n + 1$

14 Il prodotto fra $3 \cdot 10^{-2}$ e $8 \cdot 10^{-4}$ è un numero:

A circa uguale a $3 \cdot 10^{-2}$

B compreso fra il minore e il maggiore dei due

C maggiore di entrambi

D minore di entrambi

E circa uguale a $8 \cdot 10^{-4}$

15 In una comunità di 5000 persone, il 5% viene colpito da una malattia infettiva che richiede il ricovero nel 50% dei casi. Quanti ricoveri si sono avuti?

A 50

B 100

C 125

D 150

E 175

16 Quanto vale l'espressione $1 + (-8)^{2/3}$?

A 19/3

B 5

C – 13/3

D – 15/3

E Non è definita

MATEMATICA

17 L'espressione 10^x è uguale a:

A 10 per $x = 0$

B 1000 per $x = 4$

C 1 per $x = 1$

D $0{,}1$ per $x = -1$

E 0 per $x = 0$

18 Quanto vale $201^2 - 199^2$?

A 2

B 4

C 200

D 400

E 800

PARTE TERZA

19 Quanto vale l'espressione $\frac{43^{65} \cdot (43^2)^3}{43^{-12} \cdot 43^{20}}$?

A 43^{78}

B $43^{-1,625}$

C 43^{-43}

D 43^{-2}

E $(43^3)^{21}$

20 Siano m ed n numeri interi relativi tali che $m < 0 < n$, quale delle seguenti affermazioni è falsa?

A $\frac{1}{m} > \frac{1}{n}$

B $m^3 < n^3$

C $\sqrt[3]{m} < \sqrt[3]{n}$

D $2^m < 2^n$

E $-m > -n$

21 Calcolare il M.C.D. fra i seguenti monomi:

$$3x^2y^2z \qquad -5x^3z^2 \qquad 7y^3z^3 \qquad 15xy^4$$

A $105x^3y^4z^3$

B xyz

C xy^2z

D 1

E xyz^2

22 **Semplificare la seguente frazione algebrica:**

$$\frac{4a^2 - 4ab + b^2}{2ab + 2a - b^2 - b}$$

A $\frac{2 - 2a}{b}$

B $\frac{4a + 2b}{b - 1}$

C $\frac{2a - b}{b + 1}$

D $\frac{b - 2a}{b - 1}$

E $\frac{2a - b}{b - 1}$

23 **Individuare quale delle seguenti uguaglianze è falsa:**

A $(a + b) \cdot (a - b) = a^2 - b^2$

B $(a + b) \cdot (a + b) = a^2 + b^2$

C $(a + b)^3 = a^3 + 3a^2b + 3ab^2 + b^3$

D $(a + b)^2 = a^2 + 2ab + b^2$

E $(a - b)^2 = a^2 - 2ab + b^2$

24 **Il polinomio $x^2 - x - x + 1$ scomposto in fattori dà:**

A $(x + 1)(x - 1)$

B $(x - 1)^2$

C $x^2 - 2x + 1$

D $(x + 1)(x - 2) = (x + 1)^2$

E nessuna delle soluzioni proposte

25 **Se a e b sono numeri reali diversi da 0, $\frac{a + b}{ab}$ è uguale a:**

A $\frac{1}{a} + \frac{1}{b}$

B $\frac{1}{a} \cdot \frac{1}{b}$

C $\frac{1/a}{1/b}$

D $\frac{a + b}{a - b}$

E $a - b$

MATEMATICA

26 **L'espressione $\sqrt{\frac{a^{-3}}{a^{-2}}}$ risulta uguale a:**

A $a^{-1/2}$

B $a^{1/2}$

C $a^{-1/3}$

D $a^{2/3}$

E nessuna delle precedenti risposte è corretta

27 **Se *a* è negativo, $\sqrt{-a}$ è un numero:**

A reale

B immaginario

C irrazionale

D razionale

E non esiste

28 **La radice cubica di un numero reale *x*, con $0 < x < 1$, risulta:**

A un numero reale negativo

B un numero maggiore di *x*

C un numero minore di *x*

D non essere un numero reale

E nessuna delle altre risposte è corretta

29 **Qual è la relazione tra le radici quadrate dei numeri sotto riportati?**

$$a = (30/31)^{15} \quad b = (30/31)^{16} \quad c = (31/30)^{15} \quad d = (31/30)^{16}$$

A $a < b < c < d$

B $c < a < b < d$

C $b < a < c < d$

D $a < c < b < d$

E Nessuna delle risposte riportate

30 **L'equazione $(1/3)\,x^2 + 5x - 7/2 = 0$ è:**

A intera

B esponenziale

C logaritmica

D frazionaria

E irrazionale

PARTE TERZA

31 **Quale espressione si ottiene per *x* risolvendo l'equazione:**

$$ab - \frac{bc}{x} = 0$$

con *a*, *b* e *c* numeri reali non nulli?

A $x = bc + ab$

B $x = 1/abc$

C $x = bc - ab$

D $x = a/c$

E $x = c/a$

32 **Determinare quale relazione deve sussistere tra *a* e *b* (reali) affinché l'equazione:**

$$ax^2 + (a - b)x - b = 0$$

abbia radici reali la cui somma sia uguale a 1.

A Non esistono radici reali

B *a* e *b* qualunque

C $b - 2a = 0$

D $b - 2a > 0$

E Nessuna delle precedenti risposte è corretta

33 **Il sistema di due equazioni in due incognite** $\begin{cases} x + y = 1 \\ 2x + 2y = 4 \end{cases}$ **è:**

A risolubile solo per $x = 0$ e $y = x$

B indeterminato

C impossibile

D risolubile per ogni valore di x

E risolubile per ogni valore di y

34 **Trovare le soluzioni dell'equazione $(x - a) \cdot (x + a)^2 = 0$**

A $x = a$ e $x = -1$

B $x = a$

C $x = a$ soluzione doppia

D $x = a$ e $x = -a$ soluzione doppia

E $x = -a$ e $x = 0$ soluzione doppia

35 **Il 5% del 10% di un numero *N* vale 100. Quanto vale *N*?**

A 1000

B 5000

C 10.000

D 20.000

E 100.000

MATEMATICA

36 **L'equazione $x + |x| = 0$:**

A ha l'unica soluzione $x = 0$

B ha le due soluzioni $x = 0$ e $x = 1$

C ha infinite soluzioni

D ha due sole soluzioni $x = 0$ e $x = -1$

E non ammette soluzioni

---

37 **Il sistema** $\begin{cases} x^2 = y^2 \\ x = y + 10 \end{cases}$ **:**

A ha per soluzioni $x = 10, y = 0$, e $x = 5, y = -5$

B non ha soluzioni

C ha per soluzioni $x = 5, y = -5$ e $x = 5, y = 5$

D ha solo la soluzione $x = 5, y = -5$

E ha solo la soluzione $x = 10, y = 0$

PARTE TERZA

---

38 **Le soluzioni della disequazione $(x^2 + 4x) \cdot (x - 1) > 0$ sono:**

A $0 < x < 1$ oppure $x > 4$

B $x < -4$ oppure $0 < x < 1$

C $x < 0$ oppure $1 < x < 4$

D $-4 < x < 0$ oppure $x > 1$

E nessuna delle altre risposte è corretta

---

39 **Calcolare il valore di x per cui risulta $5^{2x} = 1$:**

A $x = 0$

B $x = \frac{1}{2}$

C $x = 5$

D $x = -1$

E $\log_2 5$

---

40 **Log_{10} 2.567.000.000.000 è un numero compreso tra:**

A 0 e 1

B 10 e 11

C 12 e 13

D 25 e 26

E 11 e 12

---

41 **$\log_4 2 + \log_2 4$ vale:**

A non si possono sommare logaritmi con base diversa

B 2

C 4

D 2,5

E 3

42 Sia x un numero reale tale che $x \log x < 0$. Ciò equivale a:

A $0 < x < 1$

B $x > 1$

C $x < -1$

D $x < 0$

E $-1 < x < 0$

43 Il logaritmo della somma di due numeri $\log(a + b)$:

A è uguale a $\log a + \log b$

B è uguale a $\log a \cdot \log b$

C è minore di zero per $(a + b) < 0$

D è uguale a zero per $a = 1 - b$

E nessuna delle precedenti risposte è corretta

44 Qual è l'ordine per valore crescente delle quantità elencate?

$$a = \ln(9/2) \quad b = \ln(15/4) \quad c = \ln(36/7) \quad d = \ln(8)$$

A $c < a < b < d$

B $b < a < c < d$

C $c < a < d < b$

D $a < c < b < d$

E Nessuno degli ordinamenti qui riportati

45 Il logaritmo in base 5 di 250 è uguale a:

A 3

B $3 + \log_2 5$

C $3 + \log_5 2$

D 5

E $\log_{250} 5$

46 Supponiamo che x, y siano reali positivi, $xy \neq 1$. La disuguaglianza:

$$\frac{x^2}{1 - xy} > \frac{x}{y(1 - xy)}$$

vale per:

A $x > y$

B $x > 1$ e $y > 1$

C $1 - xy > 0$

D mai

E $x < y$

MATEMATICA

47 **La disequazione $x^2 - \frac{1}{2} < 0$ è soddisfatta per:**

A $-\frac{1}{2} < x < \frac{1}{2}$

B $-\frac{\sqrt{2}}{2} < x < \frac{\sqrt{2}}{2}$

C $x < \frac{\sqrt{2}}{2}$

D $x > \frac{\sqrt{2}}{2}$

E $x < -\frac{\sqrt{2}}{2}$

PARTE TERZA

48 **Quanti valori di *n* (intero positivo) soddisfano la disuguaglianza $2^n \leq n^2$?**

A Nessuno

B Uno

C Due

D Tre

E Più di tre

49 **I punti P = (1; 2) e Q = (2; 4) appartengono a una retta il cui coefficiente angolare ha valore:**

A 0

B 1

C infinito

D 2

E –1

50 **Quale fra le seguenti rappresenta una coppia di rette fra loro perpendicolari?**

A $5x - 3y + 1 = 0\,;\, 3x + 5y - 4 = 0$

B $y = 7x + 12\,;\, y - 2x = 3$

C $y - 3x = 5\,;\, y - (1/3)\,x = 5$

D $y - 2x = 4\,;\, y + 2x = 4$

E $y = 5x + 3\,;\, y - x = 7$

51 **Quanti sono nel piano cartesiano *Oxy* i punti le cui coordinate *x* e *y* soddisfano tutte e tre le condizioni seguenti?**

$$xy > 0 \qquad x^2 + y^2 = 1 \qquad x + y = 1$$

A Nessuno

B Uno

C Due

D Quattro

E Nessuna delle precedenti risposte è esatta

52 **Per quale valore di x la funzione $f(x) = -x^2 + 4x + 13$ raggiunge il suo massimo?**

A Per $x = 3$

B Per $x = -2$

C Per $x = 4$

D Per $x = -4$

E Per $x = 2$

53 **Sul piano cartesiano (Oxy), le due rette di equazioni $y = 2x$ e $y = 2x + 2$:**

A non sono parallele tra loro

B sono entrambe parallele all'asse delle y

C sono coincidenti

D sono parallele tra loro

E si incontrano nell'origine

54 **Due rette di equazioni $x - y = 0$ e $2x - 1 = 0$ hanno in comune il punto di coordinate:**

A (1; 1)

B (2; 2)

C (0; 1)

D (1/2; 1/2)

E (0; 0)

55 **L'equazione $y = $ k rappresenta:**

A una retta di coefficiente angolare k

B un fascio di rette proprio

C un fascio di rette improprio

D non rappresenta niente

E un fascio di rette parallele all'asse delle y

56 **Quale delle seguenti equazioni rappresenta una curva passante per l'origine?**

A $y = x^2$

B $x = 3$

C $y = 2$

D $y = x^2 - 1$

E $y = 3x - 3$

57 **Qual è l'equazione della retta tangente alla parabola $y = 3x^2 - 4x + 1$ tracciata dal suo punto P di ascissa nulla?**

A $y = 1 - 4x$

B $y = 3x + 1$

C $y = 3x - 4$

D $y = 4x - 1$

E non esiste la retta tangente alla parabola tracciata dal punto P

MATEMATICA

58 **Due grandezze sono inversamente proporzionali se risulta costante:**

A il loro rapporto
B il loro prodotto
C la loro differenza
D la loro somma
E il loro quadrato

59 **La funzione reale di variabile reale $f(x) = 1/(x^2 + 1)$ è definita:**

A per tutti i valori reali di x
B per tutti i valori reali di x diversi da 0
C per tutti i valori reali di x diversi da – 1
D per nessuno di questi valori
E per tutti i valori reali di x diversi da 1

PARTE TERZA

60 **Siano x, y e a numeri reali positivi diversi da 1. Sia $x \leq y$. Quale delle seguenti affermazioni è vera?**

A $\log_a x \leq \log_a y$
B $\log_x a \leq \log_y a$
C $a^x \leq a^y$
D $y^a \leq x^a$
E $\log_{a+1} x \leq \log_{a+1} y$

61 **Quale/i, fra le seguenti coppie di funzioni:**

$$\text{A: } \begin{cases} y = 2\ln x \\ y = \ln x^2 \end{cases} \qquad \text{B: } \begin{cases} y = \ln x \\ y = \ln(x^2 - x) - \ln(x - 1) \end{cases} \qquad \text{C: } \begin{cases} y = 3\ln x \\ y = \ln^3 x \end{cases}$$

è/sono composta/e da funzioni aventi lo stesso grafico?

A Solo A
B Solo B
C Solo C
D Tutte
E Nessuna

62 **Le lunghezze in centimetri di due lati di un triangolo sono 3 e 2, e l'angolo fra essi compreso misura 45°. La lunghezza in centimetri del terzo lato è approssimativamente:**

A 1
B 2
C 3
D 2,5
E 5

63 **Se tg $\alpha = 1$, si può avere che:**

A sen $\alpha = 1$ e cos $\alpha = 1$
B cos $\alpha = 1{,}5$
C sen $\alpha = (\sqrt{2})^{-1}$
D sen $\alpha = 1/2$ e cos $\alpha = 1/2$
E nessuna delle precedenti risposte è corretta

64 **Quale coppia di valori degli angoli α e β soddisfa simultaneamente le equazioni trigonometriche: cos $\alpha = 0$ e tg $\beta = 0$?**

A $\alpha = 0°; \beta = 90°$
B $\alpha = 90°; \beta = 180°$
C $\alpha = 180°; \beta = 180°$
D $\alpha = 270°; \beta = 90°$
E $\alpha = 0°; \beta = 0°$

65 **Quale delle seguenti relazioni NON è necessariamente vera per $0 < \alpha < \frac{\pi}{2}$?**

A $\text{sen}\alpha < \text{tg}\alpha$
B $\text{sen}\alpha < \alpha$
C $\text{sen}\alpha + \cos\alpha < 1$
D $\text{sen}^2\alpha + \cos^2\alpha = 1$
E $\text{sen}\alpha\cos\alpha < 1$

66 **Qual è la somma degli scarti dalla media aritmetica dei numeri 3, 4, 5, 6, 7?**

A 3
B 0
C –3
D 5
E –5

67 **Lanciando un dado, l'evento: "esce la faccia con il numero 5" è:**

A impossibile
B equiprobabile rispetto all'evento "esce una faccia con un numero pari"
C certo
D composto
E possibile

68 **Un'urna contiene 100 palline numerate da 1 a 100. Qual è la probabilità di estrarre una pallina con un numero maggiore di 95 o minore 6?**

A 95%
B 6%
C 101%
D 10%
E 12%

69 **Determinare la moda della seguente serie di dati:**

2, 5, 8, 9, 6, 4, 2, 3, 3, 5, 6, 7, 1, 5

A 2
B 3
C 4,7
D 5
E 14

MATEMATICA

70 **In un sacchetto ci sono 8 caramelle alla menta e 2 alla frutta. Quante caramelle alla frutta bisogna aggiungere per fare in modo che la probabilità di estrarre una caramella alla frutta sia pari a 1/3?**

A 4
B 6
C 5
D 3
E 2

71 **Un cono e un cilindro hanno uguale altezza e il raggio di base del cono è uguale al diametro del cilindro. Sia V_1 il volume del cono e V_2 quello del cilindro; il rapporto V_1/V_2 è:**

A 1
B 2
C 4/3
D 3/4
E 3/2

72 **L'area di un triangolo equilatero di lato 1 metro è data da m^2:**

A $\frac{\sqrt{3}}{4}$
B $\sqrt{\frac{2}{3}}$
C $\frac{1}{2}$
D $\frac{1}{3}$
E $\frac{1}{4}$

73 **Il lato di un quadrato è uguale al diametro di una circonferenza. Il rapporto tra la diagonale del quadrato e la lunghezza della circonferenza è:**

A maggiore di π
B uguale a π
C minore di 1
D uguale a 1
E nessuna delle precedenti risposte è corretta

74 **Date due sfere di centro O e O′ e raggi R e R′ con R > R′, se la distanza OO′ è uguale a R + R′, le due superfici sferiche sono:**

A esterne una all'altra
B secanti
C tangenti esternamente
D tangenti internamente
E i dati non sono sufficienti per rispondere

75 **Un tizio, alto due metri, percorre a piedi (supposto che sia possibile) l'equatore della Terra (raggio 6500 km circa). Quanti metri circa percorre la testa più dei piedi?**

A Meno di 10 metri

B 10-20 metri

C 20-50 metri

D 50-500 metri

E Più di 500 metri

76 **Tra le seguenti figure geometriche quale ha la superficie maggiore?**

A Quadrato di lato a

B Triangolo equilatero di lato a

C Cerchio di raggio uguale ad a

D Esagono di lato a

E Non è possibile stabilirlo

77 **L'area della superficie totale di un parallelepipedo vale S. Allora l'area della superficie totale del parallelepipedo ottenuto dal precedente raddoppiandone le dimensioni è uguale a:**

A $8\,S^3$

B $2\,S$

C $4\,S$

D $8\,S$

E S^2

78 **Sia T un triangolo isoscele con gli angoli alla base di 45°. Se la base misura 10, quanto misura l'altezza relativa alla base?**

A $5\sqrt{2}$

B $\frac{10}{\sqrt{2}}$

C 5

D $\sqrt{75}$

E 10

79 **Dato un quadrato Q di lato a, si considerino il cerchio inscritto in Q, il cerchio circoscritto a Q e la corona circolare da essi determinata. L'area della corona circolare è uguale a quella del cerchio inscritto:**

A per nessun valore di a

B per ogni valore di a

C se e solo se $a \geq \sqrt{2}/2$

D se e solo se $a \leq \sqrt{2}/2$

E solo se $a = \sqrt{2}/2$

80 Quale delle seguenti terne di numeri può rappresentare la lunghezza dei lati di un triangolo rettangolo?

A 7, 7, 7
B 7, 6, 15
C 30, 40, 50
D 2, 3, 2
E Nessuna delle precedenti terne

81 Sapendo che l'angolo AOB misura 50°, quanto misura l'angolo ABC?

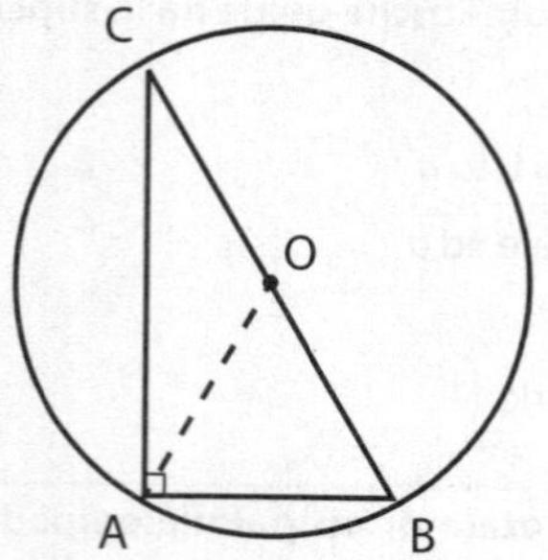

A 155°
B 90°
C 65°
D 50°
E 25°

82 Dati due cerchi A e B tali che l'area del primo sia doppia dell'area del secondo, in quale rapporto sta la lunghezza della circonferenza del primo rispetto a quella del secondo?

A 2
B $2^{1/2}$
C 3,14
D $2^{-1/2}$
E $2^{1/3}$

83 Quale/i, fra le seguenti coppie di funzioni:

A: $y = 2\ln x$
$y = \ln x^2$

B: $y = \ln x$
$y = \ln(x^2 - x) - \ln(x - 1)$

C: $y = 3\ln x$
$y = \ln^3 x$

è/sono composta/e da funzioni aventi lo stesso grafico?

A Solo A
B Solo B
C Solo C
D Tutte
E Nessuna

PARTE TERZA

84 Due triangoli simili:

A hanno un lato in comune
B hanno un vertice in comune
C hanno gli angoli ordinatamente uguali
D hanno la stessa area
E hanno lo stesso perimetro

85 Quale delle seguenti sequenze rappresenta i valori (in gradi) degli angoli interni di un poligono?

A 60°, 122°, 33°, 42°, 35°
B 130°, 73°, 12°, 135°, 27°
C 82°, 44°, 99°, 28°, 142°
D 54°, 133°, 77°, 83°, 54°
E 73°, 137°, 210°, 33°, 87°

Soluzioni e commenti

1 Un numero è divisibile per 3 se e solo se la somma delle sue cifre è divisibile per 3: tra i valori proposti, solo il numero 1662 soddisfa questa condizione (infatti $1 + 6 + 6 + 2 = 15$). La risposta corretta è dunque la **B**.

2 È facile osservare che le risposte proposte si differenziano solo per l'ultima cifra decimale: per rispondere alla domanda è quindi sufficiente calcolare tale cifra. Poiché l'ultima cifra del primo fattore 23,45 è 5, mentre l'ultima cifra del secondo fattore 0,0123 è 3, l'ultima cifra del prodotto fra i due fattori sarà 5 (in quanto l'ultima cifra del prodotto fra 5 e 3 è proprio 5). Si immagini infatti di impostare il calcolo di tale prodotto:

$$\begin{array}{r} 23{,}45 \quad \times \\ \underline{0{,}0123 \quad =} \\ \ldots\ldots\ldots 5 \quad\ \ \end{array}$$

Da quanto detto risulta che la risposta corretta è la **A**.

3 La somma di due numeri irrazionali è in generale un numero reale e può essere in particolare sia razionale che irrazionale, per esempio:

$$\sqrt{2} + (1 - \sqrt{2}) = 1 \text{ (razionale)} \qquad \sqrt{2} + \sqrt{2} = 2\sqrt{2} \text{ (irrazionale)}$$

La risposta corretta è dunque la **B**.
Si osservi che la **E** è errata: basta infatti considerare i numeri $\sqrt{5}$ e $-2\sqrt{5}$ per ottenere una somma negativa.

4 Si osservi che il numero di tessere uguali, tutte a forma di triangolo equilatero, che servono a formare un triangolo equilatero più grande, è sempre un quadrato perfetto, cioè un numero pari al quadrato di un numero intero.
Di conseguenza, per rispondere al quesito basta determinare qual è il più grande quadrato perfetto minore di 345, e calcolare la differenza tra 345 e tale numero.
Poiché il più grande quadrato perfetto inferiore a 345 è $324 = 18^2$, le tessere che avanzeranno a Marianna dopo aver costruito il triangolo equilatero più grande possibile saranno:

$$345 - 324 = 21$$

pertanto la risposta esatta è la **D**.
Naturalmente è possibile operare anche in senso opposto, determinando quando la differenza tra 345 e il valore proposto da ciascuna alternativa è un quadrato perfetto.

5 Il primo passo consiste nella scomposizione in fattori primi dei numeri dati:

$$45 = 3^2 \cdot 5 \qquad 135 = 3^3 \cdot 5 \qquad 315 = 3^2 \cdot 5 \cdot 7$$

per cui risulta:

$$\text{M.C.D.} = 3^2 \cdot 5 = 45 \qquad \text{m.c.m.} = 3^3 \cdot 5 \cdot 7 = 945$$

La risposta corretta è dunque la **D**.

6 Esprimendo i numeri dati in forma frazionaria, si ha:

$$p = \frac{12}{100} \quad q = \frac{1}{10} \quad r = \frac{27}{200} \quad s = \frac{6}{25}$$

Le stesse frazioni ridotte a denominatore comune 200 sono uguali a:

$$p = \frac{12 \cdot 2}{100 \cdot 2} = \frac{24}{200} \quad q = \frac{1 \cdot 20}{10 \cdot 20} = \frac{20}{200} \quad r = \frac{27}{200} \quad s = \frac{6 \cdot 8}{25 \cdot 8} = \frac{48}{200}$$

Dal confronto fra i numeratori si ricava che $q < p < r < s$ (risposta **E**).

7 Il risultato di una divisione è negativo se gli operandi, cioè il numeratore e il denominatore, sono discordi. La risposta esatta è la **D**.

8 Dato un numero x, la somma di tale numero con il suo reciproco è pari a $x + \frac{1}{x}$, quindi è immediato escludere l'alternativa **C**, dal momento che 0 non può essere il denominatore di una frazione. Sostituendo a x i valori proposti dalle restanti alternative, si ottiene:

- $\frac{1}{2} + \frac{1}{1/2} = \frac{1}{2} + 2 = \frac{5}{2}$
- $1 + \frac{1}{1} = 1 + 1 = 2$
- $\sqrt{2} + \frac{1}{\sqrt{2}} = \frac{2+1}{\sqrt{2}} = \frac{3}{\sqrt{2}} = \frac{3}{2}\sqrt{2} = \sqrt{2 \cdot \frac{9}{4}} = \sqrt{\frac{9}{2}}$
- $\sqrt{3} + \frac{1}{\sqrt{3}} = \frac{3+1}{\sqrt{3}} = \frac{4}{\sqrt{3}} = \frac{4}{3}\sqrt{3} = \sqrt{3 \cdot \frac{16}{9}} = \sqrt{\frac{16}{3}}$

L'alternativa che rende minima la somma considerata è dunque la **B**, essendo:

$$2 < \frac{5}{2} \qquad 2 = \sqrt{4} < \sqrt{\frac{9}{2}} \qquad 2 = \sqrt{4} < \sqrt{\frac{16}{3}}$$

9 Sostituendo p e q con i valori proposti si ottiene:

$$\frac{1}{p} + \frac{1}{q} = \frac{1}{3} + \frac{1}{5} = \frac{5+3}{15} = \frac{8}{15} = \frac{1}{r} \rightarrow r = \frac{15}{8}$$

La risposta corretta è dunque la **C**.

10 È necessario contare quante cifre ci sono nell'insieme formato dai numeri:

1, 2, 3… 9, 10, 11… 99, 100, 101… 238

Da 1 a 9 vi sono 9 numeri, ciascuno dei quali è formato da una cifra, per un totale di 9 cifre; da 10 a 99 vi sono 90 numeri, ciascuno formato da due cifre, per un totale di $2 \cdot 90 = 180$ cifre; da 100 a 199 vi sono 100 numeri, ciascuno formato da tre cifre, per un totale di $3 \cdot 100 = 300$ cifre e da 200 a 238 vi sono 39 numeri di tre cifre, per un totale di $3 \cdot 39 = 117$ cifre.

Complessivamente il numero delle etichette che l'infermiera dovrà utilizzare è:

$$9 + 180 + 300 + 117 = 606 \text{ (risposta C)}$$

11 La risposta corretta è la **A**. Infatti la scrittura frazionaria del 2 per mille di 4000 è:

$$\frac{2}{1000} \cdot 4000 = 8 = \frac{8000}{1000} = \frac{1}{1000} \cdot 8000$$

12 Per definizione, l'insieme dei reali $\mathbb{R}$ è costituito dall'unione tra l'insieme dei razionali $\mathbb{Q}$ e quello degli irrazionali $\mathbb{I}$. La risposta corretta è quindi la **B**.

13 Nella sequenza di numeri naturali: 1, 2, **3**, 4, 5, **6**, 7, 8, **9**, 10, 11... i multipli di 3, evidenziati, sono separati da due numeri non divisibili per 3. Ciascuno di questi numeri n ha dunque solo il numero precedente, $n - 1$, o solo il numero successivo, $n + 1$, divisibile per 3.
La risposta corretta è quindi la **D**.

14 Basta osservare che entrambi i fattori sono minori di uno per concludere che il loro prodotto è un numero minore di entrambi (risposta **D**). Il prodotto fra due numeri è maggiore di entrambi solo se entrambi i fattori sono maggiori dell'unità. Svolgendo il prodotto e confrontandolo con i fattori si sarebbe giunti comunque alla risposta corretta.

15 Il numero delle persone della comunità colpite dalla malattia infettiva è pari al 5% di 5000, ossia:

$$5000 \cdot \frac{5}{100} = 250$$

Di queste il 50% (ossia la metà) richiede il ricovero, per cui il numero di ricoveri è pari a:

$$250 \cdot \frac{50}{100} = 250 \cdot \frac{1}{2} = 125$$

per cui la risposta corretta è la **C**.

16 Occorre ricordare la definizione di potenza con esponente frazionario:

$$a^{\frac{m}{n}} = \sqrt[n]{a^m}$$

che, applicata al quesito proposto, porta a scrivere:

$$1 + (-8)^{2/3} = 1 + \sqrt[3]{(-8)^2} = 1 + \sqrt[3]{64} = 1 + 4 = 5$$

per cui la risposta corretta è la **B**.

17 Calcolando le potenze di 10 richieste si ha:

- per $x = 0$ $10^0 = 1$;
- per $x = 4$ $10^4 = 10.000$;
- per $x = 1$ $10^1 = 10$;
- per $x = -1$ $10^{-1} = 0{,}1$.

La risposta esatta è quindi la **D**.

18 Il valore cercato è pari alla differenza fra due quadrati e ricordando il corrispondente prodotto notevole:

$$x^2 - y^2 = (x + y) \cdot (x - y)$$

si ottiene, ponendo $x = 201$ e $y = 199$:

$$a = 201^2 - 199^2 = (201 + 199) \cdot (201 - 199) = 400 \cdot 2 = 800$$

pertanto la risposta corretta è la **E**.

19 I passaggi sono i seguenti:

$$\frac{43^{65} \cdot (43^2)^3}{43^{-12} \cdot 43^{20}} = \frac{43^{65} \cdot 43^6}{43^{-12} \cdot 43^{20}} = \frac{43^{71}}{43^8} = 43^{63} = (43^3)^{21}$$

per cui la risposta corretta è la **E**.

MATEMATICA

PARTE TERZA

20 Dal testo del quesito si ricava che m è un numero intero **negativo**, mentre n è un numero intero **positivo**. Di conseguenza la risposta corretta è la **A** in quanto la relazione:

$$\frac{1}{m} > \frac{1}{n}$$

è sicuramente falsa: il reciproco di un numero negativo è infatti negativo (quindi $\frac{1}{m} < 0$) mentre il reciproco di un numero positivo è positivo (quindi $\frac{1}{n} > 0$). La relazione corretta è:

$$\frac{1}{m} < 0 < \frac{1}{n} \rightarrow \frac{1}{m} < \frac{1}{n}$$

In quesiti come questo conviene, di norma, ricorrere a un controesempio, ossia individuare una coppia di numeri che permetta di individuare rapidamente l'unica relazione falsa. Per esempio, ponendo $m = -1$ ed $n = +1$, è facile e veloce osservare che la prima affermazione è falsa, mentre le altre 4 sono vere.

21 La risposta corretta è la **D** in quanto i coefficienti numerici hanno massimo comune divisore unitario e non vi sono lettere comuni ai quattro monomi (infatti la x manca nel 3° monomio, la y nel 2° e la z nel 4°).

22 Per semplificare la frazione algebrica proposta è utile osservare che il numeratore è il quadrato di un binomio, mentre a denominatore occorre effettuare un raccoglimento a fattore parziale:

$$\frac{4a^2 - 4ab + b^2}{2ab + 2a - b^2 - b} = \frac{(2a - b)^2}{2a \cdot (b + 1) - b \cdot (b + 1)} = \frac{(2a - b)^2}{(2a - b) \cdot (b + 1)} = \frac{2a - b}{b + 1}$$

La risposta corretta è dunque la **C**.

23 L'uguaglianza falsa è quella indicata dalla lettera **B** in quanto:

$$(a + b) \cdot (a + b) = (a + b)^2 = a^2 + 2ab + b^2 \neq a^2 + b^2$$

24 Il polinomio $x^2 - x - x + 1$ contiene due monomi simili fra loro: sommandoli si ottiene il polinomio $x^2 - 2x + 1$. Ricordando il prodotto notevole riguardante il quadrato di un binomio si ricava:

$$x^2 - 2x + 1 = (x - 1)^2$$

Quindi la risposta corretta è la **B**. È interessante osservare che il polinomio contenuto nella risposta **C** coincide con il polinomio dato: la risposta **C** è però errata in quanto presenta un polinomio non scomposto in fattori (contrariamente quindi a quanto richiesto nel testo).

25 I passaggi sono i seguenti:

$$\frac{a + b}{ab} = \frac{a}{ab} + \frac{b}{ab} = \frac{1}{b} + \frac{1}{a}$$

per cui la risposta corretta è la **A**.

26 Essendo $\sqrt{\frac{a^{-3}}{a^{-2}}} = \sqrt{a^{-1}} = a^{-1/2}$, la risposta corretta è la **A**.

27 Se la quantità a è negativa, allora sicuramente $-a$ è una quantità positiva, per cui il radicale esiste ed è reale, quindi la risposta corretta è la **A**.

28 Estraendo la radice cubica di un numero x compreso fra zero e uno si ottiene un numero ancora compreso fra zero e uno, ma **più grande del numero di partenza**: per esempio $\sqrt[3]{0,008} = 0,2$.
La risposta corretta è la **B**.
Più in generale, per un numero x compreso fra zero e uno si ha:

$$0 < \ldots < x^4 < x^3 < x^2 < x < \sqrt[2]{x} < \sqrt[3]{x} < \sqrt[4]{x} < \ldots < 1$$

Chi avesse familiarità con la rappresentazione cartesiana delle funzioni, può anche procedere attraverso il confronto grafico tra le funzioni $y = \sqrt[3]{x}$ e $y = x$:

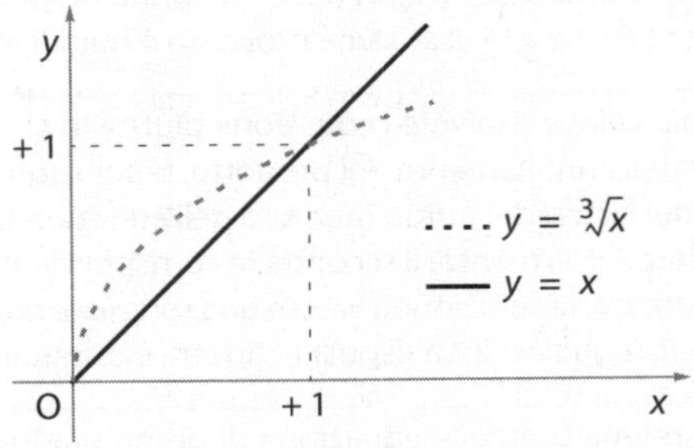

Dal grafico risulta evidente che $y = \sqrt[3]{x}$ è maggiore di $y = x$ per $0 < x < 1$.

29 La frazione 30/31 è un numero positivo minore di uno, per cui, elevandolo a potenze via via crescenti, si ottengono numeri via via più piccoli.
Viceversa, la frazione 31/30 è un numero positivo maggiore di uno, per cui elevandolo a potenze via via crescenti si ottengono numeri via via più grandi. Il corretto ordinamento crescente è quindi $b < a < c < d$.
Il quesito richiede però di indicare la relazione esistente fra le *radici* delle quattro quantità: ricordando che la funzione radice quadrata è crescente, si ricava che l'ordinamento non cambia se si considerano le quattro quantità oppure le corrispondenti quattro radici quadrate.
La risposta corretta è dunque la **C**.

30 L'equazione proposta è intera in quanto l'incognita x non compare a denominatore (altrimenti l'equazione sarebbe frazionaria), né a esponente (l'equazione sarebbe esponenziale), né come argomento di un logaritmo (l'equazione sarebbe logaritmica), né all'interno di una radice (l'equazione sarebbe irrazionale). La risposta corretta è dunque la **A**.

31 L'equazione data è un'equazione frazionaria che risolta dà:

$$ab - \frac{bc}{x} = 0 \xrightarrow{\text{C.E.: } x \neq 0} abx - bc = 0 \rightarrow abx = bc \rightarrow x = \frac{bc}{ab} = \frac{c}{a}$$

La risposta esatta è la **E**.

32 Affinché le soluzioni di una equazione di secondo grado siano reali è necessario che il discriminante dell'equazione non sia negativo. Nel caso in esame si ha:

$$\Delta = (a-b)^2 + 4ab = a^2 + b^2 + 2ab = (a+b)^2 \geq 0$$

È dunque evidente che le due soluzioni sono **sempre** reali (per qualsiasi valore di a e di b).
Affinché la somma delle radici sia uguale a uno si deve avere:

$$-\frac{a-b}{a} = 1 \rightarrow b - a = a \Rightarrow b - 2a = 0$$

La risposta esatta è dunque la **C**.

MATEMATICA

33 Le due equazioni costituenti il sistema hanno i coefficienti delle variabili in proporzione. Moltiplicando per 2 entrambi i membri della prima equazione il sistema diventa:

$$\begin{cases} 2x + 2y = 2 \\ 2x + 2y = 4 \end{cases}$$

Essendo uguali i primi membri delle due equazioni, lo dovrebbero essere anche i secondi membri; si conclude che il sistema è impossibile (risposta **C**). Alternativamente è anche possibile osservare che il rapporto tra i coefficienti delle incognite del sistema dato vale $1/2$, mentre il rapporto tra i termini noti vale $1/4$. Il sistema proposto è quindi impossibile.

34 In questo caso è più veloce risolvere l'equazione piuttosto che utilizzare il metodo della verifica. Si applica la legge dell'annullamento del prodotto: le soluzioni sono tutti e soli i valori che annullano almeno uno dei fattori del primo membro dell'equazione. Il primo fattore si annulla in corrispondenza del valore $x = a$, mentre il secondo in corrispondenza di $x = -a$. Essendo il secondo fattore $(x + a)^2$ un quadrato, la soluzione $x = -a$ è una *soluzione doppia*: si dice anche che la soluzione $x = -a$ ha *molteplicità uguale a* 2. La risposta corretta è dunque la **D**.

35 Conviene impostare una semplice equazione di primo grado nell'incognita N. L'espressione 5% del 10% di $N = 100$ si traduce in:

$$\frac{5}{100} \cdot \left(\frac{10}{100}N\right) = 100 \rightarrow \frac{1}{20} \cdot \frac{1}{10}N = 100 \Rightarrow N = 100 \cdot 200 = 20.000$$

La risposta corretta è quindi la **D**.

36 Se $x \geq 0$, l'equazione diventa $x + x = 0$, cioè $2x = 0$ da cui $x = 0$.

Se $x < 0$, l'equazione assume la forma $x - x = 0$, cioè $0 \cdot x = 0$ (equazione indeterminata). L'equazione ammette dunque infinite soluzioni e precisamente tutti i numeri reali non positivi.

La risposta esatta è pertanto la **C**.

37 Si tratta di un sistema di secondo grado: il metodo più rapido consiste nel verificare le alternative proposte. Si ricava facilmente che la soluzione è quella indicata dalla lettera **D**.

38 Si tratta di una disequazione di terzo grado dove il primo membro si presenta già parzialmente scomposto in fattori. Effettuando un raccoglimento a fattor comune sul primo fattore si ottiene la scomposizione completa:

$$(x^2 + 4x) \cdot (x - 1) > 0 \rightarrow x \cdot (x + 4) \cdot (x - 1) > 0$$

Studiando il segno dei singoli fattori (e facendo il prodotto dei segni in ogni intervallo) si ricava:

1° fattore > 0 per $x > 0$
2° fattore > 0 per $x > -4$
3° fattore > 0 per $x > 1$

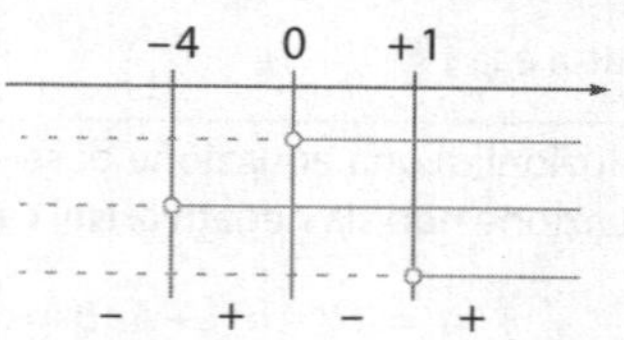

la soluzione della disequazione risulta dunque $-4 < x < 0$ oppure $x > 1$ (risposta **D**).

39 La potenza con base 5 assume valore unitario esclusivamente nel caso di esponente nullo:

$$5^0 = 1$$

La risposta esatta è pertanto la **A**.

40 Si osservi che:

$$1.000.000.000.000 < 2.567.000.000.000 < 10.000.000.000.000$$

quindi il numero 2.567.000.000.000 è compreso tra 10^{12} e 10^{13}:

$$10^{12} < 2.567.000.000.000 < 10^{13}$$

Log rappresenta la funzione logaritmo in base 10 che, avendo la base maggiore di 1, è crescente; applicando tale funzione alla relazione appena scritta, si ottiene quindi:

$$\mathrm{Log}\,10^{12} < \mathrm{Log}\,2.567.000.000.000 < \mathrm{Log}\,10^{13}$$

Utilizzando poi la definizione di logaritmo, si ottiene:

$$12 < \mathrm{Log}\,2.567.000.000.000 < 13$$

quindi la risposta esatta è la **C**.

41 Si osservi innanzi tutto che non è possibile applicare la regola:

$$\log a + \log b = \log(a \cdot b)$$

dal momento che i logaritmi considerati non hanno la stessa base. È quindi necessario calcolare il valore di ogni singolo logaritmo, applicando la definizione stessa:

$$\log_4 2 = x \quad \leftrightarrow \quad 4^x = 2 \quad \rightarrow \quad x = \frac{1}{2}$$

$$\log_2 4 = x \quad \leftrightarrow \quad 2^x = 4 \quad \rightarrow \quad x = 2$$

La relazione data equivale quindi a:

$$\log_4 2 + \log_2 4 = \frac{1}{2} + 2 = 0{,}5 + 2 = 2{,}5$$

pertanto la risposta esatta è la **D**.

42 In mancanza di indicazione diversa, si può assumere che il logaritmo sia decimale, ossia in base 10. Per l'esistenza del logaritmo, l'argomento deve essere positivo, ossia deve valere la condizione:

$$x > 0$$

Affinché il prodotto $x\log x$ sia negativo, come richiede il testo del quesito, $\log x$ deve essere negativo (x è sicuramente positivo) e per le note condizioni sul segno del logaritmo, se la base è maggiore dell'unità, l'argomento deve essere compreso fra 0 e 1:

$$\log_{10} x < 0 \quad \Rightarrow \quad 0 < x < 1$$

Quindi la risposta corretta è la **A**.

43 La risposta corretta è la **D** in quanto, se $a = 1 - b$ allora $a + b = 1 - b + b = 1$, quindi $\log(a + b) = \log 1 = 0$. Occorre fare attenzione al fatto che le risposte **A** e **B** potrebbero trarre in inganno a causa della loro somiglianza con la relazione:

$$\log(a \cdot b) = \log a + \log b$$

La risposta **C** è infine sicuramente sbagliata in quanto se fosse $(a + b) < 0$ si avrebbe un logaritmo con argomento negativo.

MATEMATICA

44 Ricordando che la funzione logaritmica è crescente se la base del logaritmo è maggiore di uno, per ordinare i logaritmi naturali (ossia in base $e \approx 2{,}71828$) è sufficiente ordinarne gli argomenti. Essendo:

$$\frac{15}{4} < \frac{9}{2} < \frac{36}{7} < 8$$

la risposta corretta è la **B**.

45 Il modo corretto di procedere è fare la scomposizione in fattori primi del numero 250, che risulta:

$$250 = 2 \cdot 5^3$$

e utilizzare i noti teoremi sui logaritmi. Si ricava:

$$\log_5 250 = \log_5(2 \cdot 5^3) = \log_5 2 + \log_5(5^3) = \log_5 2 + 3 \text{ (risposta C)}$$

PARTE TERZA

46 Portando tutto a primo membro e riducendo le frazioni a denominatore comune, si ottiene:

$$\frac{x^2}{1-xy} > \frac{x}{y(1-xy)} \rightarrow \frac{x^2}{1-xy} - \frac{x}{y(1-xy)} > 0 \rightarrow \frac{x(xy-1)}{y(1-xy)} > 0$$

Ora, osservando che:

$$xy - 1 = -(1-xy)$$

si può scrivere:

$$\frac{x(xy-1)}{y(1-xy)} > 0 \rightarrow -\frac{x(1-xy)}{y(1-xy)} > 0$$

Poiché per ipotesi $xy \neq 1$ è possibile semplificare, ottenendo:

$$-\frac{x}{y} > 0 \rightarrow \frac{x}{y} < 0$$

Dal momento che x e y sono numeri positivi, anche il loro quoziente è positivo, quindi la disequazione $\frac{x}{y} < 0$ e, di conseguenza, quella di partenza, non sono mai verificate.

La risposta corretta è pertanto la **D**.

47 Si tratta di una disequazione di secondo grado verificata dai valori interni all'intervallo delle radici dell'equazione associata:

$$x^2 - \frac{1}{2} < 0 \rightarrow -\frac{1}{\sqrt{2}} < x < \frac{1}{\sqrt{2}}$$

Razionalizzando i denominatori dei due valori di riferimento si ottiene:

$$-\frac{\sqrt{2}}{2} < x < \frac{\sqrt{2}}{2}$$

La risposta corretta è quindi la **B**.

48 Si procede per tentativi. Essendo n un intero positivo, il più piccolo valore che può assumere è 1: per $n = 1$ si ottiene $2^1 \geq 1^2$, quindi la disuguaglianza non è verificata. Viceversa, per $n = 2$, 3 e 4 la disuguaglianza è verificata: infatti, si ricava rispettivamente:

$$2^2 \leq 2^2 \qquad 2^3 \leq 3^2 \qquad 2^4 \leq 4^2$$

Per valori di n superiori a 4 la disuguaglianza non è mai verificata (si provi a sostituire $n = 5, 6...$): la risposta corretta è dunque la **D**.

49 Il coefficiente angolare di una retta passante per due punti generici A e B, di coordinate $(x_1; y_1)$ e $(x_2; y_2)$ rispettivamente, è dato dalla relazione:

$$m = \frac{y_2 - y_1}{x_2 - x_1}$$

quindi, applicando la formula al quesito proposto, si ottiene:

$$m = \frac{4-2}{2-1} = 2$$

per cui la risposta corretta è la **D**.

50 Due rette (scritte in forma canonica):

$$y = m_1x + q_1 \qquad y = m_2x + q_2$$

sono perpendicolari se i due coefficienti angolari soddisfano la condizione:

$$m_1 \cdot m_2 = -1$$

La risposta corretta è quindi la **A**. Infatti i due coefficienti angolari sono rispettivamente:

$$m_1 = 5/3 \qquad m_2 = -3/5$$

51 L'equazione $x^2 + y^2 = 1$ rappresenta la circonferenza avente centro nell'origine e raggio 1, mentre l'equazione $x + y = 1$ è quella della retta parallela alla bisettrice del secondo e del quarto quadrante, passante per il punto $(0; 1)$. I punti che appartengono contemporaneamente alle due curve sono dunque solo quelli di coordinate $(0; 1)$ e $(1; 0)$.

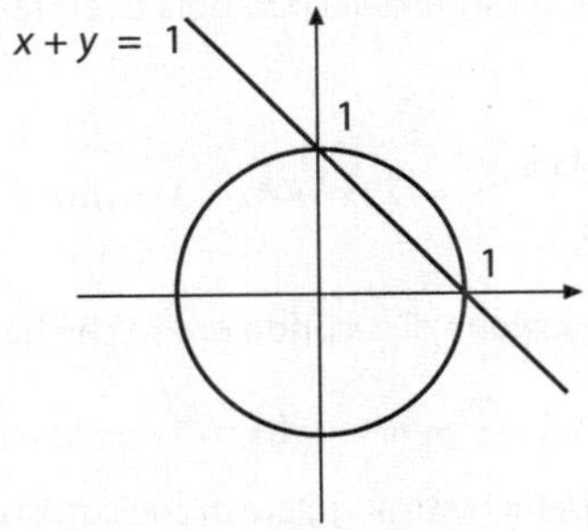

Poiché in entrambi i casi il prodotto delle coordinate è nullo, non soddisfa la condizione $xy > 0$: non esiste quindi alcun punto le cui coordinate soddisfino contemporaneamente le tre condizioni date, pertanto la risposta corretta è la **A**.

52 La funzione data è una parabola con asse di simmetria parallelo all'asse delle ordinate, la cui equazione generale è:

$$ax^2 + bx + c = 0$$

Poiché il coefficiente del termine in x^2 è negativo, la parabola ha la concavità rivolta verso il basso, pertanto il vertice risulta il punto più alto del suo grafico.
L'ascissa del vertice di una parabola di questo tipo è $-b/2a$, e poiché $a = -1$, $b = 4$, si ottiene:

$$x = -\frac{4}{2 \cdot (-1)} = \frac{4}{2} = 2$$

quindi la risposta esatta è la **E**. In alternativa, è possibile sostituire nell'equazione della parabola la variabile x con il valore proposto in ciascuna alternativa e verificare in corrispondenza a quale di essi la y assume il valore più grande.

MATEMATICA

53 Si tratta di due rette parallele fra loro, in quanto presentano lo stesso coefficiente angolare (ossia m = 2 per entrambe le rette). La risposta corretta è la **D**.

54 Le coordinate del punto di intersezione tra due curve generiche sono la soluzione del sistema tra le equazioni delle curve. In particolare, il punto di intersezione di due rette si trova risolvendo il sistema lineare tra le equazioni delle due rette:

$$\begin{cases} x - y = 0 \\ 2x - 1 = 0 \end{cases} \rightarrow \begin{cases} x = y \\ x = 1/2 \end{cases} \rightarrow \quad x = 1/2 \text{ e } y = 1/2$$

La risposta corretta è dunque la **D**.

55 La risposta corretta è la **C**: infatti $y = k$ rappresenta (al variare di k) un fascio di rette parallele all'asse x, ossia un fascio improprio di rette.

56 Per trovare la retta tangente alla parabola sarebbe molto comodo poter sfruttare il concetto di derivata che però non è presente nel programma di matematica del test.

Si procede quindi per via algebrica, determinando, per prima cosa, l'ordinata del punto di tangenza tramite la condizione di appartenenza:

$$\text{se } x = 0 \text{ allora } y = 3x^2 - 4x + 1 = 3 \cdot 0 - 4 \cdot 0 + 1 = 1$$

quindi il punto di tangenza è P = (0; 1). Il fascio di rette passante per P ha equazione:

$$y - y_0 = m \cdot (x - x_0) \rightarrow y - 1 = m \cdot (x - 0) \rightarrow y = mx + 1$$

Si risolve il sistema fra l'equazione della parabola e l'equazione del fascio di rette usando il metodo della sostituzione:

$$\begin{cases} y = 3x^2 - 4x + 1 \\ y = mx + 1 \end{cases} \rightarrow 3x^2 - 4x + 1 = mx + 1 \rightarrow 3x^2 - (4 + m)x = 0$$

Siamo pervenuti a un'equazione di secondo grado che ha il seguente discriminante:

$$\Delta = b^2 - 4ac = (4 + m)^2 - 4 \cdot 3 \cdot 0 = (4 + m)^2$$

Per trovare il valore del coefficiente angolare m che corrisponde alla retta tangente, ossia all'unica retta del fascio che abbia un solo punto di intersezione con il diagramma della parabola, si impone che il discriminante sia nullo:

$$\Delta = (4 + m)^2 = 0 \rightarrow m = -4$$

Riprendendo l'equazione del fascio di rette passante per P si ottiene infine l'equazione della retta tangente in P:

$$y = mx + 1 \rightarrow y = -4x + 1 \rightarrow y = 1 - 4x$$

La risposta corretta è quindi la **A**.

Si sarebbe potuti arrivare a questa risposta più rapidamente se avessimo sfruttato la via geometrica: purtroppo questa non è la prima idea che viene in mente. Disegnando, anche in maniera approssimativa, il grafico della parabola (che ha concavità rivolta verso l'alto ed equazione dell'asse di simmetria $x = 2/3$) avremmo osservato che la retta tangente in P esiste e deve necessariamente avere coefficiente angolare negativo: avremmo quindi scartato rapidamente 4 alternative su 5, giungendo chiaramente alla stessa soluzione.

57 Per verificare quale delle curve di equazioni assegnate passa per l'origine basta ricordare che un punto $P(x_0; y_0)$ appartiene al grafico di una curva di equazione $y = f(x)$ se e solo se le sue coordinate soddisfano l'equazione della curva, cioè se e solo se sostituendo le coordinate del punto P alle incognite x e y nell'equazione della curva si ottiene una identità.

Sostituendo $x = 0$ e $y = 0$ nelle diverse alternative si ha:

A $0 = 0^2$, cioè $0 = 0$
B $0 = 3$
C $0 = 2$
D $0 = 0^2 - 1$, cioè $0 = -1$
E $0 = 3 \cdot 0 - 3$, cioè $0 = -3$

L'unica alternativa in cui si ottiene una identità è la **A**, che è quindi la risposta esatta.

---

58 Due grandezze sono inversamente proporzionali se risulta costante il loro prodotto (risposta **B**).

---

59 L'unica possibile limitazione all'esistenza della funzione $y = 1/(x^2 + 1)$ è data dalla presenza di un denominatore che deve necessariamente essere diverso da zero. Il denominatore è però un binomio di secondo grado che non si annulla mai (le sue radici sono infatti complesse coniugate, quindi non vi sono radici reali), per cui la funzione è definita per qualsiasi valore reale (risposta **A**).

---

60 Nel testo del quesito si afferma che x, y e a sono tre numeri positivi e diversi da 1, ma non si specifica se si tratta di valori minori o maggiori di 1: questa precisazione è importante perché le funzioni logaritmica ed esponenziale sono crescenti per valori della base maggiori di 1, decrescenti per valori della base compresi tra 0 e 1 (estremi esclusi).

Ricordando che le funzioni crescenti mantengono inalterato l'ordinamento dei rispettivi argomenti, è immediato dedurre che la risposta corretta è la **E**: in tale alternativa infatti la base della funzione logaritmo è maggiore di 1 (essendo $a + 1$ la somma di 1 e di una quantità positiva) quindi, poiché per ipotesi $x \le y$, di certo risulta $\log_{a+1} x \le \log_{a+1} y$.

---

61 Le due funzioni della coppia A non possono avere lo stesso grafico perché hanno campi di esistenza diversi:

$$\text{C.E. di } y = 2\ln x : x > 0 \qquad \text{C.E. di } y = \ln x^2 : x \neq 0$$

Per lo stesso motivo anche le due funzioni della coppia B non possono avere lo stesso grafico:

$$\text{C.E. di } y = \ln x : x > 0 \qquad \text{C.E. di } y = \ln(x^2 - x) - \ln(x - 1) : x > 1$$

Le due funzioni della coppia C, ricordando che $\ln^3 x = (\ln x)^3$, hanno lo stesso campo di esistenza (C.E.: $x > 0$), ma grafici diversi in quanto:

$$3\ln x \neq (\ln x)^3$$

Per esempio, ponendo $x = e$ e quindi $\ln x = \ln e = 1$ si ottengono, per le due funzioni, valori diversi:

$$3\ln e = 3 \neq 1 = (\ln e)^3$$

La risposta corretta è quindi la **E**.

---

62 Applicando il teorema di Carnot si deduce immediatamente che la risposta corretta è la **B**. Tale teorema, infatti, afferma che conoscendo la lunghezza di due lati di un triangolo e il valore dell'angolo tra essi compreso, è possibile determinare la lunghezza del terzo lato:

$$a^2 = b^2 + c^2 - 2 \cdot b \cdot c \cdot \cos\alpha$$

dove b e c sono le lunghezze dei lati noti, α l'angolo tra essi compreso e a la lunghezza del lato incognito.

MATEMATICA

Nel caso in esame si ha $b = 3$, $c = 2$ e $\alpha = 45°$, quindi si ottiene:

$$a^2 = 3^2 + 2^2 - 2 \cdot 3 \cdot 2 \cdot \cos 45° = 13 - 12 \cdot \frac{\sqrt{2}}{2} \approx 4{,}6$$

Calcolando ora la radice quadrata di entrambi i membri, si ricava:

$$a^2 \approx 4{,}6 \Rightarrow a \approx \sqrt{4{,}6} \approx 2{,}1$$

tra le alternative proposte quella che approssima meglio tale valore è proprio la B.

---

63 Essendo tg $\alpha = 1$, in corrispondenza dell'angolo α le funzioni seno e coseno devono assumere il medesimo valore. Ricordando l'unità trigonometrica (per cui la somma dei quadrati di seno e coseno deve essere pari all'unità) si ricava che la risposta corretta è la C.

---

64 È facile osservare che tutte le risposte proposte contengono angoli compresi fra 0° e 360°. Rispettando questa limitazione si ha:

$$\cos\alpha = 0 \rightarrow \alpha = 90° \text{ oppure } \alpha = 270°$$
$$\text{tg}\beta = 0 \rightarrow \beta = 0° \text{ oppure } \beta = 180°$$

per cui l'unica coppia di valori degli angoli α e β che soddisfa simultaneamente entrambe le equazioni è la B.

---

65 La relazione non necessariamente vera per $0 < \alpha < \frac{\pi}{2}$ è la C: è vero che per i valori considerati dell'angolo α le funzioni seno e coseno assumono valori strettamente compresi tra 0 e 1, ma è vero anche che la somma di due di tali valori può essere maggiore di 1, come si osserva considerando i valori che si ottengono, per esempio, per $\alpha = \frac{\pi}{4}$:

$$\text{sen}\frac{\pi}{4} + \cos\frac{\pi}{4} = \frac{\sqrt{2}}{2} + \frac{\sqrt{2}}{2} = \sqrt{2} > 1$$

Si osservi che la risposta D è vera per ogni valore di α, essendo la relazione fondamentale della goniometria.

---

66 La somma degli scarti di una serie di numeri dalla loro media aritmetica è sempre zero, quindi la risposta esatta è la B. Si ha infatti:

$$\text{media aritmetica} = \frac{3+4+5+6+7}{5} = \frac{25}{5} = 5$$

Lo scarto tra ciascun numero considerato e la media aritmetica è dato dalla differenza (con segno) dei due valori considerati; per esempio, lo scarto tra il numero 3 e la media (pari a 5) è dato da:

$$3 - 5 = -2$$

La somma degli scarti nel caso in esame è quindi:

$$\begin{aligned}\text{somma scarti} &= (3-5)+(4-5)+(5-5)+(6-5)+(7-5) = \\ &= (-2)+(-1)+0+1+2 = -2-1+0+1+2 = 0\end{aligned}$$

---

67 La probabilità di un evento *E*, indicata con P(*E*), è il rapporto tra il numero dei *casi favorevoli* al manifestarsi di *E* e il numero dei *casi possibili*, giudicati ugualmente probabili. Un evento *E* può essere:

- certo, se P(*E*) = 1;
- impossibile, se P(*E*) = 0;
- possibile, se 0 < P(*E*) < 1;

Nel caso del lancio di un dado, l'evento "esce la faccia con il numero 5" è quindi possibile (risposta **E**) e la sua probabilità è pari a $1/6$. Si osservi che la probabilità dell'evento "esce una faccia con un numero pari" vale $3/6 = 1/2$, quindi i due eventi considerati non sono equiprobabili.

68 Occorre applicare il teorema delle probabilità totali: se *E* e *F* sono due eventi incompatibili, la probabilità che si verifichi *E* oppure *F* è uguale alla somma delle probabilità dei singoli eventi. La probabilità di estrarre un numero maggiore di 95 è pari a 5/100 (ossia 5%). Anche la probabilità di estrarre un numero minore di 6 è pari a 5/100 (quindi ancora 5%).

La somma di queste probabilità dà una probabilità totale pari al 10%.

La risposta corretta è quindi la **D**.

69 Si indica con il termine moda di una serie di dati quello che ha la frequenza maggiore, cioè che compare più volte all'interno della serie. Nel caso in esame il dato che ricorre più spesso è 5, con tre occorrenze, quindi la risposta esatta è la **D**.

70 La probabilità di estrarre una caramella alla frutta, in base alla definizione di probabilità, è data dal rapporto tra il numero di casi favorevoli e il numero di casi possibili.

Pertanto se x è il numero di caramelle alla frutta da aggiungere, allora si ottiene:

- numero casi favorevoli = numero di caramelle alla frutta = $x + 2$;
- numero casi possibili = numero totale di caramelle = $10 + x$;
- $P = \frac{x+2}{10+x} = \frac{1}{3}$, da cui $3(x+2) = 10 + x$, ossia $x = 2$.

La risposta corretta è quindi la **E**.

71 Indicando con h l'altezza comune ai due solidi e con r il raggio di base del cilindro, si conclude che il raggio R di base del cono è uguale a $2r$. Poiché:

$$V_2 = \pi \cdot r^2 \cdot h \qquad V_1 = \frac{1}{3}\pi \cdot R^2 \cdot h = \frac{1}{3}\pi \cdot (2r)^2 \cdot h = \frac{4}{3}\pi \cdot r^2 \cdot h = \frac{4}{3}V_2$$

si ricava che:

$$\frac{V_1}{V_2} = \frac{\frac{4}{3}V_2}{V_2} = \frac{4}{3} \text{ (risposta C)}$$

72 Mediante il teorema di Pitagora si trova che l'altezza di un triangolo equilatero di lato a vale:

$$\frac{\sqrt{3}}{2}a$$

L'area A di un triangolo equilatero di lato a è data quindi dalla formula:

$$A = \frac{ah}{2} = \frac{a^2\sqrt{3}}{4}$$

per cui la risposta corretta è la **A**.

73 Si indichi con a la misura sia del lato del quadrato che del diametro della circonferenza: allora la diagonale del quadrato è pari a $\sqrt{2}a$, mentre la lunghezza della circonferenza è pari a πa. Il loro rapporto è quindi dato da:

$$\frac{\sqrt{2}a}{\pi a} = \frac{\sqrt{2}}{\pi} \approx \frac{1,41}{3,14} < 1$$

La risposta corretta è quindi la **C**.

74 Dal momento che la distanza fra i due centri O e O′ è uguale alla somma dei raggi R e R′, le due sfere sono tangenti esternamente (risposta **C**).

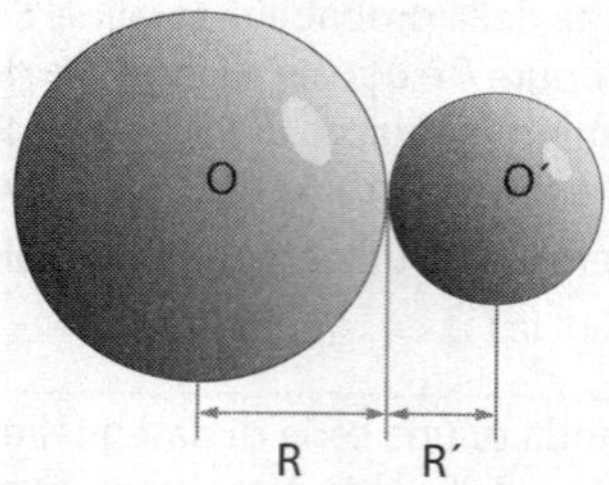

75 I piedi dell'uomo percorrono una circonferenza C di raggio $r = 6.500.000$ m, mentre la testa una circonferenza C' di raggio $r' = 6.500.002$ m, cioè $r' = (r + 2)$ m. Essendo le lunghezze delle due circonferenze pari a:

$$C = 2\pi r \text{ m} \quad \text{e} \quad C' = 2\pi(r+2) \text{ m}$$

si conclude che la testa dell'uomo ha percorso in più dei piedi:

$$C' - C = 2\pi(r+2) \text{ m} - 2\pi r \text{ m} = 4\pi \text{ m} \approx 12,56 \text{ m}$$

La risposta corretta è la **B**.

76 La risposta corretta è la **C**.

Infatti la superficie del quadrato vale a^2, la superficie del triangolo equilatero vale $\frac{\sqrt{3}}{4} \cdot a^2$, la superficie dell'esagono regolare vale $\frac{3\sqrt{3}}{2}a^2$ e, infine, la superficie del cerchio vale $\pi \cdot a^2$.

77 La superficie di un solido qualsiasi è proporzionale al quadrato delle dimensioni lineari (così come il volume è proporzionale al cubo delle dimensioni lineari), per cui, raddoppiando le dimensioni lineari, la superficie aumenta di quattro volte.

La risposta corretta è pertanto la **C**.

78 La risposta corretta è la **C** in quanto l'altezza (CH in figura) divide il triangolo di partenza ABC in due triangoli ACH e BCH simili al triangolo ABC (quindi ancora isosceli).

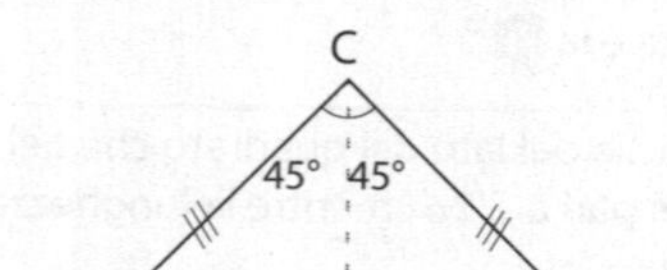

Essendo $\overline{AH} \equiv \overline{BH} \equiv \overline{CH}$ e $\overline{AH} + \overline{BH} \equiv \overline{AB} = 10$, si ricava $\overline{CH} = 5$.

79 Si osserva che il raggio r_i della circonferenza inscritta nel quadrato Q è uguale a metà del lato a, cioè $r_i = a/2$, mentre il raggio r_c della circonferenza circoscritta al quadrato Q è uguale alla metà della diagonale d del quadrato stesso, cioè:

$$r_c = \frac{d}{2} = \frac{a\sqrt{2}}{2}$$

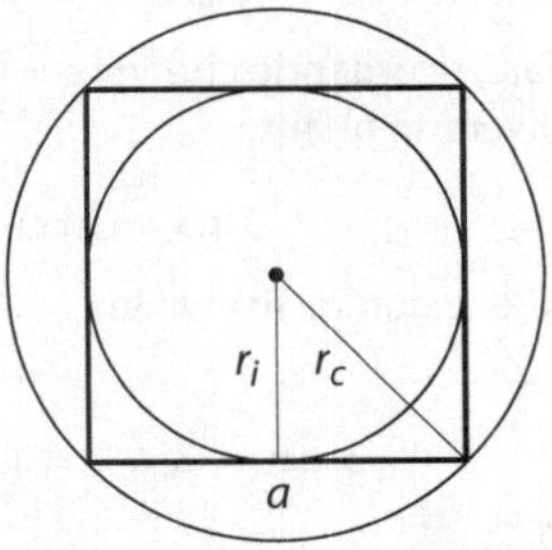

Pertanto l'area A della corona circolare è uguale a:

$$A = \pi r_c^2 - \pi r_i^2 = \pi(r_c^2 - r_i^2) = \pi\left[\left(\frac{a\sqrt{2}}{2}\right)^2 - \left(\frac{a}{2}\right)^2\right] = \pi\left(\frac{a^2}{2} - \frac{a^2}{4}\right) = \frac{\pi}{4}a^2$$

Tale area risulta essere uguale a quella del cerchio inscritto (pari a $\frac{\pi}{4}a^2$) per ogni valore di a. La risposta esatta è dunque la **B**.

80 Affinché una terna di numeri rappresenti la lunghezza dei lati di un triangolo rettangolo, essa deve essere una *terna pitagorica*, ossia deve soddisfare il teorema di Pitagora: il quadrato costruito sul lato maggiore (ipotenusa) è pari alla somma dei quadrati costruiti sui due lati rimanenti (cateti). L'unica terna che soddisfa il teorema di Pitagora è quella individuata dalla lettera **C**.

81 L'angolo AOB è l'angolo al centro che insiste sull'arco AB, mentre ACB è l'angolo alla circonferenza che insiste sul medesimo arco AB. Poiché un angolo al centro è pari al doppio dell'angolo alla circonferenza che insiste sullo stesso arco, si deduce che l'angolo ACB è pari a metà dell'angolo AOC, quindi la sua ampiezza è 25°. Il quesito chiede però di determinare l'angolo ABC.

Poiché i due angoli ACB e ABC sono gli angoli acuti del triangolo rettangolo ABC, essi sono complementari, ovvero la loro somma è 90°:

$$ACB + ABC = 90°$$

Da tale relazione si può infine ricavare l'ampiezza dell'angolo ABC:

$$ABC = 90° - ACB = 90° - 25° = 65° \text{ (risposta C)}$$

82 Siano r_1 e r_2 i raggi delle due circonferenze. Si ottiene che

$$\pi r_1^2 = 2\pi r_2^2$$

quindi:

$$r_1 = \sqrt{2}r_2$$

Per il rapporto fra le lunghezze delle due circonferenze si ha:

$$\frac{2\pi r_1}{2\pi r_2} = \frac{2\pi \cdot \sqrt{2}r_2}{2\pi r_2} = \sqrt{2} = 2^{1/2}$$

La risposta corretta è la **B**.

83 Le due funzioni della coppia A non possono avere lo stesso grafico perché hanno campi di esistenza diversi:

$$\text{C.E. di } y = 2\ln x : x > 0 \qquad \text{C.E. di } y = \ln x^2 : x \neq 0$$

Per lo stesso motivo anche le due funzioni della coppia B non possono avere lo stesso grafico:

$$\text{C.E. di } y = \ln x : x > 0 \qquad \text{C.E. di } y = \ln(x^2 - x) - \ln(x - 1) : x > 1$$

Le due funzioni della coppia C, ricordando che $\ln^3 x = (\ln x)^3$, hanno lo stesso campo di esistenza (C.E.: $x > 0$), ma grafici diversi in quanto:

$$3\ln x \neq (\ln x)^3$$

Per esempio, ponendo $x = e$ e quindi $\ln x = \ln e = 1$ si ottengono, per le due funzioni, valori diversi:

$$3\ln e = 3 \neq 1 = (\ln e)^3$$

La risposta corretta è quindi la **E**.

84 Per definizione di similitudine fra triangoli, due triangoli sono simili se hanno gli angoli ordinatamente congruenti (e i lati ordinatamente proporzionali). La risposta corretta è quindi la **C**.

85 Per rispondere al quesito occorre ricordare che la somma degli angoli interni di un poligono è uguale al numero di lati del poligono diminuito di 2, moltiplicato per 180°. Tutte le sequenze di valori presenti nelle diverse alternative proposte sono costituite da 5 numeri e dunque il poligono in oggetto ha 5 lati (pentagono). Pertanto la somma degli angoli interni deve essere pari a $(5 - 2) \cdot 180° = 540°$. L'unica sequenza di valori che sommati tra loro dà come risultato 540° è quella dell'alternativa **E**, che quindi è la risposta corretta.

parte quarta

FISICA

Quesiti

1 **Determinare la sequenza crescente delle seguenti unità di misura delle lunghezze: nm, cm, Gm, m, km.**

A nm, Gm, cm, m, km
B Gm, nm, cm, m, km
C km, m, cm, Gm, nm
D nm, cm, m, km, Gm
E nm, Gm, m, cm, km

2 **Un terzo di un chilometro e mezzo a quanti metri equivale?**

A 500 km
B 50 m
C 500 m
D 5000 m
E 50.000 m

3 **La costante di gravitazione universale G ha dimensioni definite dall'espressione:**

$$G = F \cdot L^2 / M^2$$

dove F = forza, L = lunghezza, M = massa. Si indichi qual è l'unità di misura di G nel sistema di unità di misura MKS.

A $kg^3 \cdot m^3 \cdot s^{-1}$
B $dyn \cdot m^2 \cdot kg^{-2}$
C $kg^{-1} \cdot m^3 \cdot s^{-2}$
D $kg^{-1} \cdot cm^3 \cdot s^{-2}$
E $kg^{-1} \cdot m^2$

4 **Individuare le alternative in cui le grandezze fisiche si susseguono secondo la serie: scalare, vettore, scalare.**

A Forza peso, massa, volume
B Massa, forza peso, volume
C Massa, volume, forza peso
D Temperatura, volume, spostamento
E Spostamento, temperatura, massa

FISICA

5 **Il modulo della differenza vettoriale tra due forze che formano un angolo di 120° è:**

- **A** minore del modulo di ciascuna forza
- **B** maggiore del modulo di ciascuna forza
- **C** uguale al modulo della risultante delle due forze
- **D** minore della differenza aritmetica dei moduli delle due forze
- **E** maggiore della somma aritmetica dei moduli delle due forze

6 **Un bambino regge due cani di ugual peso con due guinzagli uguali. I cani partono di scatto. Il bambino perderà più facilmente l'equilibrio se le direzioni dei cani sono:**

- **A** a 90 gradi
- **B** a 45 gradi
- **C** a 60 gradi
- **D** coincidenti con versi opposti
- **E** coincidenti con lo stesso verso

7 **Il prodotto di una grandezza scalare per un vettore:**

- **A** può modificare solo il verso del vettore
- **B** può modificare solo la direzione del vettore
- **C** può modificare il modulo ed eventualmente il verso del vettore
- **D** si può fare solo se le due grandezze hanno le stesse dimensioni fisiche
- **E** si può fare solo se lo scalare è maggiore di 0

8 **Indicare la maggiore tra le seguenti velocità:**

- **A** 18 km/h
- **B** $7 \cdot 10^7$ cm/giorno
- **C** 1 m/s
- **D** c/100 (dove c è la velocità della luce nel vuoto)
- **E** 7*g* (dove *g* è l'accelerazione di gravità)

9 **Un automobile si muove per 30 km in direzione E successivamente si muove per $10\sqrt{10}$ km in direzione E α° N.**

Se sen$\alpha = \frac{3}{\sqrt{10}}$ qual è il modulo, in km, dello spostamento dell'automobile?

- **A** 0
- **B** 10
- **C** $30 + 10\sqrt{10}$
- **D** $40\sqrt{10}$
- **E** 50

10 **Un treno parte da fermo con accelerazione costante pari a 3 m/s^2. Quale delle seguenti affermazioni è errata?**

- **A** Dopo 10 s la velocità del treno è 30 m/s
- **B** Dopo 5 s la velocità del treno è 54 km/h
- **C** Dopo 8 s la velocità del treno è 1,44 km/min
- **D** Dopo 10 s il treno ha percorso lo spazio $s = 150$ m
- **E** Dopo ogni intervallo di tempo di 1 s la velocità del treno triplica

11 **Un'automobile percorre un tratto di strada in salita alla velocità v e lo stesso tratto in discesa alla velocità v'. La velocità media è:**

A $\frac{v+v'}{2}$

B $\frac{vv'}{2}$

C $\frac{vv'}{v+v'}$

D $\frac{2vv'}{v+v'}$

E $\frac{vv'}{v+2v'}$

12 **Un'automobile percorre un rettilineo infinitamente lungo. Esprimo lo spazio percorso in chilometri (km) e il tempo in ore (h). La velocità dell'auto sia costante e uguale a 100 km/h. A partire da un certo istante in poi l'auto subisce un'accelerazione negativa costante, uguale a –200 km/h^2. Dopo quanti minuti si inverte il senso di marcia?**

A 1
B 5
C 30
D 60
E Mai

13 **Il grafico mostra come varia nel tempo la velocità di un corpo che si muove di moto rettilineo.**

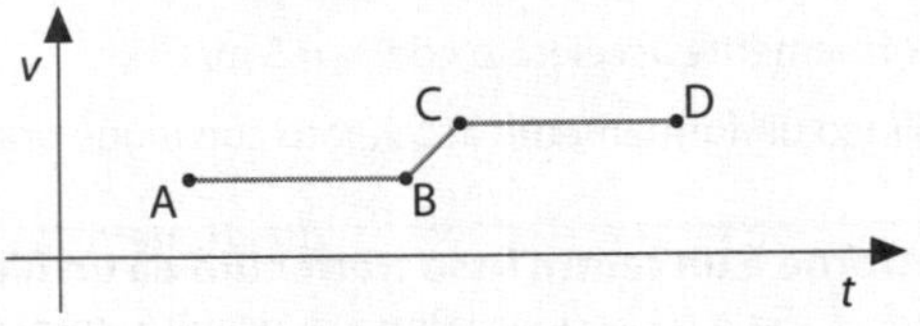

Nel tratto BC si ha:

A accelerazione nulla
B accelerazione uniforme
C accelerazione variabile
D non si può dire nulla sull'accelerazione perché nel grafico compare solo la velocità
E velocità costante

14 **Se un corpo si muove di moto naturalmente accelerato, cioè in caduta libera nel campo gravitazionale, partendo con velocità iniziale nulla:**

A la velocità è proporzionale al tempo trascorso
B la distanza è proporzionale al tempo trascorso
C la velocità è costante
D l'accelerazione è nulla
E la velocità è proporzionale alla distanza percorsa

FISICA

15 **Determinare da che altezza deve essere lasciato cadere un grave per raggiungere il suolo in 2 s (si trascuri la resistenza dell'aria):**

A circa 9,8 m

B circa 19,6 m

C circa 40,2 m

D circa 98,1 m

E circa 125,1 m

16 **Qual è la velocità angolare della lancetta delle ore di un orologio?**

A $6{,}28 \cdot 2$ rad/s

B $6{,}28/2$ rad/s

C $6{,}28/(24 \cdot 60 \cdot 60)$ rad/s

D $(6{,}28 \cdot 2)/(24 \cdot 60 \cdot 60)$ rad/s

E $(6{,}28 \cdot 2)/(24 \cdot 60 \cdot 60)$ m/s

17 **Un punto si muove nel piano $x\,y$, le sue proiezioni sugli assi cartesiani seguono le leggi:**

$$\begin{cases} x = 3t \\ y = 2t^2 \end{cases}$$

quale delle seguenti affermazioni relative al moto del punto è vera?

A Il moto è uniformemente accelerato con $a = 2$ m/s^2

B Il moto è uniformemente accelerato con $a = 5$ m/s^2

C Il moto è uniformemente accelerato con $v_0 = 3$ m/s

D Il moto è uniformemente accelerato con $v_0 = 5$ m/s

E Il moto è rettilineo uniformemente accelerato con legge oraria $s = 3t + 2t^2$

18 **Un sasso ruota attorno a un centro fisso trattenuto da un filo lungo 1 m con velocità angolare $\omega = \sqrt{10}$ rad/s. Se g è l'accelerazione di gravità, qual è (entro il 2%) la giusta proposizione?**

A È sottoposto ad accelerazione pari a 1 g

B È sottoposto ad accelerazione pari a 10 g

C La velocità periferica è 10π m/s

D La velocità periferica è π^2 m/s

E La frequenza del moto è 2 Hz

19 **Il rapporto F/m, con F forza e m massa, è:**

A una velocità

B un impulso

C una quantità di moto

D un'energia potenziale

E un'accelerazione

PARTE QUARTA

20 **Nel moto di un proiettile lanciato da terra con velocità $v_0 = 10$ m/s formante con un la verticale un angolo $\alpha = 30°$ qual è la velocità del proiettile nel punto di massima altezza della sua traiettoria?**

A 0

B 5 m/s

C 8,660 m/s

D 10

E Non calcolabile con i dati assegnati

21 **Un astronauta, che sulla Terra ha una massa di 66 kg, sulla Luna ha una massa di:**

A circa 10 kg

B 66 kg

C circa 66 kg

D circa 400 kg

E 10 kg

22 **Il baricentro di un solido di massa *m* è:**

A un punto materiale di massa *m*

B un punto geometrico necessariamente appartenente al solido

C un punto geometrico anche non appartenente al solido

D un punto geometrico necessariamente non appartenente al solido

E nessuna delle precedenti risposte è corretta

23 **Di una sostanza si sa che il peso specifico relativo vale 2,7. La densità relativa:**

A si ricava moltiplicando 2,7 per la massa

B vale 2,7 moltiplicato per l'accelerazione di gravità

C vale 2,7 diviso l'accelerazione di gravità

D si ottiene moltiplicando 2,7 per il volume

E ha lo stesso valore del peso specifico relativo

24 **Se la Terra avesse una massa doppia e un raggio pari alla metà dei valori reali, la forza peso sulla Terra risulterebbe:**

A quattro volte maggiore

B otto volte maggiore

C uguale

D la metà

E il doppio

FISICA

25 **Una persona munita di fucile e proiettili si trova sopra un carrello in moto con velocità pari a 3 m/s. La massa di tutto il sistema è 100 kg. Nell'ipotesi che gli attriti risultino trascurabili, si domanda se la persona, sparando in successione alcuni proiettili, può arrestare il carrello.**

A No, perché la quantità di moto di un sistema isolato si conserva

B Sì, purché la persona spari un numero di proiettili tale che l'energia cinetica complessiva risulti di 300 joule

C Sì, purché la persona spari un numero di proiettili tale che la loro quantità di moto totale risulti di verso opposto rispetto a quella del sistema iniziale e uguale a 300 kg · m/s

D Sì, purché la persona spari un numero di proiettili tale che la loro quantità di moto totale risulti dello stesso verso rispetto a quella del sistema iniziale e uguale a 300 kg · m/s

E No, perché non si conserverebbe l'energia cinetica

26 **Il momento di una forza rispetto a un punto:**

A si misura in N · s

B misura l'istante in cui la forza è applicata

C non è una grandezza scalare

D non è mai nullo

E è in funzione della massa nel punto

27 **In un sistema di riferimento inerziale, un punto materiale che si muove di moto circolare uniforme:**

A è soggetto a una forza centrifuga

B è soggetto a una forza centripeta

C non è soggetto a forze

D è soggetto a forze con risultante nulla

E è soggetto a una forza di Coriolis

28 **Il funzionamento dell'avambraccio umano è assimilato dai fisici a quello di una macchina semplice. Di quale tipo di macchina semplice si tratta?**

A È una leva di primo genere perché il fulcro (gomito) si trova tra resistenza e potenza

B È una leva di secondo genere perché interresistente

C È una leva di secondo genere perché tutte le leve del corpo umano sono di secondo genere

D È una leva di terzo genere perché, anche se sembra interfulcrale, la potenza agisce tra il fulcro (gomito) e la resistenza

E È una macchina semplice che non funziona come leva

29 **Si appende a una molla una massa di 3 kg e si osserva che questa si allunga di 9 cm; allora, se alla stessa molla si appende una massa di 2 kg, l'allungamento risultante è:**

A 4 cm

B 6 cm

C 8 cm

D 1 cm

E 2 cm

30 **Il chilowattora misura una:**

A resistenza
B differenza di potenziale
C energia
D intensità di corrente
E potenza

31 **Ho un lampadario in cui è montata una lampadina da 100 W. Questo numero è il valore:**

A del rapporto numerico tra corrente e tensione
B della tensione di alimentazione delle lampadina
C della potenza assorbita dalla lampadina
D dell'intensità di corrente che passa nella lampadina
E del rapporto numerico tra tensione e corrente

32 **Quale lavoro contro la forza di gravità compie un ragazzo che ha una massa di 60 kg per salire su una pertica innalzando il proprio baricentro di 5 m?**

A $5 \cdot 60 \cdot 9{,}81$ joule
B $5 \cdot 60 \cdot 9{,}81$ chilogrammetri
C $(1/2) \cdot 5\ 60 \cdot 9{,}81$ joule
D $(5 \cdot 60)/9{,}81$ joule
E $5 \cdot 60 \cdot 9{,}81$ newton

33 **Una macchina, per sollevare una massa di un quintale a un'altezza di dieci metri in dieci secondi, deve sviluppare una potenza minima di circa:**

A 1 kW
B 10 kW
C 100 kW
D 0,1 kW
E 0,01 kW

34 **Una forza F di modulo $F = 32$ N sposta il suo punto di applicazione nella direzione e nel verso indicati in figura da uno spostamento $S = 450$ cm . Il lavoro compiuto dalla forza F è:**

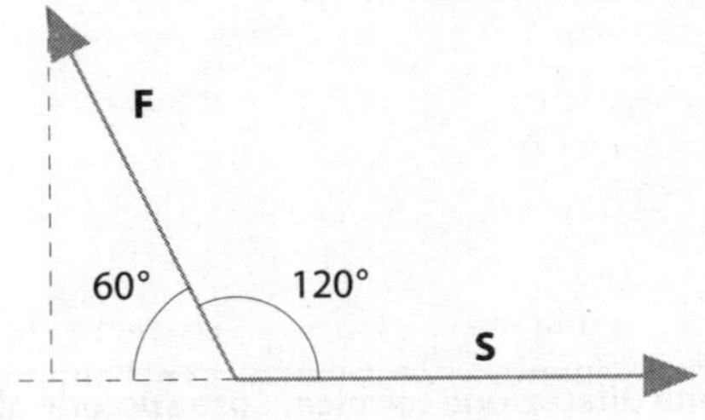

A $32\ \text{N} \cdot 450 \times 10^{-2}\ \text{m} \cdot \cos 120° = -72$ J
B $-32\ \text{N} \cdot 450 \times 10^{-2}\ \text{m} \cdot \cos 120° = 72$ J
C $-32\ \text{N} \cdot 450\ \text{cm} \cdot \cos 60° = -7200$ J
D $-32\ \text{N} \cdot 450 \times 10^{-2}\ \text{m} \cdot \text{sen} 60° = -72\sqrt{3}$ J
E $32\ \text{N} \cdot 450 \times 10^{-2}\ \text{m} \cdot \text{sen} 120° = 72\sqrt{3}$ J

FISICA

35 **L'energia cinetica di un punto materiale può essere negativa?**

- A La domanda non ha senso fisico
- B Sì, se il moto è uniformemente ritardato
- C Sì, se la massa è negativa
- D Sì, se la velocità è negativa
- E No, per come è definita

36 **Un corpo viene lasciato cadere verticalmente da fermo da una certa altezza e acquista alla fine un'energia cinetica *E*. Quanto vale l'energia cinetica se la massa viene raddoppiata?**

- A E
- B $E/2$
- C $2E$
- D $4E$
- E $E/4$

37 **Un'auto di massa 1,5 t e velocità di 100 km/h in modulo urta un furgone di massa 4 t e velocità di 80 km/h in modulo, procedendo entrambi nella stessa direzione e verso. Se subito dopo l'urto i due mezzi procedono insieme, come un tutt'uno, determinare il modulo della velocità con cui il sistema si muove:**

- A circa 10 km/h
- B circa 31 km/h
- C circa 42 km/h
- D circa 70 km/h
- E circa 85 km/h

38 **Durante l'oscillazione di un pendolo, il modulo dell'accelerazione è massimo quando:**

- A il pendolo ha velocità massima
- B il pendolo ha velocità nulla
- C il pendolo ha velocità uguale alla media delle velocità
- D il pendolo ha velocità intermedia
- E il pendolo transita nella posizione di equilibrio

39 **La temperatura di 0 °C corrisponde a:**

- A 273,16 kelvin
- B 373,16 kelvin
- C – 373,16 kelvin
- D – 273,16 kelvin
- E 0 kelvin

40 **Un corpo subisce una dilatazione termica. Cosa succede alla sua densità?**

- A Aumenta con l'aumentare della temperatura
- B Diminuisce all'aumentare della temperatura
- C Resta costante, qualunque sia l'aumento di temperatura
- D Aumenta all'aumentare del volume
- E Aumenta al diminuire della massa

41 **In fisica la parola "sublimazione" indica il passaggio:**

A dallo stato liquido a quello solido
B dallo stato solido a quello liquido
C dallo stato solido a quello gassoso
D dallo stato gassoso a quello solido
E dallo stato gassoso a quello liquido

42 **Da quale delle seguenti grandezze è indipendente la temperatura di ebollizione di un liquido?**

A Altitudine
B Temperatura esterna
C Pressione esterna
D Tensione di vapore
E Nessuna delle precedenti

43 **Un gas perfetto occupa un volume *V* a una pressione *P* ed è mantenuto a una temperatura costante. Se si varia la pressione raddoppiandola, cosa succede al volume?**

A Resta inalterato
B Dimezza
C Raddoppia
D Quadruplica
E Dipende dal valore della temperatura

44 **La relazione P/T = *k* rappresenta:**

A la legge isobara
B la legge isoterma
C la legge isocora
D la legge di Charles
E la legge di Boyle

45 **In un gas ideale il prodotto della pressione per il volume:**

A è sempre costante
B è proporzionale alla temperatura
C è indipendente dalla densità del gas
D raddoppia passando da 10 °C a 20 °C
E è inversamente proporzionale alla pressione

46 **Quale grandezza viene misurata dal manometro?**

A Larghezza delle mani
B Pressione
C Flusso
D Tensione superficiale
E Resistenza elettrica

FISICA

47 **La spinta di Archimede su un corpo omogeneo totalmente immerso in un liquido dipende:**

- A dalla densità del liquido
- B dalla densità del corpo immerso
- C dalla profondità alla quale si trova il corpo
- D dal peso del corpo immerso
- E dal materiale di cui è fatto il corpo

48 **L'uomo galleggia facilmente in acqua: basta che trattenga il fiato (a fine inspirazione) o si muova leggermente. Questo è dovuto al fatto che la densità media dell'uomo in unità del sistema CGS è circa uguale a:**

- A 1000
- B 1
- C 100
- D 10
- E 0,1

49 **Dimezzando il volume di un corpo immerso nell'acqua, il rapporto tra il peso del corpo e la spinta di Archimede:**

- A rimane invariato
- B diventa 2 volte più grande
- C quadruplica
- D diventa 4 volte più piccolo
- E dimezza

50 **Se un cubo di acciaio (densità 7.870 kg/m^3) di volume pari a 1 m^3 è totalmente immerso in acqua a una profondità di 40 metri, la spinta di Archimede è pari a circa:**

- A 1.000 N
- B 9.800 N
- C 1.000 kg
- D 78.700 N
- E 7.870 kg

51 **Si consideri il condotto orizzontale rappresentato in figura entro il quale si muove di moto stazionario un fluido perfetto.**

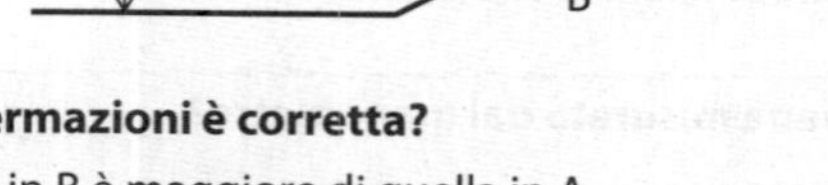

Quale delle seguenti affermazioni è corretta?

- A La pressione del fluido in B è maggiore di quella in A
- B La velocità del fluido in A è maggiore di quella in B
- C La pressione del fluido non dipende dalla posizione
- D La velocità del fluido non dipende dalla posizione
- E La velocità del fluido in B è maggiore di quella in A

PARTE QUARTA

52 La pressione idrostatica in un punto a trenta metri di profondità nel mare è circa:

A 3 atmosfere
B $30 \cdot 10^5$ newton/m^2
C 30 pascal
D 30 mmHg
E 300 cmHg

53 Un bambino, dopo una corsa, presenta 120 battiti cardiaci al minuto e a ognuno di essi l'arteria aortica riceve 40 millilitri di sangue, per cui:

A la portata media dell'aorta è 40 cm^3/s
B la portata media dell'aorta è 80 cm^3/s
C il cuore batte 20 volte al secondo
D il cuore batte $120 \cdot 3600$ volte all'ora
E l'aorta riceve 800 millilitri di sangue al secondo

54 Il calore è una grandezza fisica caratteristica di ciascun corpo?

A Sì
B Solo se la temperatura rimane costante
C No
D Solo se lo è la temperatura
E Nessuna delle precedenti risposte è corretta

55 Qual è la definizione di calore specifico di una sostanza?

A È il calore contenuto nell'unità di volume di tale sostanza
B È il calore necessario a far passare l'unità di massa della sostanza allo stato liquido
C È la temperatura di fusione della sostanza
D È la quantità di calore che deve essere somministrata all'unità di massa della sostanza per aumentarne la temperatura di 1 °C
E È la sua energia interna in condizioni standard

56 Un pallone da calcio è racchiuso in un cilindro vuoto e termicamente isolato. Da un foro accidentale l'aria, inizialmente racchiusa nel pallone, fuoriesce e si espande fino a occupare l'intero volume a disposizione. La temperatura dell'aria è cambiata durante il processo di sgonfiamento?

A Sì, perché il suo volume è cambiato nell'espansione
B Sì, perché la sua pressione è diminuita nell'espansione
C No, perché non c'è stato scambio di calore con l'esterno
D No, perché non c'è stato scambio di lavoro con l'esterno
E No, perché la sua energia interna non è stata modificata da processi esterni

57 Se il calore latente di fusione del rame vale 212 J/g, la quantità di calore necessaria a liquefare 1 kg di rame che si trova al punto di fusione è circa:

A 212 kcal
B 2,12 J
C 2120 kelvin
D 50,7 kcal
E nessuna delle precedenti

FISICA

58 **Qual è la temperatura dell'acqua che si ottiene mescolandone 1 litro a 0 °C con 0,2 litri a 30 °C?**

A 0 °C
B 5 °C
C 10 °C
D 15 °C
E 20 °C

59 **La variazione di energia interna di un gas è:**

A uguale all'energia ceduta al gas in condizioni di pressione costante
B uguale al prodotto tra il numero di moli, il calore specifico molare del gas a volume costante e la variazione di temperatura
C uguale al prodotto tra il numero di moli, il calore specifico molare del gas a pressione costante e la variazione di temperatura
D la quantità di calore ceduta al gas
E la quantità di lavoro acquistata dal gas

60 **Si può affermare che il calore specifico di un gas perfetto:**

A è indipendente dalle trasformazioni a cui il gas è sottoposto, in quanto dipende solo dalla natura della sostanza considerata
B diminuisce da 0 °C a 4 °C mentre poi aumenta per temperature maggiori di 4 °C
C a pressione costante è maggiore del calore specifico a volume costante
D è una quantità costante solo per i gas reali
E è espresso da un numero puro, nel senso che si tratta di una grandezza priva di dimensioni

61 **Il primo principio della termodinamica esprime:**

A la conservazione dell'energia in presenza di fenomeni di variazione della temperatura
B la conservazione dell'energia meccanica anche in presenza di forze non conservative
C la definizione di equilibrio termodinamico
D la trasformazione completa di quantità di calore in lavoro
E la conservazione dell'entropia

62 **Si hanno a disposizione tre lampade con cui illuminare il foglio che si sta leggendo. La lampada A, da 40 W, dista 1 m dal foglio. La lampada B, da 80 W, dista 2 m dal foglio. La lampada C, da 640 W, dista 4 m dal foglio. Supponendo che tutta l'energia elettrica venga convertita in energia luminosa, emessa simmetricamente in tutte le direzioni, come risulta l'illuminazione prodotta sul foglio?**

A Le lampade A e C sono equivalenti e ciascuna illumina più della lampada B
B La lampada A illumina più di ciascuna delle altre
C La lampada C illumina più di ciascuna delle altre
D Le lampade A e B sono equivalenti e ciascuna illumina più della lampada C
E La lampada B illumina più di ciascuna delle altre

63 **Se un suono si propaga in un certo mezzo con una velocità di 500 m/s e ha una frequenza di 100 Hz, la sua lunghezza d'onda vale:**

A 500/100 = 5 metri
B 500 · 100 = 50.000 metri
C 100/500 = 0,2 metri
D 500 – 100 = 400 metri
E zero

64 **Quale delle seguenti unità di misura è quella del campo elettrico?**

- A Coulomb/newton
- B Newton/coulomb
- C Volt · N
- D N/volt
- E Elettronvolt

65 **Selezionare la risposta nella quale l'ordine delle unità di misura si accoppia correttamente con le seguenti grandezze: carica elettrica - capacità elettrica - campo elettrico - differenza di potenziale - lavoro meccanico.**

- A Joule/coulomb - joule - coulomb - volt/metro - farad
- B Joule - volt/metro - farad - coulomb - joule/coulomb
- C Coulomb - farad - volt/metro - joule/coulomb - joule
- D Coulomb - joule - farad - joule/coulomb - volt/metro
- E Joule/coulomb - volt/metro - farad - coulomb - joule

66 **Il potenziale elettrico è:**

- A la forza con cui viene attratta una carica elettrica
- B il lavoro fatto da una carica nell'unità di tempo
- C una grandezza che si misura in joule/coulomb
- D nullo per una carica ferma
- E nessuna delle precedenti

67 **Sia S una superficie equipotenziale di un campo elettrico qualsiasi. In un punto P di S il vettore campo elettrico E:**

- A è nullo
- B è tangente a S
- C è perpendicolare a S
- D forma con la normale a S un angolo acuto
- E ha una direzione che dipende dalla distribuzione di cariche che genera il campo

68 **La capacità equivalente di più condensatori collegati in parallelo è:**

- A uguale alla somma delle capacità dei singoli condensatori
- B uguale alla capacità del condensatore a valore più elevato
- C il reciproco della capacità equivalente è uguale alla somma dei reciproci delle singole capacità
- D uguale al prodotto delle capacità dei singoli condensatori
- E nessuna delle precedenti risposte

69 **Una particella PRIVA DI CARICA, in moto rettilineo e uniforme, entra in un campo elettrico, diretto perpendicolarmente alla direzione della velocità della particella, e descrive una traiettoria:**

- A parabolica
- B circolare
- C iperbolica
- D ellissoidale
- E rettilinea

70 **L'energia elettrostatica immagazzinata in un condensatore di capacità 1 μF a cui è applicata la differenza di potenziale di $3 \cdot 10^3$ V vale:**

A $3 \cdot 10^{-3}$ J
B 4,5 J
C 9 J
D $3 \cdot 10^3$ J
E $4,5 \cdot 10^3$ J

71 **Se in un voltmetro a nitrato d'argento $AgNO_3$ si fa passare una corrente di 0,1 ampere per 10 secondi:**

A sarà passata una carica di 1 coulomb
B l'argento si deposita all'anodo
C l'argento si deposita al catodo in ragione di 1,118 mMol
D non vi sarà aumento di temperatura della soluzione
E al catodo vi sarà sviluppo di idrogeno nascente

72 **La resistenza di un conduttore ohmico è:**

A direttamente proporzionale alla tensione
B direttamente proporzionale alla corrente
C indipendente dalla tensione
D indipendente dalla temperatura
E indipendente dal materiale di cui è fatto il conduttore

73 **Ai capi di una resistenza di 10 ohm viene stabilita una differenza di potenziale di 20 V. La corrente che attraversa la resistenza è:**

A 20 W
B 200 J
C $0,5 \text{ m} \cdot \text{s}^{-2}$
D 2 A
E $0,2 \text{ A}^{-1}$

74 **La resistenza totale offerta da due resistenze uguali poste in serie è, rispetto a quella offerta da ciascuna delle due singolarmente:**

A minore
B uguale
C maggiore
D due resistenze uguali non possono essere poste in parallelo
E nessuna delle precedenti

75 **Quattro resistenze di 10 ohm, 20 ohm, 40 ohm e 40 ohm sono collegate in parallelo. Quanto vale la resistenza equivalente?**

A 0,2 ohm
B 5 ohm
C 110 ohm
D 110/4 ohm
E 4/110 ohm

PARTE QUARTA

76 **Se si dimezza la differenza di potenziale ai capi di un conduttore ohmico, la potenza dissipata:**

A aumenta di un fattore 4

B diminuisce di un fattore 4

C diminuisce di un fattore 2

D aumenta di un fattore 2

E rimane inalterata

77 **Conoscendo la corrente elettrica *i* e la differenza di potenziale ΔV ai capi di una resistenza, è possibile calcolare il calore in essa dissipato in un intervallo di tempo prefissato?**

A Sì

B No, occorre conoscere la temperatura iniziale della resistenza

C No, occorre conoscere il valore della resistenza

D No, occorre conoscere il materiale di cui è fatta la resistenza

E Nessuna delle soluzioni proposte

78 **La resistività:**

1) è uguale per tutti i materiali;

2) varia con la temperatura;

3) non varia con la temperatura;

4) è diversa per ogni materiale.

Riguardo alle precedenti affermazioni, si può asserire che:

A è corretta solo la 1)

B sono corrette la 2) e la 4)

C sono corrette la 1) e la 3)

D è corretta solo la 3)

E è corretta solo la 4)

79 **Indicando con i_e l'intensità di corrente che entra in una lampada a incandescenza accesa e i_u l'intensità di corrente di uscita, qual è la relazione tra i_e e i_u?**

A $i_u = i_e$

B $i_u = i_e/4{,}18$

C $i_u = i_e/2$

D $i_u = i_e \cdot 4{,}18$

E Nessuna delle precedenti

80 **Il modulo della forza di Lorentz agente su una particella carica in moto con velocità v in un campo magnetico B è:**

A zero, solo se **B** è nullo

B zero, se **v** è ortogonale a **B**

C zero, se **v** è parallela a **B**

D sempre diverso da zero, se **v** e **B** sono non nulli

E zero, se **v** forma con **B** un angolo di 45°

FISICA

81 **La forza di Lorentz risulta perpendicolare alla velocità della carica e al vettore induzione del campo magnetico. Il lavoro di tale forza sulla carica è:**

A sempre positivo
B per rispondere occorre conoscere i versi della velocità e del vettore induzione
C nullo
D sempre negativo
E nessuna delle precedenti

82 **Due particelle A e B, aventi la stessa carica elettrica, si muovono di moto circolare uniforme in uno stesso campo magnetico su circonferenze di ugual raggio. Sapendo che $m_A = 2\,m_B$, quale delle seguenti relazioni tra i moduli delle velocità v_A e v_B è esatta?**

A $v_A = v_B$
B $2\,v_A = v_B$
C $2\,v_B = v_A$
D $4\,v_A = v_B$
E $4\,v_B = v_A$

83 **Un filo percorso da corrente e immerso in un campo magnetico forma con il campo un angolo α. La forza agente sul filo è massima se α è:**

A 0°
B 180°
C 90°
D 45°
E 30°

84 **Le linee di forza di un qualunque campo di induzione magnetica sono sempre:**

A circolari
B ellittiche
C elicoidali
D rettilinee
E chiuse

85 **Un trasformatore elettrico:**

A trasforma energia elettrica in energia meccanica
B può amplificare una corrente costante
C può amplificare una corrente alternata
D è in pratica una dinamo
E è sempre costituito da materiale rigorosamente isolante

Soluzioni e commenti

1 Per mettere in ordine crescente le cinque unità di misura, è sufficiente ricordare le potenze di dieci che le legano all'unità di misura fondamentale della lunghezza: il metro.

$$\text{nm} = 10^{-9}\ \text{m}; \quad \text{cm} = 10^{-2}\ \text{m}; \quad \text{Gm} = 10^{9}\ \text{m}; \quad \text{km} = 10^{3}\ \text{m}$$

Da queste equivalenze si deduce che la risposta esatta è la **D**.

2 Occorre trasformare i chilometri in metri: 1,5 km = 1500 m. Un terzo di 1500 metri equivale a 500 metri (risposta **C**).

3 È sufficiente sostituire a ogni grandezza contenuta nella relazione data la sua unità di misura. Si ottiene:

$$G \quad \rightarrow \quad N \cdot m^2 \cdot kg^{-2} = kg \cdot m \cdot s^{-2} \cdot m^2 \cdot kg^{-2} = kg^{-1} \cdot m^3 \cdot s^{-2}$$

La risposta esatta è la **C**.

4 Gli scalari sono grandezze fisiche individuate da un numero che ne esprime l'intensità rispetto a un'unità di misura prefissata, mentre le grandezze vettoriali sono individuate, oltre che da un numero (*modulo*) che ne esprime l'intensità rispetto a un'unità prefissata, anche da una *direzione* e un *verso*. Tra le grandezze proposte massa, temperatura e volume sono grandezze scalari, mentre spostamento e forza peso sono grandezze vettoriali. La risposta esatta è dunque la **B**.

5 Si può schematizzare il problema, senza perdere in generalità, come il caso di un vettore **a** giacente sull'asse *x* e di un altro vettore **b** che forma con questo un angolo di 120°, come mostrato in figura.

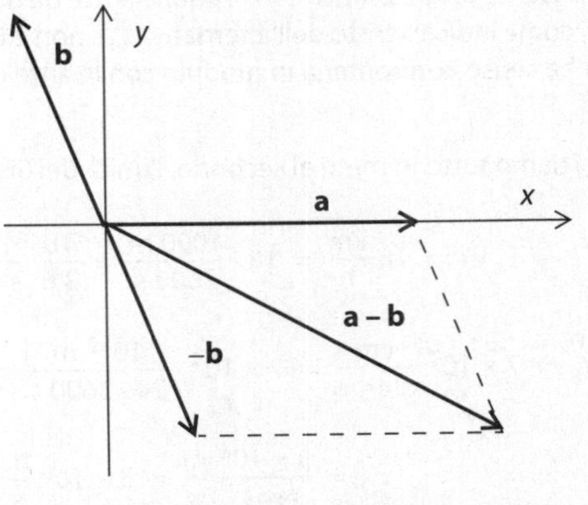

Usando la regola del parallelogramma per disegnare la differenza tra due vettori, come si osserva dalla figura, si verifica che la risposta esatta è la **B**.

FISICA

6 In questo problema il peso dei cani è solo indicativo della forza che possono applicare al bambino quando partono di scatto, ma questo dato è irrilevante: rappresentando la forza applicata da ciascun cane con un vettore, per esempio $\mathbf{F}_1$ e $\mathbf{F}_2$, la forza totale applicata al bambino è la somma vettoriale $\mathbf{F}_1 + \mathbf{F}_2$. Si tratta dunque di cercare le direzioni dei due cani (e dei due vettori) tali che la somma sia massima.

Questo avviene quando i due vettori sono paralleli e hanno verso concorde: solo in questo caso infatti il modulo di $\mathbf{F}_1 + \mathbf{F}_2$ coincide con la somma dei moduli, $F_1 + F_2$. La risposta cercata è pertanto la E.

In tutti gli altri casi il modulo di $\mathbf{F}_1 + \mathbf{F}_2$ è inferiore a $F_1 + F_2$. Lo si verifica ad esempio quando le due forze sono disposte a 90°: secondo la regola del parallelogramma, il vettore somma è l'ipotenusa del triangolo rettangolo che ha per lati $\mathbf{F}_1$ e $\mathbf{F}_2$ e il suo modulo vale:

$$\sqrt{F_1^2 + F_2^2}$$

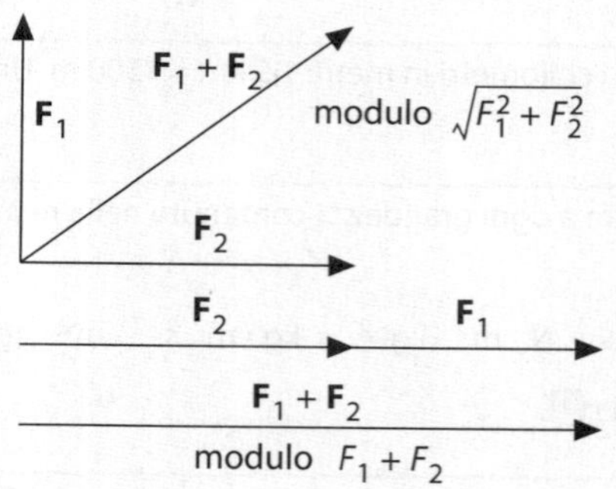

7 Quando un vettore viene moltiplicato per un numero, l'operazione incide sul modulo del vettore (che aumenta o diminuisce a seconda che lo scalare sia maggiore o minore di 1), ma anche sul suo verso: se lo scalare è positivo il verso resta immutato, se lo scalare è negativo il verso cambia (risposta C).

In ogni caso il vettore che risulta dall'operazione ha la stessa direzione del vettore di partenza. Se lo scalare è 0, anche il risultato sarà 0.

8 Questo quesito consente di fare pratica con le equivalenze tra unità di misura della velocità. Si noti anzitutto che *g*, come indica il testo dell'alternativa E, non è una velocità bensì un'accelerazione, pertanto non ha senso confrontarla in modulo con le altre grandezze: questa risposta si può escludere a priori.

Per le restanti, portiamo tutto in metri al secondo, l'unità del Sistema internazionale, e troviamo:

$$v_A = 18\,\frac{\text{km}}{\text{h}} = 18 \cdot \frac{1000\text{ m}}{3600\text{ s}} = \frac{18}{3{,}6}\,\frac{\text{m}}{\text{s}} = 5\,\frac{\text{m}}{\text{s}}$$

$$v_B = 7 \times 10^7\,\frac{\text{cm}}{\text{giorno}} = 7 \times 10^7 \cdot \frac{10^{-2}\text{ m}}{24 \cdot 3600\text{ s}} = \frac{7000}{864}\,\frac{\text{m}}{\text{s}} \cong 8\,\frac{\text{m}}{\text{s}}$$

$$v_D = \frac{3 \times 10^8}{10^2}\,\frac{\text{m}}{\text{s}} = 3 \times 10^6\,\frac{\text{m}}{\text{s}}$$

Si conclude che la maggiore tra le velocità indicate è quella nell'alternativa D.

9 I due spostamenti dell'automobile sono schematizzati nel seguente diagramma.

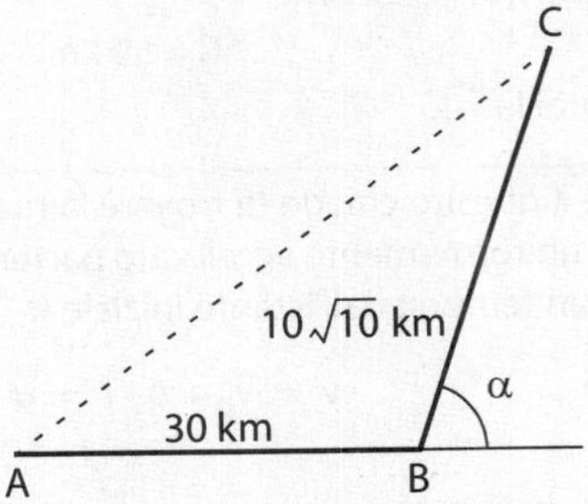

Il quesito chiede di calcolare il modulo dello spostamento complessivo, ossia la lunghezza del segmento AC. Disegnando la retta verticale passante per C e indicando con H la sua intersezione col prolungamento del segmento orizzontale AB, si ottiene il triangolo rettangolo BCH.

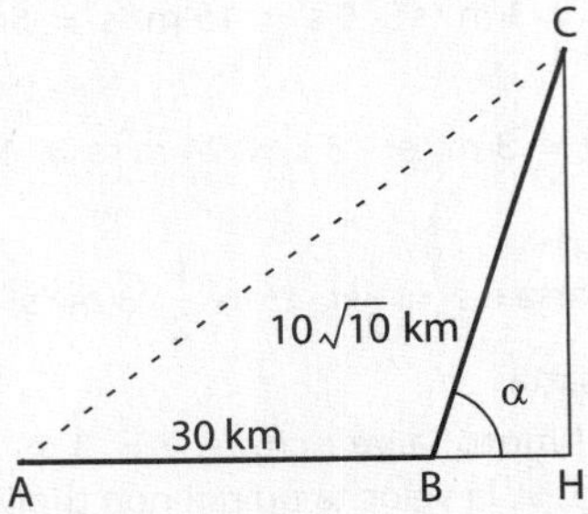

Sapendo che l'ipotenusa BC misura $10\sqrt{10}$ km e che $\text{sen}\alpha = 3/\sqrt{10}$, dalla definizione di senα possiamo ricavare la lunghezza del segmento CH:

$$CH = BC \cdot \text{sen}\alpha = 10\sqrt{10} \cdot \frac{3}{\sqrt{10}} \text{ km} = 30 \text{ km}$$

Ricordando il teorema fondamentale della trigonometria è possibile calcolare il coseno dell'angolo α:

$$\cos^2\alpha = 1 - \text{sen}^2\alpha = 1 - \left(\frac{3}{\sqrt{10}}\right)^2 = 1 - \frac{9}{10} = \frac{1}{10} \rightarrow \cos\alpha = \frac{1}{\sqrt{10}}$$

È ora possibile calcolare anche la lunghezza del segmento BH:

$$BH = BC \cdot \cos\alpha = 10\sqrt{10} \cdot \frac{1}{\sqrt{10}} \text{ km} = 10 \text{ km}$$

Ricordando che AB misura 30 km, è possibile concludere che l'automobile si è spostata di 40 km verso Est e di 30 km verso Nord.

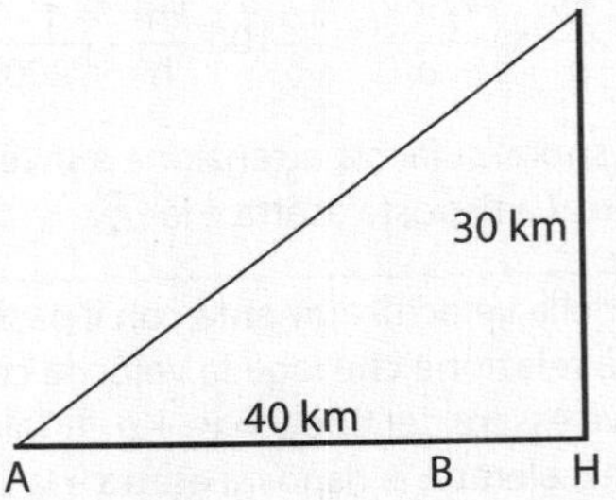

FISICA

Sarebbe ora possibile applicare il teorema di Pitagora, ma ricordando che la terna pitagorica più nota è 3, 4 e 5 e che quindi anche la terna 30, 40 e 50 è pitagorica (si ottiene dalla precedente moltiplicando i tre termini per 10) si ricava:

$$AC = 50 \text{ km}$$

La risposta esatta è quindi la **E**.

---

10 Si noti innanzitutto che il quesito chiede di trovare la risposta errata e non la risposta corretta. Il treno si muove di moto uniformemente accelerato partendo da fermo ($v_0 = 0$). La velocità del treno quando è trascorso un tempo t dall'istante iniziale ($t_0 = 0$) è data da:

$$v = v_0 + a \cdot t = a \cdot t$$

Lo spazio percorso nello stesso tempo t è: $s = s_0 + v_0 \cdot t + \frac{1}{2} a \cdot t^2 = \frac{1}{2} a \cdot t^2$.

Si possono ora verificare le risposte una a una. Dopo 10 s dall'inizio del moto la velocità del treno è $v = a \cdot t = 3 \text{ m/s}^2 \cdot 10 \text{ s} = 30 \text{ m/s}$ e la risposta **A** contiene un dato esatto.

Dopo 5 s la velocità è $v = 3 \text{ m/s}^2 \cdot 5 \text{ s} = 15 \text{ m/s} = 54 \text{ km/h}$ e la risposta **B** contiene un'informazione esatta.

Dopo 8 s la velocità è $v = 3 \text{ m/s}^2 \cdot 8 \text{ s} = 24 \text{ m/s} = 1{,}44 \text{ km/min}$ e la risposta **C** contiene un'informazione esatta.

Dopo 10 s la strada percorsa è $s = \frac{1}{2} a \cdot t^2 = \frac{1}{2} \cdot 3 \text{ m/s}^2 \cdot 100 \text{ s}^2 = 150 \text{ m}$ e la risposta **D** contiene un'informazione esatta.

Dopo 1 s dall'inizio del moto la velocità è $v = 3 \text{ m/s}^2 \cdot 1 \text{ s} = 3 \text{ m/s}$, mentre dopo 2 s è $v = 3 \text{ m/s}^2 \cdot 2 \text{ s} = 6 \text{ m/s}$; la velocità quindi non triplica dopo ogni secondo e la **E** contiene un'informazione errata. La risposta da scegliere è di conseguenza la **E**.

---

11 L'automobile percorre lo stesso spazio sia in salita sia in discesa; indicando con s lo spazio percorso, con t il tempo di salita e con t' il tempo di discesa si ha:

$$s = v \cdot t = v' \cdot t'$$

quindi la velocità media sull'intero percorso risulta essere:

$$v_{media} = \frac{2s}{t + t'} = \frac{2s}{\frac{s}{v} + \frac{s}{v'}} = \frac{2s}{\frac{s(v + v')}{vv'}} = \frac{2vv'}{v + v'}$$

La risposta esatta è quindi la **D**.

---

12 Nella situazione descritta dal problema, si passa da una velocità iniziale diversa da zero a una finale pari a zero, a causa di una decelerazione. Per definizione, questa accelerazione negativa a è data dal rapporto tra la variazione di velocità Δv e il tempo trascorso, Δt. Invertendo questa relazione si trova:

$$\Delta t = \frac{\Delta v}{a} = \frac{v_f - v_i}{a} = -100 \frac{\text{km}}{\text{h}} \cdot \frac{1}{-200} \frac{\text{h}^2}{\text{km}} = \frac{1}{2} \text{ h} = 30 \text{ min}$$

Nello svolgere i calcoli, sopra, si faccia attenzione a invertire l'unità di misura dell'accelerazione che si trova a numeratore. La risposta esatta è la **C**.

---

13 Nel tratto BC il modulo della velocità aumenta con il passare del tempo: si ha quindi un'accelerazione diversa da zero. La relazione che lega la velocità con il tempo deve essere lineare (il tratto BC è rettilineo), cioè deve essere del tipo $v = v_0 + a \cdot t$. Tale relazione è caratteristica del moto rettilineo uniformemente accelerato: la risposta esatta è la **B**.

PARTE QUARTA

14 Per il moto rettilineo naturalmente accelerato valgono le seguenti leggi:

$$v = v_0 + at$$

$$s = s_0 + v_0 t + \frac{1}{2}at^2$$

$$a = \frac{1}{2} \cdot \frac{v_f^2 - v_0^2}{\Delta s}$$

$$v_f = \sqrt{v_0^2 + 2a \cdot \Delta s}$$

dove:

- v_0 = velocità iniziale
- s_0 = spazio iniziale
- v_f = velocità finale
- a = accelerazione costante = g
- Δs = spazio percorso
- t = tempo

Nel caso specifico si ha: $v = gt$. Si deduce che la risposta esatta è la **A**.

15 Indicando con h l'altezza del grave che cade verticalmente la legge oraria del moto di caduta del grave è:

$$h = h_0 + v_0 \cdot t - \frac{1}{2} \cdot g \cdot t^2$$

dove h_0 è la posizione iniziale, v_0 è l'eventuale velocità iniziale del grave e il segno – appare perché l'accelerazione è diretta verso il basso, cioè verso altezze decrescenti. Nel nostro caso si ha $v_0 = 0$ e $h = 0$ (perché il grave raggiunge al suolo) mentre dobbiamo trovare il valore di h_0 (ossia l'altezza di partenza). La formula precedente assume quindi la forma:

$$0 = h_0 - \frac{1}{2} \cdot g \cdot t^2 \rightarrow h_0 = \frac{1}{2} \cdot g \cdot t^2$$

Essendo $t = 2\ \text{s}$ e $g = 9{,}8\ \text{m/s}^2$ si ottiene:

$$h_0 = \frac{1}{2} \cdot g \cdot t^2 = \frac{1}{2} \cdot 9{,}8\ \text{m/s}^2 \cdot (2\ \text{s})^2 = \frac{1}{2} \cdot 9{,}8\ \text{m/s}^2 \cdot 4\ \text{s}^2 = 2 \cdot 9{,}8\ \text{m} = 19{,}6\ \text{m}$$

La risposta corretta è la **B**.

16 La lancetta delle ore compie due giri in 24 h: per compiere 360° (ossia 2π radianti, pari a circa 6,28 radianti) impiega 12 h = 12 · 60 · 60 s. La velocità angolare della lancetta è data da:

$$\omega = \frac{\Delta\theta}{\Delta t} = \frac{6{,}28\ \text{rad}}{12 \cdot 60 \cdot 60\ \text{s}}$$

La risposta esatta è dunque la **D**.

FISICA

17 Per capire il moto del punto occorre calcolare le sue coordinate in almeno tre istanti diversi: per comodità, scegliamo $t = 0$ secondi, $t = 1$ secondo e $t = 2$ secondi. In questi tre istanti il punto si trova rispettivamente nelle tre posizioni:

$$t = 0\ \text{s} \rightarrow \begin{cases} x = 0\ \text{m} \\ y = 0\ \text{m} \end{cases} \qquad t = 1\ \text{s} \rightarrow \begin{cases} x = 3\ \text{m} \\ y = 2\ \text{m} \end{cases} \qquad t = 2\ \text{s} \rightarrow \begin{cases} x = 6\ \text{m} \\ y = 8\ \text{m} \end{cases}$$

È facile osservare che questi tre punti **non** sono allineati (risposta **E** errata), in quanto si tratta di un moto parabolico, composizione di un moto uniforme (lungo l'asse *x*) con un moto accelerato (lungo l'asse *y*).

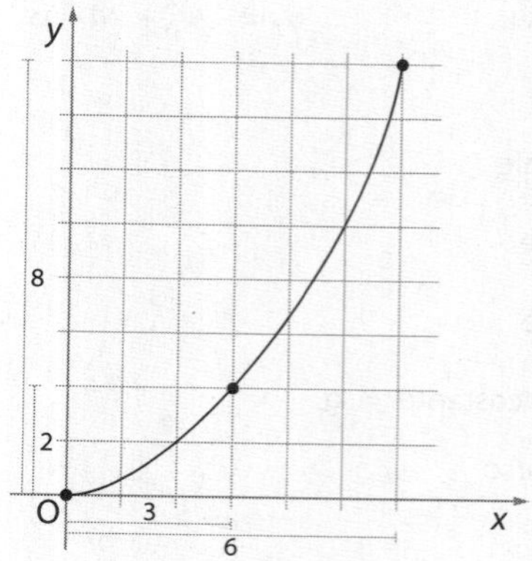

Infatti la proiezione del punto sull'asse *x* segue la legge oraria:

$$t = 0\ \text{s} \rightarrow x = 0\ \text{m} \qquad t = 1\ \text{s} \rightarrow x = 3\ \text{m} \qquad t = 2\ \text{s} \rightarrow x = 6\ \text{m}$$

Trattandosi di spostamenti proporzionali al tempo, la componente del moto sull'asse *x* è uniforme (accelerazione nulla) e in un moto rettilineo uniforme lo spazio percorso dopo un tempo *t* (legge oraria) è:

$$x = x_0 + v_{0x} \cdot t$$

Sostituendo i valori $t = 0$ s e $x = 0$ m si ricava $x_0 = 0$, mentre dalla coppia $t = 1$ s e $x = 3$ m si ricava (tralasciando le unità di misura per velocizzare i calcoli):

$$v_{0x} = 3\ \text{m/s}$$

Similmente la proiezione del punto sull'asse *y* segue la legge oraria:

$$t = 0\ \text{s} \rightarrow y = 0\ \text{m} \qquad t = 1\ \text{s} \rightarrow y = 2\ \text{m} \qquad t = 2\ \text{s} \rightarrow y = 8\ \text{m}$$

In un moto rettilineo uniformemente accelerato, lo spazio percorso dopo un tempo *t* (la cosiddetta *legge oraria*) è:

$$y = y_0 + v_{0y} \cdot t + \frac{1}{2} a \cdot t^2$$

Sostituendo i valori $t = 0$ s e $y = 0$ m si ricava $y_0 = 0$, mentre dalla coppia $t = 1$ s e $y = 2$ m e dalla coppia $t = 2$ s e $y = 8$ m si ricava rispettivamente (tralasciando le unità di misura per velocizzare i calcoli):

$$2 = v_{0y} + \frac{1}{2} a \qquad 8 = 2v_{0y} + 2a$$

Poiché queste due equazioni devono valere entrambe, occorre risolvere il loro sistema. Conviene moltiplicare ambo i membri della prima equazione per 2 e poi procedere per differenza:

$$\begin{cases} 2 = v_{0y} + \frac{1}{2}a \\ 8 = 2v_{0y} + 2a \end{cases} \rightarrow \begin{cases} 4 = 2v_{0y} + a \\ 8 = 2v_{0y} + 2a \end{cases} \rightarrow \quad 8 - 4 = 2v_0 - 2v_0 + 2a - a \quad \rightarrow \quad a = 4$$

dove ovviamente l'accelerazione a è espressa in m/s^2: le risposte **A** e **B** sono quindi errate. Sostituendo il valore $a = 4$ in una delle due equazioni (per esempio nella prima $4 = 2v_{0y} + a$) si ricava:

$$4 = 2v_{0y} + a = 2v_{0y} + 4 \quad \rightarrow \quad v_{0y} = 0$$

In altre parole, la velocità vettoriale iniziale $\mathbf{v}_0$ non ha alcuna componente verticale (in quanto $v_{0y} = 0$), ma solo la componente orizzontale $v_{0x} = 3$ m/s, quindi:

$$v_0 = 3 \text{ m/s}$$

La risposta corretta è la **C**.

18 Dai dati del problema si deduce che il moto descritto dal sasso è circolare uniforme, con raggio pari a 1 m. Questo è sufficiente a scrivere che l'accelerazione a cui è sottoposto (l'accelerazione centripeta) vale:

$$a = \omega^2 \cdot r = (\sqrt{10} \text{ rad/s})^2 \cdot 1 \text{ m} = 10 \text{ m/s}^2$$

Se si prende come valore per l'accelerazione di gravità 9,8 m/s^2 si vede che lo scarto dal valore trovato è:

$$\frac{a - g}{a} = \frac{(10 - 9{,}8) \text{ m/s}^2}{10 \text{ m/s}^2} = 0{,}02 = 2\%$$

Si può quindi concludere che la risposta corretta è la **A**.

19 La seconda legge di Newton afferma che la forza è direttamente proporzionale all'accelerazione secondo la relazione $F = ma$. Il rapporto F/m ha dunque le dimensioni di un'accelerazione (risposta **E**).

20 Trascurando gli attriti, il moto del proiettile può essere scomposto nelle sue due componenti orizzontale e verticale.
La componente orizzontale del moto è molto semplice: si tratta di un moto rettilineo uniforme. Il proiettile viene infatti lanciato con una velocità iniziale v_0 che ha una componente orizzontale non nulla: lungo l'asse orizzontale non intervengono altre forze quindi, per il primo principio della dinamica, la componente orizzontale della velocità è costante e vale:

$$v_{\text{orizzontale}} = v_0 \cdot \text{sen}30° = v_0 \cdot \frac{1}{2} = 10 \text{ m/s} \cdot \frac{1}{2} = 5 \text{ m/s}$$

Lungo l'asse verticale, invece, il moto è uniformemente accelerato in quanto il proiettile è costantemente soggetto alla forza peso. Il proiettile viene lanciato con una velocità iniziale v_0 che ha una componente verticale non nulla e subisce un'accelerazione costante diretta verso il basso. Lungo l'asse verticale quindi il proiettile sale verso l'alto rallentando progressivamente: nel punto di massima altezza inverte il verso del moto e inizia a cadere. Nel punto di massima altezza si ha quindi:

$$v_{\text{verticale}} = 0 \text{ m/s}$$

La traiettoria del proiettile è quindi parabolica, data dalla composizione fra un moto rettilineo uniforme (lungo l'asse orizzontale) e un moto uniformemente accelerato (lungo l'asse verticale). Nel punto di massima altezza la componente verticale della velocità è nulla e quindi la velocità del proiettile è pari alla sola componente orizzontale, ossia 5 m/s: risposta **B**.

21 La massa è, a differenza del peso, una caratteristica dei corpi: la massa di un corpo è sempre la stessa ovunque si trovi il corpo (risposta **B**).

22 Diversamente da quello che si potrebbe pensare, il baricentro di un corpo non deve necessariamente appartenere al corpo: la risposta esatta è la **C**. Si pensi per esempio a un salvagente (schematizzato in figura): il suo baricentro B è evidentemente un punto che non appartiene al corpo.

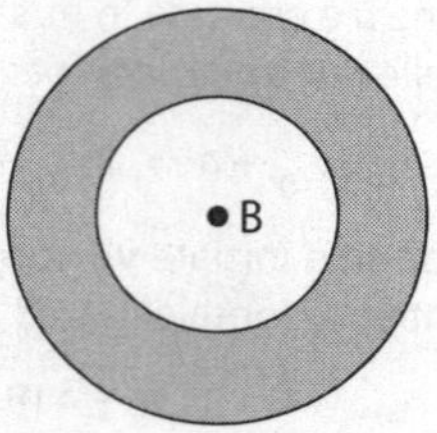

23 Il peso specifico p di un corpo è legato alla sua densità ρ dalla relazione $p = \rho \cdot g$. Definendo il peso specifico relativo di un corpo rispetto a un altro come $p_{2,1} = p_2/p_1$ e la densità relativa come $\rho_{2,1} = \rho_2/\rho_1$, si ottiene:

$$p_{2,1} = \frac{p_2}{p_1} = \frac{\rho_2 \cdot g}{\rho_1 \cdot g} = \frac{\rho_2}{\rho_1} = \rho_{2,1} \quad \text{(risposta E)}$$

24 La forza peso che agisce su un corpo sulla superficie terrestre è dovuta alla attrazione gravitazionale tra la Terra e il corpo. Indicando con P il peso di un corpo di massa m, con M e r rispettivamente la massa e il raggio della Terra, si ha:

$$P = G \cdot \frac{m \cdot M}{r^2}$$

Se la Terra avesse massa $2M$ e raggio $r/2$, il nuovo peso P' del corpo sarebbe:

$$P' = G \cdot \frac{m \cdot 2M}{\left(\frac{1}{2}r\right)^2} = 8G \cdot \frac{m \cdot M}{r^2} = 8P$$

La risposta corretta è dunque la **B**.

25 Il sistema uomo-carrello può essere considerato come un sistema isolato; di conseguenza la quantità di moto totale del sistema si conserva. Prima che l'uomo inizi a sparare, la quantità di moto totale è pari a: $\mathbf{P} = M \cdot \mathbf{v}$ dove M è la massa totale e $\mathbf{v}$ è la velocità del sistema. Sostituendo i valori si ottiene $P = 300$ kg·m/s. Quando l'uomo spara, per il principio di conservazione della quantità di moto, si ha:

$$300\ \frac{\text{kg} \cdot \text{m}}{\text{s}} = P_{carrello} + P_{proiettili}$$

Poiché si vuole fermare il carrello, nella relazione appena scritta si può porre $P_{carrello} = 0$, da cui si deduce:

$$P_{proiettili} = 300\ \frac{\text{kg} \cdot \text{m}}{\text{s}}$$

Quindi se si vuole fermare il carrello è necessario che la persona spari un numero di proiettili tale che la loro quantità di moto totale risulti dello stesso verso rispetto a quella del sistema iniziale e uguale a 300 kg · m/s. La risposta esatta è la **D**.

26 Il momento di una forza rispetto a un punto è definito come il prodotto vettoriale tra due vettori; è quindi un vettore (risposta **C**).
Si osserva che, data la sua definizione, l'unità di misura del momento nel SI è N · m (risposta **B** errata); inoltre il momento può essere nullo, per esempio quando la forza è parallela alla distanza tra il suo punto di applicazione e il polo rispetto al quale si calcola il momento (risposta **D** errata); infine, il momento di una forza rispetto a un punto non dipende dalla massa eventualmente presente in quel punto (risposta **E** errata).

27 Il punto materiale che si muove lungo una circonferenza in un sistema inerziale è soggetto a un'accelerazione diretta verso il centro della circonferenza (accelerazione centripeta). Per il primo principio della dinamica, il punto materiale deve quindi essere soggetto a una forza centripeta, in mancanza della quale il moto risulterebbe rettilineo uniforme. La forza centripeta è diretta verso il centro della circonferenza e, di conseguenza, è sempre perpendicolare alla velocità istantanea del punto. La risposta corretta è la **B**.

28 La risposta esatta è la **D**: l'avambraccio umano è assimilabile a una leva di terzo genere.

29 È necessario conoscere la forza elastica esercitata da una molla di costante elastica *k* a causa di un allungamento *x*:

$$\mathbf{F} = -k \cdot \mathbf{x} \quad \text{(legge di Hooke)}$$

La costante elastica vale:

$$k = \frac{F_1}{x_1} = \frac{m_1 \cdot g}{x_1} = \text{cost}$$

Si può allora ricavare l'allungamento corrispondente al peso di una massa di 2 kg:

$$\frac{m_1 \cdot g}{x_1} = \frac{m_2 \cdot g}{x_2} \rightarrow x_2 = \frac{m_2}{m_1} \cdot x_1 = \frac{2\ \text{kg}}{3\ \text{kg}} \cdot 9\ \text{cm} = 6\ \text{cm} \quad \text{(risposta B)}$$

30 La risposta esatta è la **C**.
Il chilowattora è il lavoro compiuto in un'ora da una macchina avente la potenza di 1000 W. Si ricava così la relazione di equivalenza che lo lega al joule:

$$1\ \text{kWh} = 3{,}6 \cdot 10^6\ \text{J}$$

31 Il watt è l'unità di misura della potenza: il valore riportato sulla lampadina indica l'energia che assorbe nell'unità di tempo (risposta **C**).

32 Per spostare il suo corpo verso l'alto di 5 metri, il ragazzo deve compiere un lavoro contro la forza peso. La forza che deve applicare è quindi uguale e contraria alla forza peso. Il lavoro che deve compiere è uguale a:

$$L = mgh = 60\ \text{kg} \cdot 9{,}81\ \frac{\text{m}}{\text{s}^2} \cdot 5\ \text{m}$$

Inoltre, l'unità di misura del lavoro nel SI è il joule. Quindi il lavoro è pari a:

$$L = 5 \cdot 60 \cdot 9{,}81\ \text{joule}$$

La risposta corretta è dunque la **A**.

33 La potenza di una macchina è definita come il rapporto tra il lavoro compiuto dalla macchina e il tempo impiegato a produrre il lavoro.

FISICA

Il lavoro fatto dalla macchina nel sollevare una massa di un quintale (100 kg) a un'altezza di 10 m vale 100 kg · 9,8 m/s^2 · 10 m ≈ 10.000 J.

La potenza minima sviluppata si ottiene dividendo il lavoro per i dieci secondi impiegati per compierlo: si ottiene 1000 W = 1 kW (risposta A).

34 In questo problema è sufficiente applicare attentamente la definizione di lavoro, ovvero il prodotto scalare della forza per lo spostamento del suo punto di applicazione, ricordando che nel prodotto scalare serve il *coseno* dell'angolo compreso tra i due vettori. Sostituendo i dati del problema:

$$L = \mathbf{F} \cdot \mathbf{s} = F \cdot s \cdot \cos\alpha = 32 \text{ N} \cdot (450 \times 10^{-2} \text{ m}) \cdot \cos 120° = -72 \text{ J}$$

La risposta corretta è la A.

35 L'energia cinetica è definita dalla relazione: $E_k = 1/2 \cdot m \cdot v^2$. I tre fattori $1/2$, m e v^2 sono sempre positivi quindi E_k è sempre positiva per definizione (risposta E).

36 Durante la caduta di un grave, la sua energia potenziale E_p si trasforma gradualmente in energia cinetica E. Alla fine della caduta tutta l'energia potenziale iniziale $E_p = mgh$ si è trasformata in energia cinetica e si ha:

$$E = E_p = mgh$$

Se la massa raddoppia anche E raddoppia (risposta C).

37 Quello descritto nel quesito è un urto centrale (il moto dei corpi prima e dopo l'urto si sviluppa in una sola direzione) e perfettamente anelastico (dopo l'urto i due corpi rimangono incastrati): come in tutti gli urti, la quantità di moto si conserva. In formule:

$$m_1\mathbf{v}_1 + m_2\mathbf{v}_2 = (m_1 + m_2) \cdot \mathbf{v}'$$

dove m_1 e m_2 sono la massa dell'auto e del furgone, $\mathbf{v}_1$ e $\mathbf{v}_2$ sono le rispettive velocità prima dell'urto, mentre $\mathbf{v}'$ è la velocità post-urto del corpo formato da auto e furgone incastrati. La velocità finale si ricava con la seguente formula inversa dove, per semplificare i calcoli, si evitano tutte le conversioni delle unità di misura (da tonnellate a kg, da km/h a m/s) in quanto non necessarie:

$$\mathbf{v}' = \frac{m_1\mathbf{v}_1 + m_2\mathbf{v}_2}{m_1 + m_2} = \frac{1{,}5 \cdot 100 + 4 \cdot 80}{1{,}5 + 4} \text{ km/h} = \frac{470}{5{,}5} \text{ km/h} \approx 85 \text{ km/h}$$

La risposta corretta è quindi la E.

Alla medesima conclusione si poteva arrivare anche più rapidamente osservando che il modulo della velocità $\mathbf{v}'$ (la velocità post-urto del corpo formato da auto e furgone incastrati) deve necessariamente essere compreso fra 80 km/h e 100 km/h (i moduli delle velocità dei due veicoli prima dell'urto) e una sola alternativa rispetta questa condizione.

38 Durante l'oscillazione, l'accelerazione è massima nei punti dove il pendolo inverte la velocità, cioè nei punti più alti della traiettoria. In tali punti la salita del pendolo si interrompe, il pendolo si ferma e torna indietro. L'accelerazione è quindi massima dove il pendolo ha velocità nulla (risposta B).

39 Le alternative C ed E si possono scartare perché non esistono temperature kelvin negative; la A è la risposta corretta e si ricava ricordando che la scala kelvin e la scala centigrada sono traslate l'una rispetto all'altra di 273,16 gradi.

40 Dire che un corpo si dilata equivale a dire che il suo volume aumenta. Se il volume aumenta, la densità $\rho = m/V$ diminuisce. Dato che, in una dilatazione termica, al crescere della temperatura il volume cresce, la risposta esatta è la B.

41 La sublimazione è il passaggio di stato da solido a gassoso (risposta C). Esempi di sublimazioni evidenti sono quelli offerti dal ghiaccio secco e dalla naftalina.

42 La temperatura di ebollizione di un liquido dipende dal tipo di liquido e dalla pressione esterna a cui si trova. La tensione di vapore dipende dal tipo di liquido, mentre la pressione esterna dipende dall'altitudine. Altitudine, tensione di vapore e pressione esterna influenzano la temperatura di ebollizione del liquido. Tra quelle proposte, l'unica grandezza fisica non correlata alla temperatura di ebollizione è la temperatura esterna (risposta **B**).

43 Trattandosi di un gas perfetto, per esso vale la legge di Clapeyron (o equazione di stato dei gas perfetti) che lega tra loro i valori delle funzioni di stato:

$$P \cdot V = n \cdot \mathrm{R} \cdot T$$

Pertanto, per una determinata quantità di gas ideale, mantenendo costante la temperatura, il prodotto tra la pressione e il volume deve risultare costante (legge di Boyle), ovvero:

$$P \cdot V = \text{costante}$$

Questo significa che nello "stato" iniziale e in quello finale descritto nell'esercizio il prodotto $P \cdot V$ ha lo stesso valore: in altre parole, pressione e volume sono inversamente proporzionali. Indicando con 1 lo stato iniziale e 2 quello finale, si può scrivere allora:

$$P_1 \cdot V_1 = P_2 \cdot V_2$$

Poiché $P_2 = 2P_1$, si trova l'incognita V_2 dalla seguente formula inversa:

$$V_2 = \frac{P_1 \cdot V_1}{P_2} = \frac{P_1 \cdot V_1}{2P_1} = \frac{V_1}{2} = \frac{V_1}{2}$$

Da questo si ricava che se la pressione raddoppia ($P_2 = 2P_1$) allora il volume dovrà dimezzarsi ($V_2 = V_1/2$): risposta **B**.

44 Per i gas ideali vale l'equazione di stato dei gas perfetti (o ideali), ovvero:

$$P \cdot V = n \cdot \mathrm{R} \cdot T$$

Pertanto, per una determinata quantità di gas ideale, mantenendo inalterato il volume (trasformazione *isocora*) il rapporto tra la pressione e la temperatura deve risultare costante:

$$\frac{P}{T} = \frac{n \cdot \mathrm{R}}{V} = \text{costante}$$

Si ottiene così la legge isocora (o di Gay-Lussac): la risposta corretta è la **C**.

È utile ricordare che una trasformazione *isobara* avviene a pressione costante (e per essa vale la legge di Charles), mentre una trasformazione *isoterma* avviene a temperatura costante (e per essa vale la legge di Boyle).

45 Dalla relazione

$$P \cdot V = n \cdot \mathrm{R} \cdot T$$

si deduce che il primo membro $P \cdot V$ è direttamente proporzionale alla temperatura (n e R sono infatti costanti); se la temperatura T raddoppia il prodotto $P \cdot V$ raddoppia.

Sembra dunque che vi siano due risposte esatte: la **B** e la **D**. Tuttavia, delle due la sola corretta è la **B**, infatti l'equazione di stato dei gas ideali vale solo se la temperatura è espressa in kelvin (scala assoluta). Quando la temperatura passa da 10 °C a 20 °C è raddoppiata nella scala centigrada, ma nella scala assoluta passa da 283,16 K a 293,16 K e dunque non è affatto raddoppiata.

46 Il manometro è uno strumento di misura della pressione (risposta **B**).

FISICA

47 La spinta di Archimede che agisce su un corpo immerso in un liquido è pari al peso del liquido spostato: dipende esclusivamente dal volume del corpo immerso e dalla densità del liquido. La risposta corretta è la **A**.

48 Nel sistema di unità di misura CGS (centimetro, grammo, secondo) la densità è espressa in g/cm^3. Dai dati del problema, per il principio di Archimede si deduce che la densità media del corpo umano è circa uguale a quella dell'acqua, che vale $1\ g/cm^3$ (risposta **B**).

49 La spinta di Archimede è una forza di modulo pari al peso dell'acqua spostata. Questo a sua volta vale $P = Mg = \rho Vg$, dove M è la massa di acqua spostata, V è il volume dell'acqua spostata (ovvero il volume del corpo), ρ è la densità dell'acqua e g è l'accelerazione di gravità. Il peso del corpo vale invece $p = mg = \rho_{corpo} Vg$, dove m e ρ_{corpo} sono la massa e la densità del corpo.
Il rapporto tra il peso del corpo e la spinta di Archimede è:

$$\frac{p}{P} = \frac{\rho_{corpo} Vg}{\rho Vg} = \frac{\rho_{corpo}}{\rho}$$

Dimezzando V, dunque, il rapporto tra il peso del corpo e la spinta di Archimede rimane invariato (risposta **A**).

50 La spinta di Archimede è pari al peso dell'acqua spostata dal cubo e non dipende dalla profondità o dalla densità del materiale di cui è fatto. Si tratta quindi di calcolare il peso di $1\ m^3$ di acqua. Conoscendone la densità ρ, pari a $1000\ kg/m^3$, se ne ricava la massa e quindi la relativa forza peso:

$$F = m \cdot g = \rho \cdot V \cdot g = 1000 \frac{kg}{m^3} \cdot 1\ m^3 \cdot 9,8 \frac{m}{s^2} = 9800\ N \quad \text{(risposta B)}$$

51 Secondo l'equazione di continuità, il prodotto tra la sezione di un condotto e la velocità del fluido che lo attraversa sono inversamente proporzionali. In altre parole, il prodotto delle due grandezze è una costante. Poiché il condotto si stringe nel passare dal tratto A al tratto B, la velocità del fluido deve aumentare in maniera proporzionale (risposta **E**).
Come conseguenza del teorema di Bernoulli, inoltre, la pressione dipende dalla pozione nel condotto (a parità di altezza dipende dalla velocità del fluido), e nel tratto B è inferiore rispetto a quella nel tratto A.

52 Nell'acqua di mare la pressione idrostatica aumenta di una atmosfera ($\sim 10^5$ Pa) ogni 10 m di profondità: a 30 m di profondità la pressione è di 4 atm (di cui 1 atm è dovuta alla pressione atmosferica). Vale l'equivalenza 1 atm = 760 mmHg = 76 cmHg; da cui:

$$4\ atm \approx 300\ cmHg \quad \text{(risposta E)}$$

53 La portata Q di un condotto è data dal prodotto della velocità del liquido che scorre nel condotto per la sua sezione, e ha le dimensioni di un volume fratto un tempo, o di un volume per una frequenza. Si può dunque scrivere:

$$Q = V \cdot f = 40\ ml \cdot \frac{120}{1\ min} = 40 \cdot 10^{-3}\ L \cdot \frac{120}{60\ s} = 80 \cdot \frac{10^{-3}\ L}{s} = 80\ \frac{cm^3}{s}$$

La risposta cercata è la **B**.

54 Il calore può essere pensato come un fluido di energia (termica) che può liberamente passare da un corpo all'altro. Il fatto che una certa quantità di calore abbandoni un corpo non ne cambia l'identità: la risposta esatta è la **C**.

55 Il calore specifico di una sostanza è la quantità di calore (energia termica) necessaria per elevare di 1 °C la temperatura dell'unità di massa di quella sostanza. La risposta esatta è la **D**.

PARTE QUARTA

56 Considerando il sistema cilindro più pallone, e l'aria un gas perfetto, sappiamo che essendo il sistema termicamente isolato esso non scambia calore *né* lavoro con l'ambiente esterno, dunque nella trasformazione non varia l'energia interna. Poiché l'energia interna è unicamente funzione della temperatura, anche la temperatura non varia (risposta **E**).

---

57 La quantità di calore necessaria per fondere un corpo di massa m che si trova al punto di fusione, e il cui calore latente di fusione è λ, è data da:

$$Q = m \cdot \lambda$$

Sostituendo i valori si ottiene:

$$Q = 1\ \text{kg} \cdot 212 \frac{\text{J}}{\text{g}} = 1000\ \text{g} \cdot 212 \frac{\text{J}}{\text{g}} = 212.000\ \text{J} = 212\ \text{kJ}$$

Ricordando il fattore di conversione tra joule e calorie, si può scrivere l'equivalenza:

$$212\ \text{kJ} = \frac{212\ \text{kJ}}{4{,}186 \frac{\text{kJ}}{\text{kcal}}} \approx 50{,}7\ \text{kcal} \quad \text{(risposta D)}$$

---

58 La relazione da applicare per la determinazione della temperatura T_f di una miscela composta da due sostanze di masse m_1 e m_2 e temperature T_1 e T_2 rispettivamente è la seguente:

$$T_f = \frac{T_1 \cdot m_1 \cdot c_1 + T_2 \cdot m_2 \cdot c_2}{m_1 \cdot c_1 + m_2 \cdot c_2}$$

dove c_1 e c_2 sono i calori specifici delle due sostanze che compongono la miscela. Nel caso in questione il miscuglio è costituito da una miscela di acqua con acqua $c_1 = c_2 = c_{H_2O}$ e la relazione diventa:

$$T_f = \frac{T_1 \cdot m_1 \cdot c_{H_2O} + T_2 \cdot m_2 \cdot c_{H_2O}}{m_1 \cdot c_{H_2O} + m_2 \cdot c_{H_2O}} = \frac{T_1 \cdot m_1 + T_2 \cdot m_2}{m_1 + m_2}$$

$$= \frac{1\ \text{kg} \cdot 0\ °\text{C} + 0{,}2\ \text{kg} \cdot 30\ °\text{C}}{1{,}2\ \text{kg}} = 5\ °\text{C}$$

La risposta corretta è pertanto la **B**.

---

59 Quando la temperatura di un gas ideale varia di una quantità ΔT, la variazione di energia interna del gas è pari a:

$$\Delta U = n \cdot c_V \cdot \Delta T$$

dove n è il numero di moli e c_V è il calore specifico molare del gas a volume costante. Tra le risposte indicate, quella corretta è la **B**.

---

60 Un gas perfetto di volume V sia contenuto in un recipiente chiuso da un pistone. Se si fornisce calore al gas, tale energia viene utilizzata in maniera diversa dal gas a seconda che esso sia libero di espandersi mantenendo costante la sua pressione (pistone non fissato, trasformazione isobara) oppure no (pistone fissato, trasformazione isocora). Nel primo caso, parte dell'energia fornita al gas viene utilizzata per compiere un lavoro meccanico sul pistone spingendolo verso l'alto. Se la trasformazione avviene a volume costante, invece, tutta l'energia termica diventa energia interna del gas. Si consideri una trasformazione isobara di un gas perfetto. Sia ΔQ la quantità di calore scambiata nel corso della trasformazione. Dalla definizione di calore specifico molare a pressione costante c_p, si ha:

$$\Delta Q = n \cdot c_p \cdot \Delta T$$

dove ΔT è la differenza fra le temperature iniziale e finale del gas. `Secondo il primo principio della termodinamica, nel corso della trasformazione si ha: $\Delta Q = \Delta U + \Delta L$.

FISICA

Poiché per un gas perfetto valgono le relazioni:

$$\Delta U = n \cdot c_V \cdot \Delta T \ \text{ e } \ \Delta L = P \cdot \Delta V = n \cdot \mathrm{R} \cdot \Delta T$$

sostituendo nell'espressione del primo principio si ottiene:

$$n \cdot c_P \cdot \Delta T = n \cdot c_V \cdot \Delta T + n \cdot \mathrm{R} \cdot \Delta T$$

da cui:

$$c_P = c_V + \mathrm{R}$$

detta *relazione di Mayer*.

Quindi il calore specifico del gas nel caso di trasformazione isobara è maggiore del calore specifico a volume costante, perché deve tenere conto dell'energia aggiuntiva necessaria per vincere le forze esterne: la risposta esatta è quindi la C.

61 Il primo principio della termodinamica estende il principio di conservazione dell'energia meccanica considerando anche l'energia termica: in sostanza, il primo principio della termodinamica afferma che l'energia, in natura, non si crea e non si distrugge, ma può solo trasformarsi da una forma a un'altra (per esempio da elettrica a meccanica o da meccanica a termica).

In particolare, il lavoro fatto o subito da un sistema e il calore assorbito o ceduto si trasformano l'uno nell'altro, o al più contribuiscono al cambiamento dell'**energia interna** del sistema (somma dell'energia cinetica e potenziale delle sue singole molecole).

La termodinamica quindi è la teoria che completa la meccanica, considerando anche fenomeni di variazione della temperatura e quindi scambi di energia termica: la risposta corretta è la A. Tenendo conto delle convenzioni sui segni di calore e lavoro, il primo principio della termodinamica si esprime simbolicamente attraverso la relazione:

$$\Delta U = Q - L$$

dove:

- U è l'energia interna del sistema;
- Q è il **calore** che il sistema **assorbe** dall'ambiente;
- L è il **lavoro** che il sistema **cede** all'ambiente.

62 È conveniente rappresentare graficamente il problema:

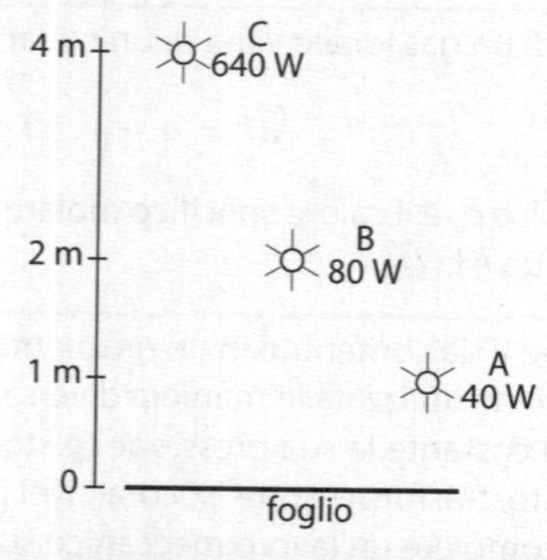

L'intensità di illuminazione è inversamente proporzionale al quadrato della distanza dalla sorgente: la lampada che illumina di meno è la B, mentre la A e la C producono la stessa illuminazione sul foglio di carta. La risposta esatta è la A.

63 La relazione che esprime la lunghezza d'onda λ in funzione della velocità v e della frequenza ν è: $\lambda = v/\nu$. Perciò, utilizzando i dati forniti, si ricava:

$$\lambda = \frac{500}{100}\ \text{m} = 5\ \text{m} \quad \text{(risposta A)}$$

64 La maggior parte delle unità di misura delle grandezze fisiche non deve essere necessariamente memorizzata: è però necessario ricordare le definizioni, a partire dalle quali si ricavano velocemente le dimensioni delle grandezze fisiche e quindi le loro unità di misura.
Tornando al quesito si ha:

$$E \stackrel{\text{def}}{=} \frac{F}{q} \quad \rightarrow \quad \text{il campo elettrico si misura in newton/coulomb}$$

La risposta corretta è la **B**.

65 La corrispondenza esatta tra le grandezze in esame e le relative unità di misura è contenuta nella tabella seguente:

Grandezza	Unità
carica elettrica	coulomb
capacità elettrica	farad
campo elettrico	volt/metro
differenza di potenziale	joule/coulomb
lavoro meccanico	joule

La risposta corretta è la **C**.

66 Il potenziale elettrico in un punto di un campo elettrico è definito come il rapporto fra l'energia potenziale di un carica posta in quel punto e la carica stessa: il potenziale risulta quindi indipendente dalla carica e viene misurato in joule/coulomb (risposta **C**).

67 Le superfici equipotenziali del campo elettrico sono formate da quei punti dello spazio che si trovano tutti allo stesso potenziale. Tali superfici sono sempre ortogonali alle linee di forza del campo elettrico, pertanto il vettore campo elettrico è sempre ortogonale a ogni superficie equipotenziale (risposta **C**).

68 La risposta esatta è la **A**. Si noti l'inversione della regola di composizione rispetto al caso delle resistenze, discusso oltre.

69 Una particella *carica* immersa in un campo elettrico è sottoposta a una forza $F = E \cdot q$. Tuttavia, una particella neutra non subisce alcuna influenza da parte di un campo elettrico: per il principio di inerzia si deve concludere che la particella continua indisturbata il suo moto rettilineo uniforme. La risposta corretta è la **E**.

70 Il lavoro di carica di un condensatore è dato da $L = \frac{1}{2} \cdot \frac{Q^2}{C}$ dove Q è la carica immagazzinata sulle armature e C è la capacità del condensatore.
Indicando con ΔV la differenza di potenziale tra le armature, si ha:

$$C = \frac{Q}{\Delta V} \quad \rightarrow \quad Q = C \cdot \Delta V$$

Si ricava così:

$$L = \frac{1}{2} \cdot \frac{Q^2}{C} = \frac{1}{2} \cdot \frac{(C \cdot \Delta V)^2}{C} = \frac{1}{2} \cdot C \cdot (\Delta V)^2$$

Sostituendo i valori si ottiene:

$$L = \frac{1}{2} \cdot 10^{-6}\,\text{F} \cdot 9 \cdot 10^{6}\,\text{V}^2 = \frac{9}{2}\,\text{J} = 4{,}5\,\text{J}$$

La risposta corretta è la **B**.

71 Per definizione, la corrente media vale:

$$i = \frac{\Delta Q}{\Delta t} \rightarrow \Delta Q = i \cdot \Delta t = 0{,}1 \text{ ampere} \cdot 10 \text{ secondi} = 1 \text{ coulomb}$$

La risposta corretta è la **A**.

Il *voltmetro* è una cella elettrolitica per mezzo della quale si può determinare la quantità di elettricità che passa attraverso un conduttore grazie al peso del metallo che si deposita per elettrolisi al catodo. Ciò permette di scartare la risposta **B**: il metallo infatti si deposita al catodo e non all'anodo. In un voltametro a nitrato d'argento si ha il passaggio di 1 coulomb di carica elettrica per ogni 1,118 mg di argento depositato e non 1,118 mMol. Infatti: una mole di elettroni equivale a 96.500 coulomb e per mezzo di essa si riduce una mole di Ag^+, che pesa 107,8 g; per mezzo di 1 coulomb di carica si riducono pertanto 107,8 / 96.500 grammi di Ag^+, ovvero 1,118 mg di argento. Quindi si può scartare anche la risposta **C**. In una cella elettrolitica si scaricano per primi i cationi con potenziale di riduzione maggiore. Quindi, ammesso che vi siano idrogenioni (se fosse una soluzione acquosa) sarà comunque l'argento a ridursi per primo, avendo potenziale di riduzione pari a +0,80 V, rispetto al potenziale di riduzione dell'idrogeno che per convenzione è 0. Quindi si può scartare anche l'alternativa **E**.

72 La resistenza di un conduttore ohmico (conduttore per il quale valgono le leggi di Ohm) dipende solo dal tipo di conduttore (composizione chimica), dalle sue caratteristiche fisiche (lunghezza e sezione) e dalla temperatura a cui si trova. La risposta corretta è dunque la **C**.

73 Si osservi che la risposta al quesito può essere data per esclusione: tra quelle indicate nelle alternative, l'unica unità di misura della corrente è l'ampere (con simbolo A), pertanto l'unica risposta corretta deve essere la **D**. Per inciso, il watt (W) è l'unità di misura della potenza; il joule (J) dell'energia; il $m \cdot s^{-2}$ dell'accelerazione.

In ogni caso, per calcolare la corrente si usa la prima legge di Ohm:

$$i = \frac{\Delta V}{R} = \frac{20\text{ V}}{10\ \Omega} = 2\text{ A}$$

74 Date due resistenze in serie, la resistenza totale (o equivalente) è data dalla relazione seguente:

$$R_{eq} = R_1 + R_2$$

Si verifica agevolmente che la resistenza equivalente di più resistenze in serie è maggiore di ciascuna delle resistenze in parallelo (risposta **C**).

75 Il parallelo di un insieme di resistenze ha una resistenza equivalente inferiore a ciascuna delle resistenze: si possono escludere senza fare conti le risposte **C** e **D**. Il calcolo da impostare è:

$$\frac{1}{R_{eq}} = \frac{1}{R_1} + \frac{1}{R_2} + \frac{1}{R_3} + \frac{1}{R_4} = \left(\frac{1}{10} + \frac{1}{20} + \frac{2}{40}\right)\frac{1}{\Omega} = \frac{4+2+2}{40}\frac{1}{\Omega} \Rightarrow R_{eq} = 5\ \Omega$$

La risposta corretta è la **B**.

76 La potenza dissipata per effetto Joule in un conduttore ohmico è uguale a:

$$P = \Delta V \cdot i = R \cdot i^2$$

dove ΔV è la differenza di potenziale, i è l'intensità di corrente e R è la resistenza del conduttore. D'altra parte, per la prima legge di Ohm si ha:

$$\Delta V = R \cdot i \rightarrow i = (\Delta V)/R$$

Sostituendo i nell'espressione della potenza, si ottiene: $P = (\Delta V)^2/R$

Quindi se si dimezza ΔV, la potenza si riduce di un fattore 4 (risposta **B**).

77 Il calore dissipato per effetto Joule da una resistenza attraversata da una intensità di corrente i in un tempo t è dato dalla relazione $L = \Delta V \cdot i \cdot t$. Conoscendo la differenza di potenziale ΔV ai capi della resistenza si può calcolare il calore dissipato: la risposta corretta è dunque la **A**.

78 $\rho \xrightarrow{\text{def}}$ *resistività* o *resistenza specifica*: si misura in ohm · metro ($\Omega \cdot$ m) ed è un coefficiente caratteristico del conduttore. Nei *conduttori* la resistività ρ aumenta all'aumentare della temperatura mentre nei *semiconduttori* ρ diminuisce all'aumentare della temperatura.

La risposta corretta è la **B**.

79 La carica elettrica, come l'energia e la massa, si conserva: in un circuito elettrico la carica elettrica non si crea e non si distrugge. L'intensità di corrente rappresenta la carica che attraversa una sezione del circuito nell'unità di tempo: l'intensità di corrente in entrata e in uscita da un elemento del circuito devono essere uguali. La risposta corretta è dunque la **A**.

80 La forza di Lorentz è la forza di natura magnetica che agisce su una carica q che transita alla velocità **v** attraverso un campo magnetico **B**. Più precisamente, la forza di Lorentz è definita dalla relazione seguente:

$$\mathbf{F} = q \cdot \mathbf{v} \wedge \mathbf{B}$$

La forza di Lorentz è massima quando i due vettori **v** e **B** sono perpendicolari. Se i due vettori sono paralleli, la forza di Lorentz è nulla. La risposta esatta è dunque la **C**.

81 Quando due vettori sono perpendicolari tra loro, il loro prodotto scalare è nullo: le forze perpendicolari allo spostamento non compiono lavoro. La risposta esatta è quindi la **C**.

82 Quando una carica q di massa m entra in un campo magnetico **B** con velocità **v** perpendicolare al campo, la sua traiettoria sarà una circonferenza il cui raggio è dato dalla relazione seguente:

$$r = \frac{m \cdot v}{q \cdot B}$$

Le particelle A e B hanno la stessa carica q, si muovono nello stesso campo magnetico **B** descrivendo traiettorie circolari di ugual raggio r: è necessario che valga la relazione $m_A \cdot v_A = m_B \cdot v_B$. Essendo $m_A = 2\ m_B$, la velocità di A deve essere la metà della velocità di B (risposta **B**).

83 La forza a cui è soggetto un filo percorso da una corrente di intensità i e immerso in un campo magnetico **B** è pari a $\mathbf{F} = i \cdot \mathbf{l} \wedge \mathbf{B}$, dove **l** è il vettore il cui modulo è pari alla lunghezza del filo e il cui verso coincide con il verso della corrente. Dato che la forza **F** è direttamente proporzionale al prodotto vettoriale tra i vettori **l** e **B**, si conclude che la sua intensità è massima quando **l** e **B** sono perpendicolari tra loro (risposta **C**).

84 Come mostrato nella figura seguente, le linee di forza di un campo di induzione magnetica **B** sono chiuse.

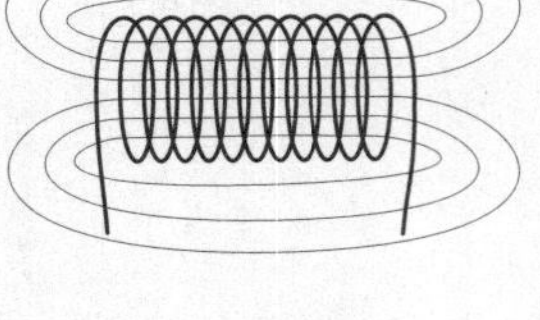

La risposta esatta è quindi la **E**.

FISICA

85 Il funzionamento del trasformatore si basa sull'induzione elettromagnetica.

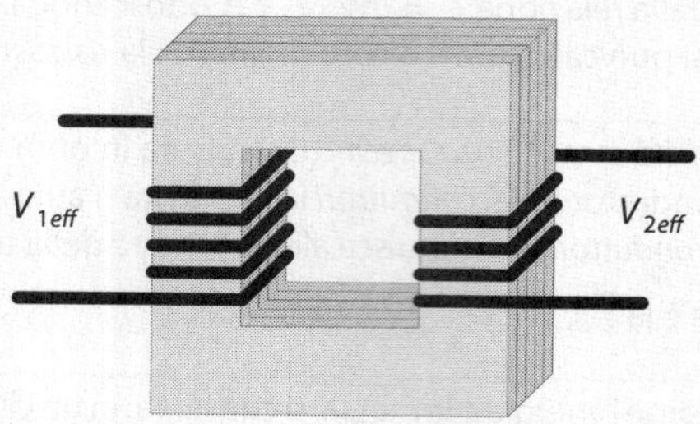

I due circuiti (primario e secondario) sono avvolti intorno a un materiale ferromagnetico in modo che sia massimo il concatenamento dei rispettivi campi magnetici generati. Presupposto essenziale perché una corrente elettrica possa essere trasformata è che sia alternata: occorre che vi sia una variazione nel tempo del flusso del campo magnetico concatenato con i circuiti. La risposta corretta è quindi la **C**.

PARTE QUARTA

parte quinta

RAGIONAMENTO LOGICO E PROBLEMI

Quesiti

1 **La frase "se faccio, capisco" è equivalente alla frase:**

- A se non faccio, non capisco
- B se capisco, significa che ho fatto
- C posso capire se e solo se faccio
- D è impossibile che io faccia e non capisca
- E nessuna delle altre risposte è corretta

2 **"In ogni corso di laurea c'è almeno uno studente che termina gli esami in anticipo sui tempi previsti". Se questa affermazione è falsa, allora è vero che:**

- A c'è almeno un corso di laurea in cui nessun studente termina gli esami in anticipo
- B in tutti i corsi di laurea nessuno studente termina gli esami in anticipo
- C in ogni corso di laurea c'è almeno uno studente che non termina gli esami in anticipo
- D c'è almeno un corso di laurea in cui tutti gli studenti terminano gli esami in anticipo
- E in tutti i corsi di laurea qualche studente termina gli esami in anticipo

3 **Laura è sincera. Molti medici sono sinceri. Tutte le persone sincere sono oneste. Se le precedenti osservazioni sono vere, quale delle seguenti è necessariamente vera?**

- A Laura è un medico
- B Tutti i medici sono onesti
- C Una persona onesta è certamente sincera
- D Laura è un medico sincero
- E Laura è onesta

4 **Il dottor Russo ha cinque figli: Sara, Licia, Alberto, Giulio e Claudio, fra i quali c'è una coppia di gemelli. Sara ha cinque anni più di Licia, Alberto due meno di Sara. Giulio non ha la stessa età di Claudio, che, a sua volta, ha tre anni meno di Alberto. Chi sono i gemelli?**

- A Alberto e Giulio
- B Alberto e Licia
- C Licia e Giulio
- D Sara e Claudio
- E Licia e Claudio

RAGIONAMENTO LOGICO

5 **In un albergo, per ottimizzare il servizio di accesso ai piani tramite l'utilizzo di un ascensore, viene suggerito di prenotare le corse nella sola direzione desiderata, in ascesa o in discesa. Attualmente l'ascensore è in attesa al terzo piano, il signor X si trova al secondo piano e desidera scendere al primo piano, il signor Y si trova al piano terra e desidera salire al terzo piano. Ricevute le prenotazioni di X e Y, quale tra i seguenti tragitti dell'ascensore garantisce a X e Y l'esclusività del servizio?**

A L'ascensore scenderà al piano terra e preleverà Y, salirà al secondo piano e preleverà X, scenderà al primo piano e lascerà X, salirà al terzo piano e lascerà Y

B L'ascensore scenderà al piano terra e preleverà Y, salirà al secondo piano e preleverà X, salirà al terzo piano e lascerà Y, scenderà al primo piano e lascerà X

C L'ascensore scenderà al secondo piano e preleverà X, scenderà al primo piano e lascerà X, scenderà al piano terra e preleverà Y, salirà al terzo piano e lascerà Y

D L'ascensore scenderà al secondo piano e preleverà X, scenderà al piano terra e preleverà Y, salirà al terzo piano e lascerà Y, scenderà al primo piano e lascerà X

E L'ascensore scenderà al secondo piano e preleverà X, scenderà al piano terra e preleverà Y, salirà al primo piano e lascerà X, salirà al terzo piano e lascerà Y

6 **In una classe ci sono due studenti (Alice e Bruno) e cinque banchi numerati da 1 a 5. Nessun banco è occupato da più di uno studente e nessuno studente occupa più di un banco. Si considerino le seguenti affermazioni vere:**

- **Alice non occupa il banco 1 oppure Bruno occupa il 2**
- **Alice occupa il banco 1**

Quale conclusione segue necessariamente dalle premesse?

A Bruno non occupa il banco 2

B Bruno occupa il banco 1

C Nessuna delle altre risposte è corretta

D Bruno occupa il banco 2

E Alice non occupa il banco 1

7 **Ad una degustazione un gruppo di sommelier assaggia 10 differenti vini. Tra i 10 vini almeno uno è bianco. Se si assaggiano, a caso, 2 vini, tra essi vi è sempre almeno un vino rosso. Quanti sono i vini rossi?**

A 6

B 5

C 9

D 7

E 8

8 **Nell'atrio di ingresso di un condominio è appeso un cartello con il seguente avviso: È permesso giocare a calcio in cortile, tranne che dalle ore 13.00 alle ore 16.00 e di domenica. Se ne può dedurre che in quel condominio:**

A non è vietato giocare a calcio in cortile alle ore 12.00, purché non sia domenica

B non è vietato giocare a calcio in cortile la domenica dalle ore 16.00 in poi

C nei giorni diversi da domenica è vietato non giocare a calcio in cortile prima delle 13.00 e dopo le 16.00

D non è vietato giocare a calcio in cortile alle ore 14.00, purché non sia domenica

E non è vietato giocare a calcio in cortile alle ore 14.00, purché sia domenica

Risolvere i seguenti esercizi.

9 **"Le nuove indagini non hanno confermato l'impossibilità che il freddo non sia la causa della rottura dei tubi".**

Il significato di questa affermazione è:

- A il freddo non può essere in alcun modo causa della rottura dei tubi
- B il freddo è certamente la causa della rottura dei tubi
- C il freddo potrebbe non essere la causa della rottura dei tubi
- D il freddo causa sempre problemi
- E il caldo è probabilmente la causa della rottura dei tubi

10 **"Non si può negare che non sia lecito vietare l'accesso alle spiagge libere". In base alla precedente affermazione, è certamente vero che:**

- A è lecito vietare l'accesso alle spiagge libere
- B non è illecito negare l'accesso alle spiagge libere
- C le spiagge libere sono soggette a regolamentazione restrittiva
- D bisogna tutelare l'accesso a tutte le spiagge
- E le spiagge libere devono essere accessibili

11 **L'affermazione "quando dormo molto mi riposo" è equivalente all'affermazione:**

- A se sono riposato vuol dire che ho dormito molto
- B per me è necessario ma non sufficiente dormire molto per riposarmi
- C a volte capita che non mi riposi pur avendo dormito molto
- D dormo molto o mi riposo
- E se non sono riposato allora non ho dormito molto

12 **"Se lasciassi cadere il vaso di porcellana, questo si romperebbe".**

Se l'argomentazione precedente è corretta, quale delle seguenti è certamente vera?

- A Se il vaso di porcellana è intatto, ciò vuol dire che non l'ho lasciato cadere
- B Se non lascerò cadere il vaso di porcellana, questo non si romperà
- C Se il vaso di porcellana è rotto, questo indica che l'ho lasciato cadere
- D Se il vaso di porcellana è intatto, non vuol dire che non l'ho fatto cadere
- E I vasi di porcellana si rompono facilmente

13 **Laura dice a Danilo: "Se venerdì starò bene, giocherò la partita. Se starà bene anche Betty, la porterò a giocare con me". È venerdì, Danilo va a vedere la partita e vede Laura in tribuna a guardare la partita. Allora sicuramente:**

- A Laura sta bene, ma Betty no
- B Laura e Betty non stanno bene
- C Laura sta bene, Betty non ha voluto giocare la partita con lei
- D Betty non sta bene
- E Laura non sta bene

RAGIONAMENTO LOGICO

14 **"Solamente dopo il lavaggio si può stirare la camicia". Se la precedente informazione è corretta, quale delle seguenti affermazioni NON rappresenta una conclusione corretta?**

A Se la camicia è stata lavata allora può essere stirata
B Se la camicia è stata stirata allora è stata lavata
C Se la camicia non è stata lavata allora non può essere stirata
D È necessario lavare la camicia per poterla stirare
E Se la camicia non è stata stirata allora non è stata lavata

15 **"Se la squadra a cui tengo gioca bene, vince la partita. Non gioca bene, dunque ... ". Qual è l'unica conclusione logicamente corretta?**

A Vince la partita
B Non vince la partita
C Non è impossibile che vinca la partita
D È impossibile che vinca la partita
E Al massimo può pareggiare la partita

16 **Il signor Rossi e sua moglie hanno 6 figlie. Ciascuna figlia ha un fratello. Quanti sono i componenti della famiglia Rossi?**

A 14
B 17
C 13
D 9
E 15

17 **A è una quantità minore di B, e B è maggiore o uguale a C. Quale delle seguenti affermazioni è sempre vera?**

A A è maggiore o uguale a C
B A è minore o uguale a C
C A è uguale a C
D A è minore a C
E Non si può stabilire una relazione tra A e C sempre valida

18 **Quale delle seguenti affermazioni è logicamente equivalente a "Le canzoni italiane non hanno sempre testi belli"?**

A Le canzoni italiane hanno sempre brutti testi
B Almeno una canzone italiana non ha un bel testo
C Tutte le canzoni con un bel testo non sono italiane
D Nessuna canzone straniera ha un bel testo
E Tutte le canzoni con un bel testo sono straniere

19 **"Nessun ingenuo è cattivo; qualche cattivo è adulto; dunque ... non è ingenuo". S'individui il CORRETTO COMPLETAMENTO del sillogismo.**

A qualche cattivo
B qualche adulto
C ogni adulto
D ogni cattivo
E qualche ingenuo

PARTE QUINTA

20 **"Domenico è un amante della musica classica; chi suona la chitarra ama la musica classica; chi suona la chitarra ha le mani grandi".**

Se le precedenti affermazioni sono vere, allora, per poter dedurre che Domenico ha le mani grandi, a quale/i affermazioni aggiuntive si deve far ricorso?

I) Chi ama la musica classica suona la chitarra

II) Chi ha le mani grandi suona la chitarra

- A Solo alla I)
- B La II) consente di affermare con certezza che Domenico ha le mani grandi, mentre la I) consente di giungere a tale conclusione solo se vale contemporaneamente la II)
- C Solo alla II)
- D Sia alla I) sia alla II)
- E A nessuna delle due: anche senza informazioni aggiuntive si ricava che Domenico ha certamente le mani grandi

21 **Le tavole di verità sono tabelle usate nella logica per determinare se, attribuiti i valori di verità alle proposizioni che la compongono, una determinata proposizione è vera o falsa. Le tabelle di verità della disgiunzione (∨) della doppia implicazione (⇔), e della negazione non (¬) sono rispettivamente:**

A	B	A ∨ B
V	V	V
V	F	V
F	V	V
F	F	F

A	B	A ⇔ B
V	V	V
V	F	F
F	V	F
F	F	V

A	¬ A
V	F
F	V

Qual è la tabella di verità della proposizione P: ((¬B ∨ A) ⇔ B) ∨ (¬A)?

A

A	B	P
V	V	F
V	F	V
F	V	V
F	F	F

B

A	B	P
V	V	V
V	F	V
F	V	V
F	F	V

C

A	B	P
V	V	V
V	F	F
F	V	V
F	F	V

D

A	B	P
V	V	F
V	F	F
F	V	F
F	F	F

E

A	B	P
V	V	F
V	F	V
F	V	F
F	F	F

RAGIONAMENTO LOGICO

22 **Un vaso d'argilla contiene 5 palline rosse e 6 palline blu. Se si estraggono a caso alcune palline, qual è il numero minimo necessario di estrazioni da effettuare per essere certi di estrarre una pallina blu?**

A 6

B 5

C 3

D 2

E 9

23 **Enea ha utilizzato quattro differenti sacchetti (non vuoti) di biscotti per riempire la biscottiera, svuotandoli tutti e quattro. La biscottiera, inizialmente vuota contiene ora 90 biscotti. Quale delle seguenti affermazioni è certamente vera?**

A In due sacchetti ci sono più di 22 biscotti

B In un sacchetto ci sono più di 23 biscotti

C In un sacchetto ci sono almeno 23 biscotti

D In due sacchetti ci sono esattamente 23 biscotti

E In ogni sacchetto ci sono almeno 22 biscotti

24 **Cinque amici (Maddalena, Donatella, Emilia, Alessio e Diego, non necessariamente in quest'ordine) alla cassa del bar pagano ciascuno una delle seguenti consumazioni: una piadina da 4,20 euro, un tramezzino da 4,10 euro, due panini da 4 euro l'uno e un toast da 3,90 euro. Si sa che Maddalena spende più di Alessio, ma meno di Emilia. Inoltre Donatella e Alessio insieme spendono quanto Maddalena e Emilia.**

Diego paga:

A una piadina

B un panino

C un tramezzino

D un toast

E un panino o un tramezzino: non è possibile determinarlo univocamente

25 **Tommaso, Giorgio, Michele, Nicolò praticano ognuno una differente disciplina di snowboard e si allenano in quattro giorni differenti sulla stessa pista invernale. La pista è disponibile per gli allenamenti nei pomeriggi dei primi 4 giorni della settimana feriale. Ogni giorno della settimana è dedicato all'allenamento a turno di una delle discipline: half pipe, slope style, big air e bordercross. Sapendo che:**

- **Giorgio si allena il lunedì o il martedì,**
- **Nicolò che pratica big air, si allena il giovedì,**
- **chi pratica il bordercross si allena il giorno dopo l'allenamento dello slope style e il giorno prima dell'allenamento di half pipe,**
- **Michele, che si allena il giorno dopo Tommaso, pratica half pipe o slope style.**

In base alle informazioni sopra riportate quale dei seguenti abbinamenti è corretto?

A Giorgio – bordercross – lunedì

B Tommaso – bordercross – martedì

C Michele – half pipe – lunedì

D Giorgio – slope style – martedì

E Tommaso – half pipe – mercoledì

Leggere il testo del seguente problema e rispondere alle relative domande.

Le lettere A, B, C, D, E, F e G, non necessariamente in questo ordine, rappresentano sette numeri interi consecutivi da 1 a 10. Si ha che:

1. D è di 3 unità inferiore ad A;
2. B rappresenta il numero di mezzo;
3. A è di due unità superiore a B;
4. F è inferiore a B dello stesso valore di cui C è maggiore di D;
5. G è maggiore di F.

26 Il quinto numero in ordine crescente è:

A A
B C
C D
D E
E B

27 A è tanto maggiore di F quanto minore di G è:

A A
B B
C C
D D
E E

28 Se A = 7, la somma di E e G è pari a:

A 8
B 10
C 12
D 14
E 1

29 Quanto vale A – F?

A 1
B 2
C 3
D 4
E 5

30 Un numero intero T è tanto maggiore di C quanto C è maggiore di E. T può essere scritto come A + E. Che numero è D?

A 2
B 3
C 4
D 5
E 6

RAGIONAMENTO LOGICO

31 **Recenti scoperte scientifiche hanno mostrato che il farmaco AZT è in grado di ritardare di almeno due anni l'insorgere della malattia nel 55% dei pazienti sieropositivi che lo assumono e non ha effetti collaterali. È dunque opportuno che tale farmaco venga somministrato a tutti i pazienti.**

Tutte le seguenti affermazioni indeboliscono l'argomentazione sopra riportata tranne una. Quale?

- A Il farmaco AZT provoca la perdita della vista
- B Altri farmaci hanno ritardato di almeno due anni l'insorgere della malattia in più di metà dei pazienti sottoposti a trattamento
- C Il farmaco AZT è particolarmente costoso
- D I pazienti trattati con AZT hanno successivamente subito un decorso molto più rapido della malattia verso la morte
- E Il farmaco AZT è tossico per il feto delle donne che lo assumono in gravidanza

32 **Se TIC significa cifra (singola) divisibile per 2, TOC significa cifra (singola) divisibile per 6 e TAC significa cifra (singola) divisibile per 9, allora con quale scrittura può essere espresso il numero 82?**

- A TOC TOC
- B TIC TIC
- C TIC TAC
- D TAC TOC
- E TAC TAC

33 **Un nutrizionista prescrive a un paziente un integratore in pillole. Il paziente dovrà assumere sette pillole, una ogni mezz'ora. Quanto tempo impiegherà il paziente a consumare tutte le pillole?**

- A 2 ore e 30 minuti
- B 3 ore
- C 3 ore e 30 minuti
- D 4 ore
- E 4 ore e 30 minuti

34 **Un gruppo di persone si è presentato all'esame per la patente di guida. Il 70% di loro ha superato l'esame. Le persone del gruppo che non sono state promosse sono 7 donne e 8 uomini. Da quante persone era formato il gruppo che si è presentato all'esame?**

- A 105
- B 60
- C 50
- D 35
- E 85

35 **Uno studente ha sostenuto alcuni esami universitari e la media dei voti conseguiti è 25. Oggi egli supera un nuovo esame con voto 30, e la sua media sale a 26. Quanti esami ha sostenuto lo studente, compreso quello di oggi?**

- A 6
- B 4
- C 2
- D 3
- E 5

36 **Un lato di un triangolo isoscele è lungo 24 cm. Degli altri due lati uno è i 3/4 dell'altro. Qual è il perimetro del triangolo?**

- **A** Il perimetro può misurare unicamente 88 cm
- **B** Il perimetro può misurare unicamente 60 cm
- **C** Il perimetro può misurare unicamente 80 cm
- **D** Il perimetro può misurare unicamente 66 cm
- **E** I dati del problema sono insufficienti per determinare in modo univoco il perimetro del triangolo

---

37 **In un gruppo di 12 persone, ognuna può studiare, lavorare o fare entrambe le cose. Se 9 persone studiano e 7 lavorano, quante sono le persone che contemporaneamente svolgono entrambe le attività?**

- **A** 12
- **B** 7
- **C** 3
- **D** 2
- **E** 4

---

38 **Una imbarcazione con un prezzo di listino pari a 40.000 euro viene venduta con uno sconto del 30%.**
A quanto è ammontato lo sconto?

- **A** 13.333 euro
- **B** 1.200 euro
- **C** 12.000 euro
- **D** 3.000 euro
- **E** 28.000 euro

---

39 **Se X e Y stanno tra loro come 5 sta a 6 e la loro somma vale 22, quanto vale X?**

- **A** 11
- **B** Non è possibile determinarlo univocamente, con i dati a disposizione
- **C** 9
- **D** 10
- **E** 12

---

40 **Quattro numeri interi w, x, y, z sono tali che wz = 2xy. Quale dei seguenti numeri non può essere il prodotto wxyz dei quattro numeri?**

- **A** 169
- **B** 242
- **C** 32
- **D** 128
- **E** 98

---

41 **Giorgio si affida sempre al caso. Dovendo sposarsi sceglie a caso anche la data della cerimonia. In quale dei mesi seguenti è meno probabile che si celebri il matrimonio?**

- **A** Gennaio
- **B** Febbraio
- **C** Marzo
- **D** Novembre
- **E** Dicembre

RAGIONAMENTO LOGICO

42 **La recinzione di un vigneto prevede che si piantino alberi di vite a distanza di 6 metri l'uno dall'altro. Quanti alberi di vite in più sono necessari per recintare un vigneto quadrato di area quadrupla rispetto a un altro vigneto quadrato che ha il perimetro pari a 120 metri?**

A 20
B 120
C 80
D 60
E 40

43 **Lavorando del ferro si ha una perdita del 30%. Da due tonnellate di ferro quanti kg di manufatti si ottengono?**

A 1400 kg
B 60 kg
C 9000 kg
D 6 kg
E 200 kg

44 **Quattro elettricisti dividono un lungo cavo elettrico. Il primo prende 1/3 del cavo e gli altri tre elettricisti si dividono il restante in parti uguali. Quale frazione del cavo originale spetta a ciascuno degli ultimi tre?**

A 1/4
B 1/6
C 1/9
D 1/3
E 2/9

45 **Un'asta di metallo lunga 1 metro è sospesa per il suo centro. A 35 cm dall'estremità destra è agganciato un peso di 5 kg, mentre all'estremità opposta è agganciato un peso di 48 kg. Cosa è necessario fare per equilibrare l'asta e mantenerla in posizione orizzontale?**

A Aggiungere, al peso agganciato a destra, un ulteriore peso di 155 kg
B Aggiungere, al peso agganciato a sinistra, un ulteriore peso di 155 kg
C Aggiungere, al peso agganciato a destra, un ulteriore peso di 160 kg
D Aggiungere, al peso agganciato a sinistra, un ulteriore peso di 160 kg
E Nulla, l'asta è già in equilibrio

46 **Due colleghi di lavoro intendono acquistare una barca e decidono di ripartire in parti uguali l'investimento. Scoprono che se si aggiungesse nell'acquisto un altro collega, in regime di equa ripartizione, per ciascuno di loro la quota si ridurrebbe di 35.000 euro. A quanto ammonta il costo totale della barca?**

A 315.000 euro
B 150.000 euro
C 210.000 euro
D 240.000 euro
E 600.000 euro

47 **In un momento X, un treno che corre a 30 km/h precede un treno che corre a 50 km/h. Quanti km distano l'uno dall'altro, se occorreranno 15 minuti al treno più rapido per raggiungere il più lento?**

A 2,5

B 5

C 7

D 8

E Non è possibile stabilirlo con i dati a disposizione

48 **Un gioco ha le seguenti regole: se un numero è divisibile per 4 vale 8 punti; se è divisibile per 7 vale 6 punti. In base a tali regole, quale dei seguenti numeri vale di più?**

A 80

B 49

C 56

D 39

E 65

49 **Sei topi mangiano una forma di formaggio in 24 giorni. Se i topi aumentano di un terzo, in quanti giorni mangeranno la stessa forma di formaggio?**

A 16

B 18

C 3

D 8

E 32

50 **Nelle statistiche di un allevamento industriale, risulta che una gallina e mezzo fa un uovo e mezzo in un giorno e mezzo; quante uova farà una gallina in sei giorni?**

A 8

B 9

C 4

D 7

E 6

51 **Per seminare il medesimo campo di grano, un contadino impiega 2 ore, un altro ne impiega 3, e un terzo ne impiega 6. In quante ore riuscirebbero a compiere lo stesso lavoro tutti e tre insieme?**

A 0,5

B 1

C 1,5

D 2

E 2,5

52 **In un museo sono presenti soltanto quadri, sculture e mosaici. Sapendo che il numero di quadri sta a quello delle sculture come 3 sta a 4, che il numero di mosaici sta a quello dei quadri come 5 sta a 3 e che nel museo ci sono 36 sculture, qual è il numero totale di opere d'arte presenti nel museo?**

A 117
B 123
C 108
D 99
E 102

53 **Le piastrelle (quadrate) del pavimento (rettangolare) di un locale di dimensioni $2 \times 3 = 6$ metri quadrati sono costate complessivamente 600 euro. Sapendo che il costo unitario delle piastrelle è di 4 euro, quanto misura il lato della piastrella?**

A 15 cm
B 30 cm
C 20 cm
D 40 cm
E 25 cm

54 **Tre sacchi di farina pesano 15 chilogrammi ciascuno. Se la tara equivale al 10% del peso dei sacchi e vengono venduti 7 chilogrammi di farina, qual è il peso netto rimanente?**

A 33,5
B 35
C 36,5
D 45
E 42

55 **La piccola Giulia sta giocando con 176 tessere quadrate di legno colorato, tutte delle stesse dimensioni. Costruisce con le tessere, affiancandole, il più grande quadrato possibile. Considerando il lato di ogni tessera come unità di misura u, quanto vale il perimetro del quadrato ottenuto?**

A 169u
B 52u
C 44u
D 48u
E 56u

56 **Lungo un cortile di forma rettangolare con lati pari a 50 metri e 70 metri si devono disporre dei lampioni, tutti a uguale distanza e la maggiore possibile, in modo che in ogni vertice del cortile vi sia un lampione. A quale distanza l'uno dall'altro bisogna porre i lampioni?**

A 20 metri
B 15 metri
C 10 metri
D 7 metri
E 5 metri

57 **Da un'urna contenente 15 palline numerate da 1 a 15, viene estratta, a occhi bendati, una pallina. Supponendo che tutte le palline abbiano le stesse probabilità di essere estratte, qual è la probabilità che esca un numero divisibile per 2?**

A 7/15
B 1/3
C 8/15
D 1/4
E 1/15

58 **Un ciclista percorre tre volte un anello di 10 km, migliorando ogni volta il suo tempo del 10% sul giro precedente. Sapendo che la velocità media nel primo giro è stata di 60 km/h, qual è stata la velocità media nell'ultimo giro?**

A Circa 65 km/h
B Circa 70 km/h
C Circa 73 km/h
D Circa 80 km/h
E Circa 82 km/h

59 **In una scatola su misura sono contenuti 24 cubi (che la riempiono completamente) disposti su due livelli uguali sovrapposti. Luca svuota la scatola e sostituisce ciascun cubo con uno il cui lato è lungo la metà. Usando 32 cubi di tali dimensioni, quale superficie del fondo della scatola Luca riesce a ricoprire?**

A I 2/3
B Il 100%
C I 3/4
D Il 50%
E Il 30%

60 **Nell'operazione seguente le cifre sono state sostituite da lettere dell'alfabeto. A ogni lettera può corrispondere un valore compreso tra zero e nove. A ogni lettera corrisponde sempre la stessa cifra: "AA × A = 99". Trovare il valore di "4 × A"**

A 4
B 16
C 12
D 20
E 36

61 **Quanto vale il quadratino bianco?**

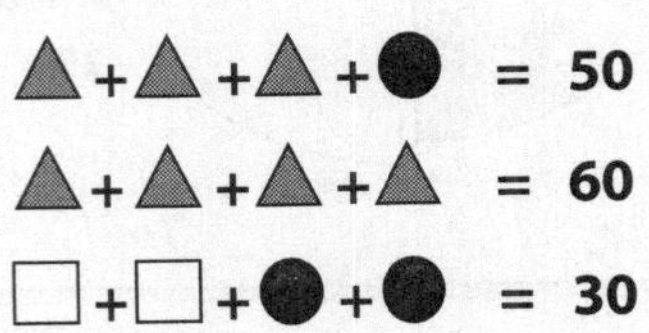

A 5
B 10
C 15
D 20
E 25

62 **Se:**

@ – 1 + AX = BY – 6

@ = 3 + BY

allora AX è uguale a:

- A 8
- B – 10
- C – 8
- D 12
- E 9

63 **Se:**

 # + @ – # = # + 5

@ = 6

Allora # è uguale a:

- A – 2
- B – 1
- C 2
- D 1
- E 0

64 **Sapendo che la ripartizione per categorie contrattuali dei dipendenti del Comune di Como è quella rappresentata nel grafico seguente e che il numero di dirigenti è pari a 18, individuare il numero totale dei dipendenti del Comune.**

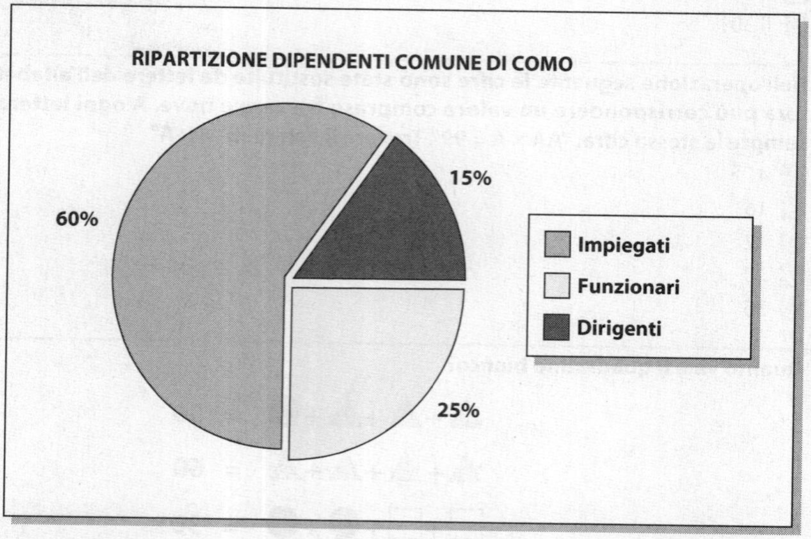

- A 57
- B 60
- C 120
- D 72
- E 110

Il grafico seguente rappresenta il numero di ricoveri effettuato nel 2023 da alcune aziende ospedaliere italiane, suddiviso per tipologia di ricovero. Leggere attentamente il grafico e rispondere alle domande seguenti.

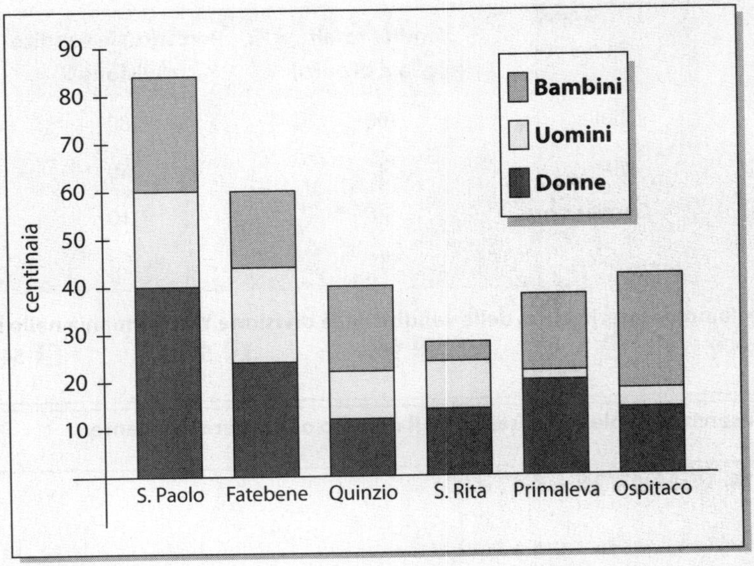

65 **Quale ospedale ha avuto il maggior numero di ricoveri nel 2023?**

A Fatebene
B Quinzio
C S. Paolo
D Primaleva
E Ospitaco

66 **Quale ospedale ha ricoverato il minor numero di *uomini* nel 2023?**

A S. Paolo
B Quinzio
C Primaleva
D Ospitaco
E S. Rita

67 **Quale ospedale ha ricoverato il maggior numero di *donne* nel 2023?**

A S. Rita
B S. Paolo
C Fatebene
D Quinzio
E Ospitaco

Risolvere i seguenti esercizi.

68 **L'azienda Beta vende i propri prodotti in quattro Paesi europei attraverso due divisioni: X e Y. Lo scorso anno ha effettuato vendite come riportato nella tabella seguente:**

Paese	Vendite totali (migliaia di euro)	Percentuale vendite divisione X
Italia	500	80
Svizzera	50	50
Germania	60	10
Francia	20	90

Qual è l'ammontare, in euro, delle vendite della divisione Y in Germania nello scorso anno?

A 50.000 B 6.000 C 90% D 5.300 E 54.000

Nei seguenti esercizi completare la serie con il numero o la lettera mancante.

69 **8, 13, 14, 15, 20, 17, 26, ...?**

A 32
B 21
C 36
D 18
E 19

70 **9, 18, 21, 20, 40, 43, 42, ...?**

A 48
B 84
C 44
D 68
E 24

71 **S, Z, D, H, N, ...?**

A S
B R
C O
D P
E Q

72 **A, 17, C, 14, E, 11, G, ...?**

A 9
B 18
C 14
D 22
E 8

PARTE QUINTA

73 **Individuare il numero mancante.**

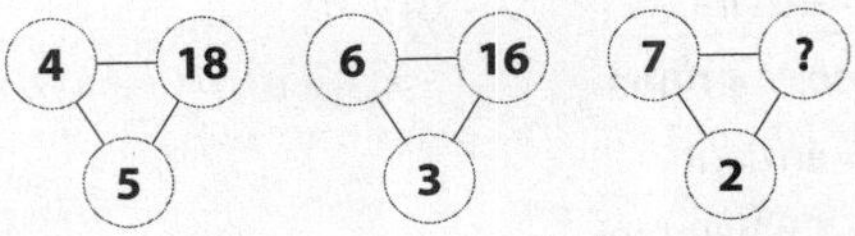

- A 14
- B 12
- C 10
- D 20
- E 24

74 **Individuare il numero mancante.**

10	**8**	**2**
30	**24**	**6**
15	**12**	**?**

- A 11
- B 9
- C 4
- D 3
- E 6

Individuare l'alternativa che completa correttamente le seguenti proporzioni tra parole.

75 **Acido : X = Y : positivo**

- A X = basico; Y = negativo
- B X = carattere; Y = pensiero
- C X = citrico; Y = neutro
- D X = aceto; Y = numero
- E X = pH; Y = valore

76 **X : temperatura = barometro : Y**

- A X = colore; Y = tempo
- B X = umidità; Y = termometro
- C X = stagione; Y = clima
- D X = grado; Y = millimetro
- E X = termometro; Y = pressione

77 **Pagina : X = Y : squadra**

- A X = libro; Y = giocatore
- B X = scrittore; Y = allenatore
- C X = penna; Y = righello
- D X = libraio; Y = presidente
- E X = impaginatore; Y = squadrista

78 **Pediatra : bambini = X : Y**

- **A** X = gerarca; Y = anziani
- **B** X = casa di riposo; Y = nonni
- **C** X = geriatra; Y = anziani
- **D** X = ortopedico; Y = bambini
- **E** X = donne; Y = ginecologo

79 ***I giganti della montagna*** **: X = Y : Silone =** ***Ossi di seppia*** **: Z**

- **A** X = Svevo; Y = *Fontamara*; Z = Ungaretti
- **B** X = Svevo; Y = *Conversazione in Sicilia*; Z = Montale
- **C** X = Pirandello; Y = *Conversazione in Sicilia*; Z = Luzi
- **D** X = Vittorini; Y = *Se questo è un uomo*; Z = Ungaretti
- **E** X = Pirandello; Y = *Fontamara*; Z = Montale

80 **Torino : Piemonte = X : Y**

- **A** X = Enna; Y = Sicilia
- **B** X = Orvieto; Y = Umbria
- **C** X = Oristano; Y = Sardegna
- **D** X = Genova; Y = Liguria
- **E** X = Lodi; Y = Lombardia

81 **Joyce : Dublino = X : Lubecca = Bulgakov : Y**

- **A** X = Goethe; Y = Berlino
- **B** X = Mosca; Y = Tolstoj
- **C** X = Thomas Mann; Y = Mosca
- **D** X = Brecht; Y = Berlino
- **E** X = Amsterdam; Y = Puskin

82 **Surrealismo : X = Futurismo : Marinetti = Impressionismo : Y**

- **A** X = André Breton; Y = Claude Monet
- **B** X = André Breton; Y = George Braque
- **C** X = Edvard Munch; Y = Vincent Van Gogh
- **D** X = Paul Cézanne; Y = Salvador Dalì
- **E** X = Salvador Dalì; Y = Umberto Boccioni

83 **Subordinato : indipendente = X : Y**

- **A** X = libero; Y = autonomo
- **B** X = sterile; Y = produttivo
- **C** X = fertile; Y = fecondo
- **D** X = ludico; Y = giocoso
- **E** X = sposato; Y = prigioniero

Risolvere i seguenti esercizi.

84 **Quale tra le parole A, B, C, D, E condivide una proprietà con tutte le parole 1, 2 e 3?**

1 Araba

2 Berbere

3 Colono

A Addio

B Dipinti

C Oncologia

D Tettoia

E Truffa

85 **Individuare il rapporto anomalo.**

A Scortese – gentile

B Alto – basso

C Flebile – forte

D Solerte – lento

E Impersonale – pedissequo

86 **Quali delle seguenti coppie autore/opera NON è corretta?**

A Luigi Pirandello / *Uno, nessuno e centomila*

B Carlo Goldoni / *I rusteghi*

C Gabriele D'Annunzio / *Cronache di poveri amanti*

D Italo Svevo / *Una burla riuscita*

E Filippo Tommaso Marinetti / *Zang Tumb Tumb*

87 **Individuare il rapporto anomalo.**

A Polmonite – Infiammazione

B Diaframma – Muscolo

C Aorta – Arteria

D Odontalgia – Indigestione

E Carcinoma – Tumore

88 **Indicare la parola da scartare.**

A Motoslitta

B Automobile

C Motocicletta

D Windsurf

E Aeroplano

89 **Indicare la parola da scartare.**

- A Poliglotta
- B Politico
- C Polimorfo
- D Politeista
- E Poligamo

90 **Indicare la parola da scartare.**

- A Compatto
- B Attonito
- C Astratto
- D Scambiato
- E Intatto

91 **Se treno = 14, tram = 11, bus = 8, trattore = ?**

- A 23
- B 21
- C 27
- D 11
- E 14

Per ciascuno degli esercizi seguenti, indicare la rappresentazione che soddisfa la relazione insiemistica esistente tra i 3 termini dati (le alternative proposte per ciascun esercizio sono quelle raffigurate qui di seguito).

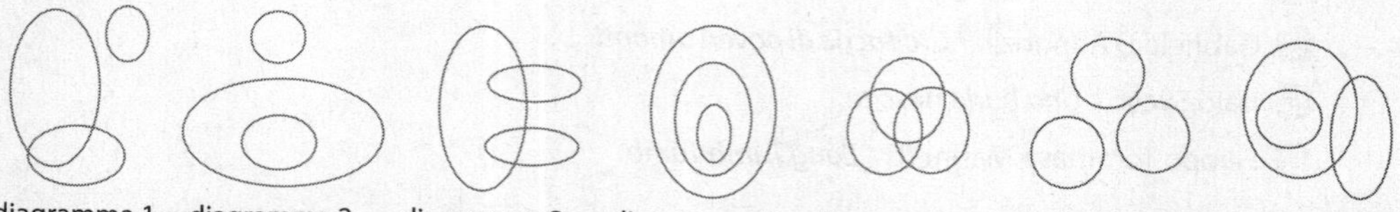

diagramma 1 diagramma 2 diagramma 3 diagramma 4 diagramma 5 diagramma 6 diagramma 7

92 **Milanesi, Giornalisti, Amanti della buona cucina.**

- A Diagramma 1
- B Diagramma 2
- C Diagramma 3
- D Diagramma 4
- E Diagramma 5

93 **Romanzi, Libri, Scuole.**

- A Diagramma 1
- B Diagramma 2
- C Diagramma 3
- D Diagramma 4
- E Diagramma 5

PARTE QUINTA

94 **Insetti, Animali, Mosche.**

- A Diagramma 2
- B Diagramma 3
- C Diagramma 4
- D Diagramma 5
- E Diagramma 6

95 **Carote, Zucchine, Fruttivendoli.**

- A Diagramma 1
- B Diagramma 4
- C Diagramma 5
- D Diagramma 6
- E Diagramma 7

96 **Individuare la figura che completa correttamente la seguente serie.**

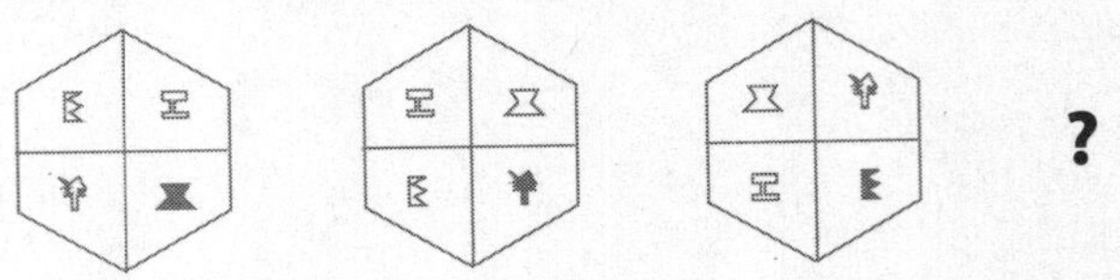

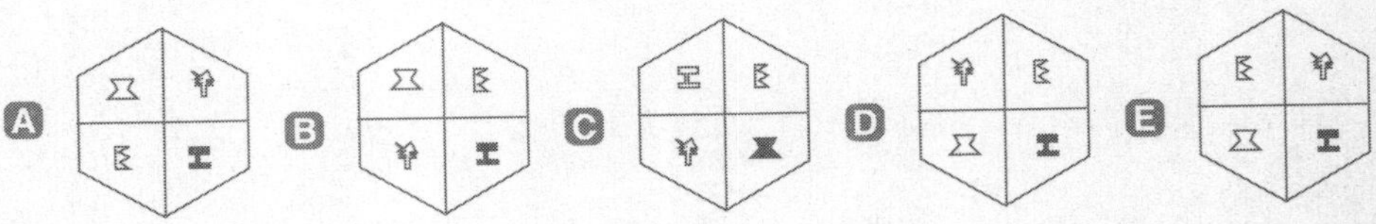

97 **Individuare la figura mancante.**

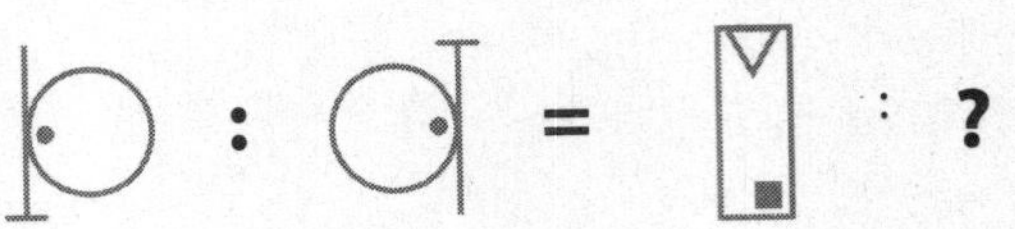

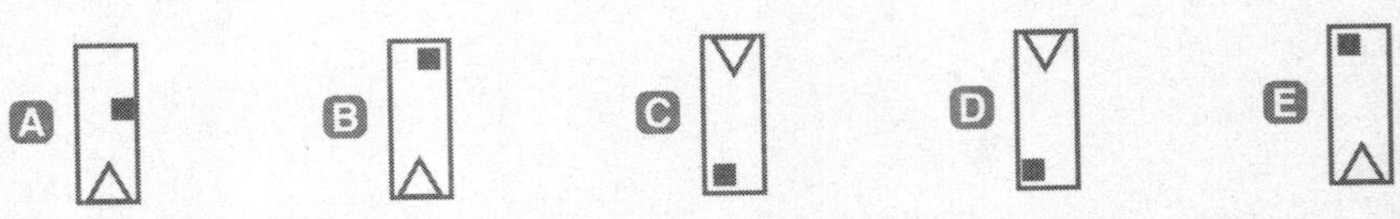

98 **Qual è la figura che completa la sequenza?**

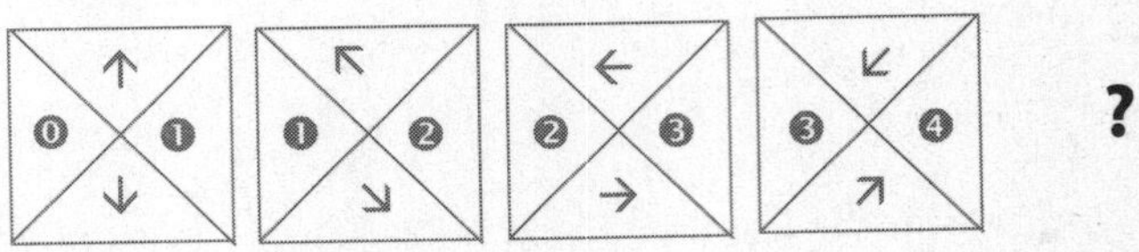

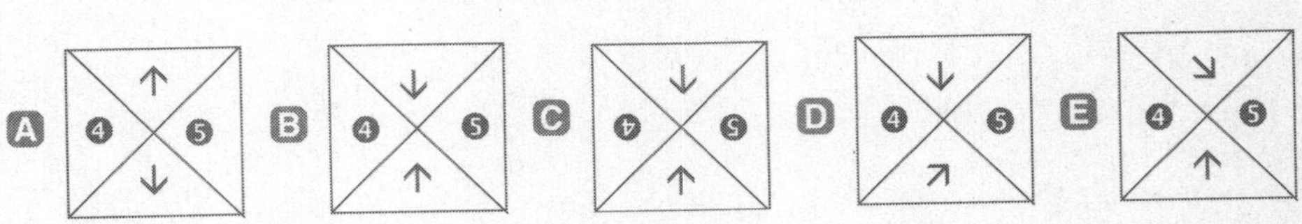

99 **Scartare una delle cinque rappresentazioni grafiche.**

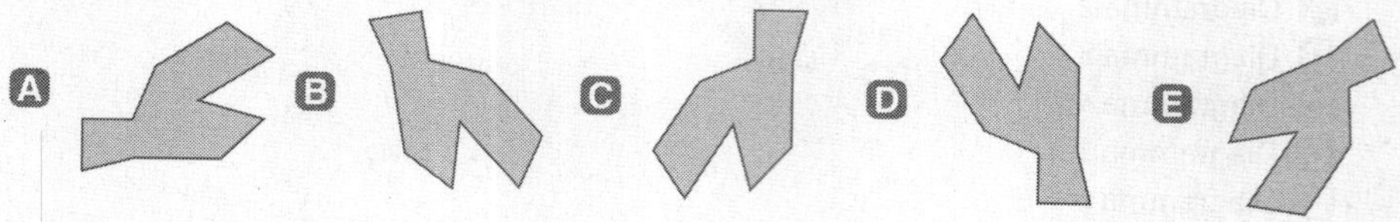

100 **Individuare la figura da scartare.**

PARTE QUINTA

Soluzioni e commenti

1 La frase "se faccio, capisco" è una condizione sufficiente. Se si verifica A allora (è certo) B. La condizione sufficiente prevede come unica certezza: se NON B allora NON A, che non compare tra le opzioni di risposta. Analizzando però l'alternativa **D** (risposta corretta) si evince che effettivamente è impossibile che io faccia (cioè ci sia A) e come conseguenza NON capisca (NON B) perché è sufficiente A per avere di sicuro B cioè è certo che quando ho una premessa A (in questo caso: faccio) la conseguenza è sempre B (cioè capisco), per definizione.

2 Se è FALSO che in ogni corso di laurea c'è almeno (come minimo) uno studente che termina gli esami in anticipo rispetto ai tempi previsti, vorrà dire che esisterà (anche solo) UN corso di laurea dove invece NESSUNO studente riesce a essere in anticipo con gli esami. L'alternativa corretta è quindi la **A**.

3 Dal momento che tutte le persone sincere sono oneste (cioè l'insieme delle persone sincere è completamente contenuto all'interno dell'insieme delle persone oneste) e Laura è una persona sincera, allora Laura di sicuro (oltre che sincera) sarà una persona onesta. Alternativa corretta **E**.

4 Questo esercizio si può risolvere in vari modi, ma forse il più semplice consiste nell'assegnare un semplice valore numerico di anni a Licia. Se immaginiamo che abbia 10 anni, allora Sara, che ne ha 5 in più, ne avrà 15 e Alberto (che ne ha due in meno di Sara) ne avrà 13, infine Claudio che ha tre anni meno di Alberto, ne avrà quindi 10 (esattamente come Licia). Anche senza considerare Giulio, si sono già individuati due fratelli con la stessa età, Licia e Claudio (alternativa corretta **E**).

5 Al di là della lunghezza sia del testo dell'esercizio che dello sviluppo delle alternative, questo esercizio è molto più semplice di quel che può apparire a prima vista. La domanda (esplicitata nell'ultima riga) è: qual è il tragitto dell'ascensore che garantisce a X e Y l'*esclusività* del servizio, che è quindi da intendere come un tragitto che non prevede mai la presenza contemporanea in ascensore di X e Y. L'unica alternativa che prevede questo tipo di servizio è l'alternativa **C** (soluzione del quesito) mentre nelle altre c'è sempre un pezzo del tragitto che li vede insieme in ascensore.

6 Si parte dalla certezza del secondo punto dato dal testo: sicuramente Alice occupa il banco 1. Poiché invece il primo punto indica che: o Alice NON occupa il banco 1 (non vero perché Alice lo occupa) oppure Bruno occupa il banco 2, allora sicuramente Bruno occupa il banco 2. Alternativa corretta **D**.

7 "Almeno un vino è bianco" significa che come minimo tra i dieci differenti vini ce n'è certamente uno bianco ma potrebbero essere anche di più. Invece, assaggiandone due a caso, almeno (come minimo) uno è rosso, cioè o uno dei due è rosso oppure lo sono entrambi. Non succede mai che si assaggino due vini bianchi, perché non esistono… quindi i rossi sono nove e il bianco soltanto uno. Alternativa corretta **C**.

8 È vietato giocare a calcio dalle 13 alle 16 qualunque giorno sia ed è vietato giocare a calcio per tutta la giornata di domenica, qualsiasi ora sia. Si possono escludere le alternative **B** ed **E** perché parlano di non vietato (quindi permesso) di domenica, mentre invece di domenica è sempre vietato. Si può escludere anche l'alternativa **D** in quanto alle ore 14 è vietato giocare sempre, qualsiasi giorno della settimana sia. Si può escludere infine l'alternativa **C** perché "vietato non giocare" significa che è obbligatorio giocare quando invece nei giorni diversi da domenica prima delle 13 e dopo le 16 è solo possibile farlo. L'alternativa corretta è quindi la **A**.

9 L'alternativa che riporta il corretto significato della frase e che rappresenta, dunque, la soluzione è la **C**: "non hanno confermato l'impossibilità" significa infatti che "è possibile"; quindi "il freddo potrebbe non essere la causa della rottura dei tubi".

10 "Non si può negare" vuol dire che "si deve affermare" ciò che viene dopo nella frase e cioè che "non è lecito vietare" l'accesso alle spiagge libere. Secondo il testo del quesito, quindi, "non si può vietare" l'accesso alle spiagge libere e dunque le spiagge libere devono essere accessibili (**E** soluzione del quesito).

11 L'affermazione "quando dormo molto mi riposo" vuol dire che dormire molto è condizione sufficiente per riposarsi: ogni volta che dormo molto mi riposo. Se questo è vero, allora si può dedurre con certezza che se non sono riposato, non ho dormito molto (perché se lo avessi fatto sarei stato sicuramente riposato). La soluzione al quesito è quindi la **E**. Si presti attenzione all'alternativa **A** (errata): dormire molto è sufficiente, ma non è necessario per riposare (non si dice che mi riposo SOLO quando dormo molto). Se quindi sono riposato potrei aver dormito molto ma non lo posso dedurre con certezza.

12 Questo esercizio si fonda sulla relazione causa-effetto che lega due eventi. In particolare, si vuole verificare la capacità del candidato di saper distinguere le relazioni legate da un rapporto di "sufficienza" rispetto a quelle legate da un rapporto di "necessità". Nel caso in esame, l'atto di far cadere il vaso risulta essere una condizione *sufficiente* affinché il vaso di porcellana si rompa, ma non *necessaria*. Infatti il vaso di porcellana potrebbe anche rompersi per altre cause. La risposta esatta è pertanto la **A**.

Le risposte **B**, **C** e **D** sarebbero corrette se l'affermazione iniziale fosse: "Il vaso di porcellana potrebbe rompersi solo se lo lasciassi cadere"; in questo caso, infatti, il rapporto tra i due eventi sarebbe di *necessità* e non più di *sufficienza*.

13 L'esercizio è basato su due condizioni, entrambe sufficienti:

- se venerdì starà bene, Laura giocherà la partita;
- se Betty starà bene, giocherà anche lei la partita.

È dunque possibile trarre le seguenti conclusioni:

- se venerdì Laura non gioca la partita, significa che non sta bene;
- se venerdì Betty non gioca la partita, significa che non sta bene.

Osservando la prima conclusione appare evidente che, poiché Laura non sta giocando la partita (dato che è in tribuna a guardarla), sicuramente non sta bene. Ciò consente di escludere le alternative **A** e **C**.

Si osservi inoltre che le due condizioni iniziali (e dunque anche le due conclusioni) sono slegate fra loro. Ciò significa in particolare che Laura potrebbe non aver giocato perché non stava bene, senza che per questo si possa concludere alcunché circa la salute di Betty. L'unica cosa certa che si può affermare è che Laura non sta bene, mentre nulla si può dire su Betty. La risposta al quesito è dunque la **E**: poiché infatti Laura non gioca, l'unica certezza è che non sta bene.

14 Il lavaggio è condizione necessaria (ma non sufficiente) per poter stirare la camicia (alternativa **D** corretta). Questo vuol dire che se la camicia è stata stirata, sicuramente è stata lavata prima (alternativa **B** corretta) e che se non è stata lavata allora la camicia non può neanche essere stirata (alternativa **C** corretta). Essendo il lavaggio necessario ma non sufficiente affinché la camicia venga stirata, può anche accadere che la camicia sia lavata, ma poi non sia stata stirata (alternativa **A** corretta). Non si può invece dedurre (ed è la soluzione del quesito) quanto proposto dall'alternativa **E**, infatti anche se lavata, la camicia potrebbe non essere stata stirata dopo, per cui vedendola non stirata non si può dedurre che non è stata lavata.

15 Il fatto di giocare bene è condizione sufficiente, per la squadra a cui tengo, per vincere la partita. Questo vuol dire che ogni volta che gioca bene, la squadra vince, ma che potrebbe vincere anche non giocando bene. La condizione è, infatti, come detto, sufficiente ma non necessaria per vincere. L'esercizio non dice cioè che la mia squadra del cuore vince SOLO quando gioca bene, ma se lo fa. Questo vuol dire che se non gioca bene potrebbe comunque vincere o meno la partita. Come si vede la soluzione è l'alternativa **C**: è possibile che vinca la partita.

16 Se ciascuna figlia ha un fratello, vuol dire che nella famiglia c'è un solo figlio maschio, unico fratello per ognuna delle sorella. La famiglia Rossi è, quindi, composta da 9 persone in tutto: il signor Rossi e sua moglie, 6 figlie femmine e 1 figlio maschio (**D** soluzione del quesito).

17 Schematicamente le informazioni contenute nel testo dell'esercizio si possono riassumere nel seguente modo: $A < B$ e $C \leq B$. Da ciò segue solo che sia A sia C sono quantità inferiori (o, nel caso di C, tutt'al più uguali) a B; altra informazione non può essere ricavata e in particolare non si può dedurre alcuna relazione tra le due quantità stesse (risposta esatta **E**).

18 Per individuare la soluzione al quesito si deve considerare l'espressione *non sempre*, che non significa *mai* (non è sinonimo); equivale invece ad affermare che "*almeno in un caso* i testi delle canzoni italiane non sono belli". Inoltre nulla si può dire sulle canzoni straniere, non avendo informazioni al riguardo.

La soluzione al quesito è, dunque, fornita dall'alternativa **B**.

19 Derivato dalla logica aristotelica, il sillogismo è il fondamentale tipo di ragionamento deduttivo ed è formato da una premessa maggiore, da una minore e da una conclusione che dalle due premesse deriva necessariamente. Le premesse date ci dicono che l'insieme degli *ingenui* e dei *cattivi* non hanno intersezioni, mentre quello degli *adulti* e dei *cattivi* sì. Perciò, gli *adulti* compresi anche nell'insieme dei *cattivi* NON possono appartenere anche all'insieme degli *ingenui*.

La conclusione del sillogismo dunque è: "qualche adulto non è ingenuo" (risposta esatta **B**).

20 Se fosse vera l'affermazione I) si potrebbe concludere che Domenico ha le mani grandi, infatti: Domenico ama la musica classica, chi ama la musica classica suona la chitarra (in base all'affermazione I), chi suona la chitarra ha le mani grandi e quindi si può concludere che Domenico ha le mani grandi.

Dal punto di vista grafico si può rappresentare il testo dell'esercizio con il seguente schema:

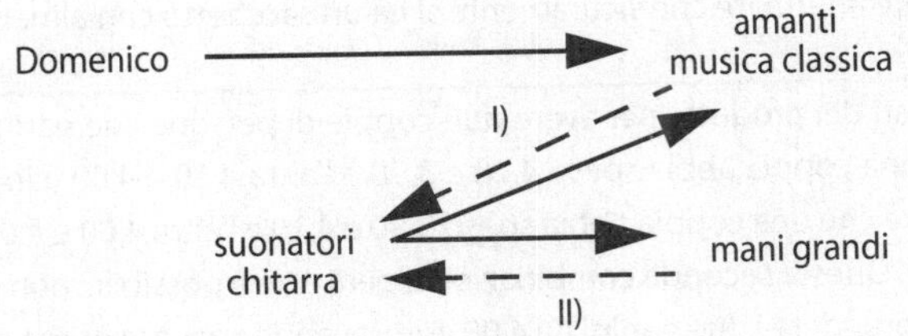

dove le linee continue rappresentano le relazioni specificate dal testo dell'esercizio e le linee tratteggiate rappresentano le relazioni definite dalle affermazioni aggiuntive I) e II). Si può osservare che con l'aggiunta dell'affermazione I) si determina un percorso di frecce che porta da *Domenico* a *mani grandi* mentre l'aggiunta dell'affermazione II) non permette di giungere alla stessa conclusione. La risposta corretta è quindi la **A**.

RAGIONAMENTO LOGICO

21 Per determinare la tabella di verità della proposizione fornita dall'esercizio, conviene costruire una tabella in cui analizzare, colonna per colonna, le singole parti che la compongono. Nel farlo sarà utile consultare le tabelle di verità della disgiunzione, della doppia implicazione e della negazione fornite dal quesito stesso. In tal modo, come riportato nella tabella sottostante, si arriva a determinare che la **C** è la risposta corretta, in quanto presenta la tabella di verità della proposizione oggetto d'indagine.

A	B	$\neg B$	$\neg B \vee A$	$(\neg B \vee A) \Leftrightarrow B$	$\neg A$	$((\neg B \vee A) \Leftrightarrow B) \vee (\neg A)$
V	V	F	V	V	F	V
V	F	V	V	F	F	F
F	V	F	F	F	V	V
F	F	V	V	F	V	V

22 Per trovare il numero minimo di palline da estrarre in modo da essere certi di ottenere una pallina blu conviene chiedersi quale sia il numero massimo di estrazioni che non permetterebbe di raggiungere tale risultato. Il numero massimo di palline NON blu che è possibile estrarre è 5 (le palline rosse): fino a 5 palline estratte, quindi, non si può essere sicuri di ottenerne una blu. La sesta pallina, però, è certamente del colore cercato. La **A** è quindi la soluzione del quesito.

23 Nulla si sa sulla ripartizione dei 90 biscotti, ma solo che nessuno dei sacchetti può essere vuoto. In teoria si potrebbero anche avere tre sacchetti con un solo biscotto e uno che contiene tutti i restanti 87, oppure avere una distribuzione più uniforme avendo, per esempio, due sacchetti con 22 biscotti e due con 23 biscotti a testa. Sicuramente ci deve essere sempre un sacchetto (almeno uno) che contiene almeno 23 biscotti (**C** soluzione del quesito). Se ciò, infatti, non fosse vero e quindi tutti contenessero al massimo 22 biscotti ciascuno si avrebbe un totale di 88 biscotti (22 per 4) al massimo. Non è detto che ci debbano essere più di 23 biscotti nel sacchetto (infatti, come visto nell'esempio, si potrebbero avere due sacchetti con 23 biscotti e due con 22) e neanche che ci debbano essere due sacchetti con esattamente o almeno 23 biscotti (infatti, come visto nell'altro esempio, si potrebbe avere un solo sacchetto con 87 biscotti e gli altri tre con un biscotto a testa). L'unica cosa che si può sempre affermare che sicuramente si ha un sacchetto con almeno 23 biscotti.

24 Osservando i costi dei prodotti, per avere due coppie di persone che hanno speso la stessa cifra è necessario che una coppia abbia speso 4,20 e 3,90 e l'altra 4,10 e 4,00 (cioè entrambe un totale di 8,10 euro) oppure che una coppia abbia speso 3,90 e 4,10 e l'altra 4,00 e 4,00 (cioè entrambe un totale di 8,00 euro). Questa seconda combinazione, però non è possibile: non possono essere Maddalena ed Emilia a prendere i due panini da 4,00 euro, avendo speso la prima meno della seconda, ma non possono averlo fatto neanche Donatella e Alessio, altrimenti una tra Maddalena ed Emilia avrebbe speso 3,90 euro e quindi meno di Alessio (che ha invece speso meno sia dell'una sia dell'altra). L'unica possibilità è quindi che Maddalena ed Emilia abbiano speso rispettivamente 4,00 e 4,10 euro e che Donatella e Alessio ne abbiano spesi rispettivamente 4,20 e 3,90 euro. Diego, quindi, sarà l'altra persona che ha speso 4 euro, acquistando l'altro panino (**B** soluzione del quesito).

25 Per organizzare le informazioni del quesito si può costruire una tabella con tre colonne, una per i giorni della settimana, una per le persone e una per gli sport praticati. Inoltre, per praticità, visto che sono in ordine, conviene già scrivere i quatto giorni della settimana dal lunedì al giovedì:

Giorni	Persone	Sport
lunedì		
martedì		
mercoledì		
giovedì		

Seguendo le informazioni del quesito, non necessariamente nell'ordine dato, si può subito riempire la riga del giovedì con Nicolò che pratica il big air:

Giorni	Persone	Sport
lunedì		
martedì		
mercoledì		
giovedì	Nicolò	big air

Inoltre, poiché il bordercross è praticato il giorno dopo lo slope style e quello prima di half pipe, allora questi tre sport saranno praticati nel seguente ordine:

Giorni	Persone	Sport
lunedì		slope style
martedì		bordercross
mercoledì		half pipe
giovedì	Nicolò	big air

Infine, poiché Michele si allena il giorno dopo Tommaso e pratica, secondo il quesito, half pipe o slope style, non potrà allenarsi il lunedì ma dovrà farlo il mercoledì (praticando half pipe). Tommaso si allena quindi il martedì e Giorgio, l'ultimo dei quattro, il lunedì:

Giorni	Persone	Sport
lunedì	Giorgio	slope style
martedì	Tommaso	bordercross
mercoledì	Michele	half pipe
giovedì	Nicolò	big air

L'abbinamento corretto è quindi Tommaso – bordercross – martedì e la **B** soluzione del quesito.

26 Per rispondere ai quesiti di questo esercizio è necessario costruire uno schema di partenza utilizzando le informazioni una alla volta. È opportuno cominciare dall'informazione 2), secondo la quale la lettera B "rappresenta il numero di mezzo", ossia il quarto numero sia in ordine crescente sia in ordine decrescente. Si utilizza poi l'informazione 3) secondo la quale "A è di due unità superiore a B". Da cui:

? ? ? B ? A ?

A questo punto è possibile utilizzare l'informazione 1), che consente di collocare D nella posizione immediatamente inferiore a B, da cui:

? ? D B ? A ?

Restano solo le ultime due informazioni. L'ultima ("G è maggiore di F") non può essere utilizzata immediatamente dal momento che non riporta informazioni circa la posizione esatta di alcuno dei due numeri menzionati. È invece possibile utilizzare proficuamente l'informazione 4) ("F è inferiore a B dello stesso valore di cui C è maggiore di D"). Sulla base dei dati finora a disposizione è possibile infatti osservare come F possa essere inferiore a B di due o di tre unità. Viceversa, C può essere maggiore di D di due o di quattro unità.

Ne segue che le differenze fra le due coppie di numeri, essendo uguali fra loro, possono solo essere di due unità. Dunque F è inferiore a B di due unità e C è maggiore di D di due unità. Da cui:

? F D B C A ?

A questo punto, sapendo che G è maggiore di F, è possibile completare lo schema di riferimento: G è infatti il numero maggiore ed E quello minore. Da cui:

E F D B C A G

Con questo schema a disposizione è possibile rispondere velocemente ai quesiti. Consultando lo schema è possibile osservare come il quinto numero sia rappresentato dalla lettera C. La risposta esatta è dunque la **B**.

27 A è maggiore di F di quattro unità. Ne segue che il numero inferiore a G di quattro unità è quello rappresentato dalla lettera D. La risposta esatta è dunque la **D**.

28 Se A è pari a 7, significa che G è pari a 8 ed E a 2. Ne segue che la somma dei due è pari a 10. La risposta esatta è dunque la **B**.

29 Essendo la distanza fra A ed F pari a quattro unità, indipendentemente dal valore assunto dai due numeri rappresentati dalle due lettere, la loro differenza è sempre pari a 4. La risposta esatta è dunque la **D**.

30 Poiché C è maggiore di E di quattro unità, ciò significa che T si colloca al di sopra di C di quattro unità. Graficamente:

E F D B C A G ? T

È possibile a questo punto osservare come T risulti superiore ad A di tre unità, ossia T = A + 3. Essendo inoltre T = A + E, ne segue che E = 3. Poiché infine D è di due unità superiore a E, D è pari a 5. La risposta corretta è dunque la **D**.

31 La risposta esatta è la **C**. Infatti, l'argomentazione di partenza si compone di una constatazione ("Recenti scoperte scientifiche hanno mostrato che il farmaco AZT è in grado di ritardare di almeno due anni l'insorgere della malattia nel 55% dei pazienti sieropositivi che lo utilizzano") e di una conclusione ("È dunque opportuno che tale farmaco venga somministrato a tutti i pazienti").

La conclusione si basa dunque sull'efficacia del farmaco in quanto strumento per ritardare l'insorgenza della malattia. È solo contrastando l'efficacia farmacologica, e non il profilo economico del farmaco, che si indebolisce l'argomentazione. L'alternativa **C** sarebbe stata accettabile solo se l'argomentazione di partenza si fosse basata anche sulla convenienza economica del farmaco.

---

32 Le cifre 8 e 2 che compongono il numero 82 sono entrambe divisibili per 2. Il numero 82 può, quindi, essere espresso come TIC TIC (**B** soluzione del quesito).

---

33 Il tempo impiegato ad assumere le sette pillole decorre dall'istante in cui il paziente assume la prima pillola: da quel momento inizia la cura. Una volta assunta la prima pillola, quindi, il paziente ne deve assumere altre sei per completare la cura e lo deve fare ogni mezz'ora. Il paziente termina la cura dopo tre ore (sei volte mezz'ora) e la **B** è quindi la soluzione del quesito.

---

34 Il 70% dei candidati ha superato l'esame quindi il restante 30% non lo ha superato. Il gruppo di chi non è stato promosso è composto da 7 + 8 = 15 persone. Queste 15 persone sono quindi il 30% del gruppo che bisogna calcolare; è sufficiente quindi impostare una semplice equazione:

$$15 = (30/100)x \quad 1500 = 30x; \; x = 1500/30 \text{ cioè } x = 50.$$

L'alternativa corretta è quindi la **C**.

---

35 L'esercizio dice che il risultato conseguito nell'ultimo esame (30) porta la media complessiva a 26 e lascia a disposizione 4 punti (30 – 26 = 4); questi, ridistribuiti tra tutti gli esami precedenti la cui media era pari a 25, la alzano di un punto.

Se la media degli esami passati era 25, i punti da ridistribuire sono 4 e la nuova media complessiva (ultimo esame + esami passati) è pari a 26, allora anche gli esami passati erano esattamente 4. Aggiungendo a questi l'esame del giorno si ha 5: l'alternativa corretta è la **E**.

---

36 Per essere isoscele, un triangolo deve avere due lati su tre uguali. Quindi il lato di 24 cm deve essere uguale a uno degli altri due (che tra loro sono differenti). Non sappiamo però se tale lato di 24 cm sia uguale al lato pari ai 3/4 dell'altro (si avrebbero così due lati da 24 cm e uno da 32 cm e quindi un perimetro di 80 cm) o al lato pari ai 4/3 dell'altro (si avrebbero così due lati da 24 cm e uno da 18 cm e quindi un perimetro di 66 cm). Non potendo, però, determinare in modo univoco quale sia il caso tra i due possibili, la soluzione è quella fornita dall'alternativa **E**.

---

37 Nel gruppo di 12 persone si riconosce l'insieme di quelli che studiano, l'insieme di quelli che lavorano e l'intersezione tra i due, di quelli che svolgono entrambe le attività. Si indichi con x il numero di persone che studiano e lavorano contemporaneamente. Se x è il numero di studenti-lavoratori, allora il numero di studenti "puri" è pari a $(9 - x)$ mentre il numero di lavoratori "puri" è $(7 - x)$.

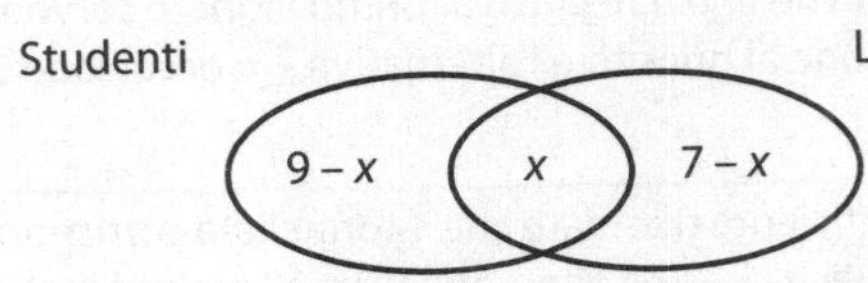

Poiché il totale delle persone è pari a 12, si ha: $(9 - x) + x + (7 - x) = 12$, da cui si ricava $x = 4$ (risposta **E**).

Alla stessa risposta si può arrivare anche nel seguente modo. Se nessuna delle 9 persone che studiano lavorasse e viceversa, si avrebbero in tutto 16 persone (9 +7). Poiché però le persone sono in realtà 12, questo vuol dire che ce ne sono 4 (16 – 12) che sono state contate due volte, prima nel gruppo delle 9 che studiano e poi di nuovo nel gruppo delle 7 che lavorano. Queste 4 persone, quindi, fanno entrambe le cose.

38 Se X è pari al valore in denaro dello sconto, per trovare la soluzione è sufficiente risolvere la seguente equazione:

X = 30/100 × 40.000 (infatti il 30% non è altro che la frazione 30/100),

da cui X = 12.000 euro (infatti 40.000/100 = 400 che moltiplicato per 30 dà appunto 12.000). La soluzione al quesito è, dunque, fornita dall'alternativa **C**.

39 Per risolvere l'esercizio è sufficiente provare a moltiplicare 5 e 6 per la stessa cifra e vedere quando la loro somma è proprio uguale a 22. Moltiplicando, per esempio, 5 e 6 per 2 si ottiene rispettivamente 10 e 12. La somma di questi due valori è 22 (il valore richiesto dall'esercizio) e quindi il valore di X sarà proprio 10. La soluzione del quesito è fornita dall'alternativa **D**.

40 Il numero ottenuto dal prodotto wz è pari al doppio del numero ottenuto dal prodotto xy e quindi, essendo il doppio di un valore, è certamente un numero pari. Moltiplicando un numero pari (wz) per un altro numero (sia anche esso pari o dispari) si ottiene sempre un numero pari. Il valore ottenuto dal prodotto wxyz, è lo stesso ottenuto dal prodotto wzxy, cioè tra xy e 2xy. L'unico tra i valori proposti, che quindi non può essere il risultato del prodotto wzxy è 169 (**A** soluzione del quesito) in quanto numero dispari.

41 In questa tipologia di esercizi è bene non farsi distrarre dalla formulazione fantasiosa (Giorgio che sceglie a caso la data del matrimonio), per concentrarsi sull'aspetto matematico del calcolo della probabilità. In altre parole, scegliendo a caso un giorno fra i 365 che compongono l'anno, si hanno meno probabilità di scegliere un giorno nel mese più corto, cioè febbraio (risposta **B**).

42 Il primo vigneto è un quadrato con perimetro di 120 metri, per cui ogni lato misura 30 metri. Se gli alberi vengono piantati lungo il perimetro a distanza di 6 metri l'uno dall'altro, significa che ci saranno in tutto 20 alberi (120 : 6).

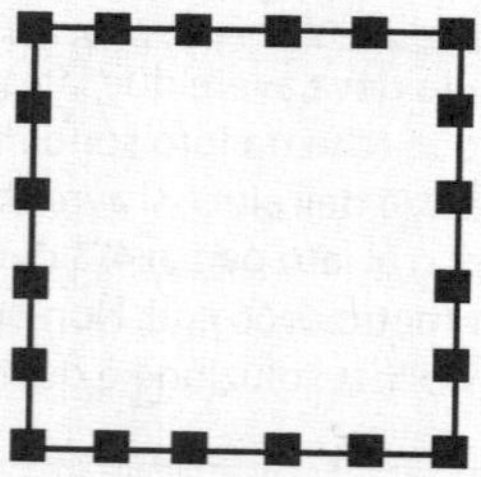

Questo vigneto ha un'area pari a 900 m^2. Un vigneto con area quadrupla, cioè pari a 3600 m^2, avrà un lato pari a 60 metri. Per recintare un tale quadrato sarà necessario usare il doppio degli alberi utilizzati per il primo vigneto e cioè 40. Attenzione però, la soluzione al quesito non è la **E**, perché il testo chiede quanti alberi di vite *in più* rispetto al primo vigneto servono (e non quanti ne servono e basta). Perciò la soluzione al quesito è l'alternativa **A**: occorrono 20 alberi in più rispetto al primo vigneto.

43 Per rispondere al quesito è sufficiente ricordare che 1 tonnellata corrisponde a 1000 kg. Poiché la perdita ammonta al 30% significa che per ogni tonnellata di ferro vi sarà una perdita di 300 kg e verranno prodotti 700 kg di manufatti. Pertanto due tonnellate di ferro danno luogo a 1400 kg di manufatti (risposta corretta **A**).

44 Una volta che il primo elettricista ha preso 1/3 del cavo, gli altri 3 devono dividersi in parti uguali i 2/3 rimanenti. A ognuno dei tre spetteranno, quindi, i 2/9 del cavo originale:

$$2/3 \times 1/3 = 2/9$$

La **E** è quindi la soluzione del quesito.

45 Affinché l'asta risulti in equilibrio è necessario produrre la stessa forza a sinistra e a destra del punto di sospensione. Tale forza è calcolata moltiplicando il peso per la distanza di tale peso dal punto di sospensione. Essendo l'asta lunga 1 metro ed essendo sospesa per il suo centro, allora ognuno dei due lati misura 50 cm. Se si aggancia un peso di 5 kg, a 35 cm dall'estremità destra, vuol dire che la distanza di questo peso dal punto di sospensione è pari a 15 cm (50 – 35). Tale peso produce quindi una forza pari a 5 × 15 = 75. A destra invece il peso di 48 kg. produce una forza pari a 48 × 50 = 2400. Affinché l'asse torni in equilibrio è necessario, quindi, apporre un peso a destra tale da produrre una forza pari a 2325 (2400 – 75). Come si vede le uniche alternative possibili sono la A e la C e quella da scegliere è la A, infatti 155 × 15 = 2325.

46 Se aggiungendo un terzo collega, per ognuno dei due colleghi la quota si riduce di 35.000 euro, significa che il terzo collega paga una quota pari a 70.000 euro (35.000 × 2). Ogni collega contribuisce quindi con una quota di 70.000 euro e il costo totale della barca è dunque pari a 210.000 euro (C soluzione del quesito).

47 La velocità con cui il treno più veloce, che si trova dietro, si avvicina al treno più lento, che si trova davanti, è ottenuta dalla differenza tra le due velocità: 20 km/h.

Se, quindi, si percorrono 20 km in un'ora, in 15 minuti (cioè in un quarto di ora) si percorre un quarto di quella distanza, quindi 5 km (B soluzione del quesito).

48 Il numero 80 è divisibile solo per 4 (e quindi vale 8 punti), mentre il numero 49 solo per 7 (quindi vale 6 punti). I numeri 39 e 65 non sono divisibili né per 4 né per 7 mentre il numero 56 è divisibile sia per 4 sia per 7 e vale quindi 14 punti (C soluzione del quesito).

49 Se 6 topi mangiano una forma di formaggio in 24 giorni, un solo topo impiega 144 giorni (6 × 24); se i topi sono 8, impiegheranno 1/8 di quel tempo cioè 18 giorni (B soluzione del quesito). Alla stessa soluzione si può arrivare considerando che se i topi aumentano di un terzo vuol dire che ora sono i quattro terzi dei topi originari. Per fare lo stesso lavoro di prima, cioè mangiare la stessa quantità di formaggio, impiegheranno allora i tre quarti del tempo impiegato da 6 topi, cioè 18 giorni (24 × 3/4 = 18).

50 Se una gallina e mezzo fa un uovo e mezzo in un giorno e mezzo, vuol dire che in 6 giorni (cioè quattro volte un giorno e mezzo) un gallina e mezzo farà quattro volte lo stesso lavoro, cioè produrrà 6 uova. Poiché, però, non si ha a disposizione una gallina e mezzo, ma una gallina e basta, cioè i 2/3 di una gallina e mezza, vuol dire che in sei giorni sono prodotti i 2/3 di 6 uova, cioè 4 uova (C soluzione del quesito).

51 Se un contadino impiega 2 ore per seminare un campo vuol dire che in un'ora semina 1/2 del campo. Nello stesso modo il secondo impiegando 3 ore semina ogni ora 1/3 del campo e il terzo 1/6 ogni ora. Se quindi i tre contadini coltivano insieme il campo, in un'ora seminano l'intero campo, infatti:

1/2 + 1/3 +1 /6 = 1 (cioè la totalità del campo).

La soluzione del quesito è dunque l'alternativa B.

52 Se il numero di quadri sta a quello delle sculture come 3 sta a 4, allora il numero dei quadri è pari ai 3/4 del numero delle sculture. Essendo queste ultime 36, i quadri sono 27. Poiché, seguendo lo stesso ragionamento, i mosaici sono i 5/3 dei quadri, il loro numero è pari a 45 (i 5/3 di 27). In totale si hanno quindi nel museo 108 opere (36 + 27 + 45): la C è la soluzione del quesito.

53 Avendo speso in tutto 600 euro e costando ogni piastrella 4 euro, vuol dire che per pavimentare il locale sono state utilizzate 150 piastrelle (600/4). Poiché il pavimento è di 6 metri quadrati, cioè 60.000 cm quadrati, vuol dire che ogni piastrella ha un'area di 400 cm quadrati (60.000/150) e quindi lato pari a 20 cm (C soluzione del quesito).

RAGIONAMENTO LOGICO

54 Il peso totale dei tre sacchi è pari a 45 chilogrammi, di cui 4,5 (il 10%) rappresentano la tara e quindi 40,5 il peso netto. Se vengono venduti 7 chilogrammi di farina, rimarranno 33,5 kg di farina (A soluzione del quesito).

55 Per risolvere il quesito conviene partire dalle alternative che propongono il possibile perimetro del quadrato più grande che si può costruire con 176 tessere. Dividendo per 4 i valori proposti dalle alternative, si trova, quindi, il lato relativo al perimetro proposto: si può quindi subito scartare l'alternativa A, non essendo 169 un numero divisibile per 4. Facendo questa operazione si ottiene un lato pari a 13u per il perimetro di 52u, un lato pari a 11u per il perimetro di 48u, un lato pari a 12u per il perimetro di 52u e un lato pari a 14u per il perimetro di 56u. Poiché il quesito chiede il quadrato più grande possibile si parta proprio dall'alternativa E: un quadrato con lato pari a 14u e perimetro pari a 56u. Ci si accorge che questa non può essere la soluzione, infatti per costruire questo quadrato sarebbero necessari $14 \times 14 = 196$ tessere. Si provi ora l'alternativa B, la seconda in ordine di grandezza: un quadrato con lato pari a 13u e quindi un perimetro pari a 52u. Poiché il numero di tessere necessarie per questo quadrato è pari a $13 \times 13 = 169$, quindi un numero inferiore a 176 (ma il più alto possibile), l'alternativa B è la soluzione cercata.

56 Poiché i lampioni vanno messi tutti alla stessa distanza e anche la maggiore possibile, tale distanza deve essere un divisore comune di 50 e 70 e anche la più grande possibile: il massimo comun divisore tra 50 e 70. Per trovare il valore si può scomporre in fattori primi i due numeri, ma si può anche partire dalle alternative, provando dalla più grande proposta: 20 e 15 non sono divisori né di 50 né di 70, mentre 10 lo è di entrambi ed è il valore cercato (C soluzione del quesito). Si fa notare che anche 5 è un divisore comune di 50 e 70 ma non è il più grande possibile (alternativa E errata).

57 La probabilità è il rapporto tra casi favorevoli e casi possibili: nei numeri da 1 a 15 ci sono 7 numeri pari totali e quindi la probabilità è pari a 7/15 come correttamente indicato dall'alternativa A.

58 Per arrivare alla soluzione si può ragionare per approssimazione equiparando la variazione percentuale del tempo di percorrenza alla corrispondente variazione percentuale della velocità. Se il ciclista diminuisce del 10% il tempo di percorrenza del suo primo giro, allora deve avere percorso il secondo giro a una velocità di circa 66 km/h (60 km/h + 6 km/h, cioè il 10% di 60). Sapendo che nel terzo giro diminuisce di un ulteriore 10% il suo tempo rispetto a quello registrato nel secondo giro, si deve calcolare il 10% di 66 km/h (cioè 6,6 km/h) e sommarlo a 66 km/h ottenendo 72,6 km/h (C soluzione del quesito).

Il valore così ottenuto NON è preciso, ma consente di trovare velocemente la soluzione. Bisogna però ricordare che tempo e velocità sono grandezze tra loro inversamente proporzionali (velocità = spazio/tempo). Significa che al diminuire del tempo corrisponde un aumento della velocità tale che il prodotto dei valori delle due grandezze sia sempre il medesimo (in questo caso 60 km × 60 min = 3600). Pertanto, se il secondo giro è stato percorso in un tempo inferiore del 10%, allora la velocità è aumentata in modo che il prodotto tra i valori di tempo e velocità sia sempre 3600. Dunque se nel secondo giro il tempo scende a 54 minuti per percorrere 60 km, per conoscere la velocità bisogna calcolare 3600 : 54 = 66,6 km/h. Di nuovo, se nel secondo giro il tempo diminuisce di un altro 10%, diventando 48,6 minuti per percorrere 60 km, la velocità si ottiene calcolando 3600 : 48,6 = 74 km circa. Quindi la proporzione con cui diminuisce il tempo non è esattamente la proporzione con cui aumenta la velocità. Infatti se il tempo diminuisse del 50%, la velocità aumenterebbe del 100%, per mantenere invariato il prodotto delle due grandezze (3600 : 30 = 120 km/h).

59 Dimezzando le tre dimensioni di un cubo se ne ottiene un altro in cui la superficie di ogni faccia è pari a 1/4 della superficie di ciascuna faccia del cubo di partenza (e il cui volume è pari a 1/8 del cubo di partenza). Se Luca aveva usato 24 cubi in totale, per ognuno dei due livelli ne aveva usati 12. Per coprire la superficie del fondo della scatola con i nuovi cubi, Luca avrebbe quindi ora necessità di 48 cubi (4 volte il numero dei vecchi cubi che avevano ogni faccia pari a 4 volte quella dei nuovi cubi): usandone 32 (i 2/3 di 48), vuol dire che copre solo i 2/3 della stessa (A soluzione del quesito).

60 Il numero AA è composto dalla stessa cifra ripetuta due volte e quindi potrebbe essere 11, 22, 33, 44, 55 ecc. Moltiplicare AA per A vuol dire fare 11 × 1, 22 × 2, 33 × 3 ecc. Poiché il risultato di tale operazione deve essere 99, allora A deve proprio valere 3 (33 × 3 = 99). Il valore cercato (4 × A) è quindi pari a 12 (C soluzione del quesito).

61 Riferendosi alla seconda equazione si trova che il triangolo è pari a 15 (60/4); considerando, quindi, la prima equazione si ricava che il cerchio nero è pari a 5 (50 – 45). Sostituendo ai cerchietti neri della terza equazione il valore 5 si ricava che il quadratino bianco è pari a 10 (B soluzione del quesito).

62 Sostituendo la seconda equazione nella prima si ottiene:

$$3 + BY - 1 + AX = BY - 6$$

La variabile BY compare con lo stesso segno da entrambi i lati dell'equazione e quindi può essere eliminata. Si può quindi riscrivere l'equazione nel seguente modo:

$$AX = -6 - 3 + 1$$

da cui:

$AX = -8$ (C soluzione del quesito).

63 Sostituendo al simbolo @ il suo valore pari a 6 e semplificando i due simboli # presenti a sinistra dell'uguale con segno opposto, si riscrive la prima equazione nel seguente modo: 6 = # + 5 da cui si ricava che # = 1 (D soluzione del quesito).

64 La risposta corretta è la C. È noto che il numero di dirigenti del Comune di Como è pari a 18; dal grafico si ricava inoltre che i dirigenti sono il 15% dei dipendenti comunali. Il numero 18 rappresenta quindi il 15% del totale. Pertanto, per ricavare il numero complessivo di dipendenti comunali è sufficiente moltiplicare 18 per 100 e dividere poi per 15:

$$\text{n° dipendenti comunali: } \frac{18 \cdot 100}{15} = 120$$

65 Dal grafico si può facilmente ricavare il numero di ricoveri complessivo delle singole aziende ospedaliere. Si ricordi che i dati sono espressi in centinaia. Perciò:

- S. Paolo: 8500 circa
- Fatebene: 6000 circa
- Quinzio: 4000 circa
- S. Rita: 3000 circa
- Primaleva: 3800 circa
- Ospitaco: 4200 circa

L'ospedale con il maggior numero di ricoveri nel 2023 è dunque il *S. Paolo* (risposta C).

66 Il numero di *uomini* ricoverati è rappresentato dall'area centrale (quella più chiara); tale area è minima in corrispondenza dell'azienda ospedaliera *Primaleva*. La risposta corretta è dunque la C.

67 Il numero di *donne* ricoverate è rappresentato dall'area più in basso (quella grigio scuro); tale area è massima in corrispondenza dell'azienda ospedaliera *S. Paolo*. La risposta corretta è dunque la B.

68 Dalla tabella si osserva che l'ammontare complessivo delle vendite in Germania (sia attraverso la divisione X che la divisione Y) è pari a 60. La vendite relative alla divisione X corrispondono al 10% di tale valore, cioè 6. Le vendite della divisione Y sono dunque pari a 60 – 6 = 54. Ma i valori utilizzati sono espressi in migliaia di euro e pertanto la risposta corretta è la E.

69 In questo caso, si alternano *due* serie di numeri che occupano una le posizioni dispari e l'altra quelle pari della successione data. Rispondono entrambe a un criterio additivo: la prima è composta dai numeri 8, 14, 20, 26 (si aggiunge 6 passando da un elemento al successivo); la seconda è 13, 15, 17... (si aggiunge 2 passando da un elemento al successivo). L'elemento incognito occupa una posizione pari e quindi appartiene alla seconda delle due serie che si alternano. Il suo valore è perciò dato da: $17 + 2 = 19$ (risposta **E**).

70 Osservando tale successione, non si evidenzia un andamento regolare, crescente o decrescente. D'altra parte, analizzando ciò che accade passando da un numero al successivo, si riscontra una logica ben precisa che prevede le seguenti operazioni: ... × 2 ... + 3 ... – 1 ... × 2... + 3 ... – 1 ... Sulla base di tale logica, il numero mancante è 84 (alternativa **B**), dato da 42×2.

71 Ogni lettera della successione si trova quattro posizioni più avanti, nell'alfabeto italiano, rispetto alla precedente. Secondo tale logica la lettera mancante è la R (alternativa **B**).

72 In questo caso è facile osservare che l'elemento incognito appartiene alla successione dei numeri ed è pari a 8. I numeri decrescono infatti di 3 unità. È quindi esatta l'alternativa **E**.

73 In ciascuna delle terne, il numero in alto a destra si ottiene sottraendo 2 al prodotto degli altri due numeri ($18 = 4 \times 5 - 2$ e $16 = 6 \times 3 - 2$). L'alternativa corretta è dunque la **B** ($12 = 7 \times 2 - 2$).

74 In ciascun rettangolo, il numero in basso è pari alla metà di quello centrale (il quale, a sua volta, è pari al triplo di quello superiore).

Secondo tale logica, il numero incognito è pari a 3 (alternativa **D**).

75 *Acido* è il contrario di *basico* così come *negativo* è il contrario di *positivo*. La risposta corretta è quindi la **A**.

76 La risposta esatta è la **E**. Infatti, il *termometro* è lo strumento che misura la *temperatura* così come il *barometro* è lo strumento che misura la *pressione*. L'alternativa **B** sarebbe corretta unicamente se il *barometro* fosse uno strumento per misurare l'*umidità* (tale strumento è invece l'igrometro). Le alternative **A**, **C** e **D** danno invece luogo a proporzioni prive di significato.

77 Più *pagine* insieme possono formare un *libro* come più *giocatori* insieme possono formare una *squadra*. Questo è il legame che è alla base dei termini della proporzione, per cui la soluzione all'esercizio è fornita dall'alternativa **A**.

78 Il *pediatra* è il medico specializzato nello studio, nella cura e nella prevenzione delle malattie dell'infanzia e ha quindi come pazienti i *bambini*. Il rapporto tra i termini noti della proporzione è pertanto una relazione del tipo professione medica-oggetto delle cure. La stessa relazione è presente nell'alternativa **C** (il *geriatra* si occupa dei processi fisiologici dell'età senile e ha quindi come pazienti gli *anziani*) che è dunque la risposta corretta. Si osservi che l'alternativa **E** presenta una relazione dello stesso tipo, ma i termini proposti hanno un ordine invertito.

79 In questa proporzione sono tre i termini da individuare, ma la logica di risoluzione rimane inalterata. Ci si accorge che il criterio che lega i diversi termini è opera letteraria-autore. Per risolvere il quesito, quindi, è necessario fare ricorso alle proprie conoscenze di cultura letteraria. La soluzione è fornita dall'alternativa **E**. Infatti *I giganti della montagna* è opera di *Pirandello*, *Fontamara* di *Silone* e *Ossi di Seppia* di *Montale*. A titolo informativo, si ricorda, inoltre, che *Conversazione in Sicilia* è un romanzo di Elio Vittorini e *Se questo è un uomo* di Primo Levi.

80 Il primo membro della proporzione propone il rapporto tra una regione e il proprio capoluogo. La soluzione al quesito è, quindi, fornita dall'alternativa **D**, essendo Genova il capoluogo della Liguria.

Tutte le altre alternative risultano errate perché, benché le città proposte si trovino effettivamente nelle regioni abbinate, non ne sono il capoluogo.

81 In questo tipo di quesito viene chiesto di individuare il corretto legame tra tre autori e altrettante città. L'alternativa **C** è la risposta corretta. Nella fattispecie si può notare che non si tratta di un legame tra autore e luogo di nascita (Bulgakov per esempio non era moscovita ma ucraino di Kiev) quanto piuttosto tra la città d'ambientazione dell'opera letteraria più nota di tre scrittori del Novecento. Infatti, l'*Ulisse* (1922) di Joyce è ambientato a Dublino, *I Buddenbrook* (1901) di Thomas Mann a Lubecca e *Il maestro e Margherita* (1966) di Bulgakov a Mosca.

82 L'esercizio chiede di abbinare correttamente alle tre correnti artistiche i loro fondatori. La risposta corretta è la **A**. Così come Marinetti è autore del Manifesto che nel 1909 segnò la nascita del Futurismo, allo stesso modo Breton firmò nel 1924 il Manifesto che segnò la nascita del Surrealismo e Monet partecipò fin dal 1860 agli incontri parigini ospitati dall'Accademia svizzera che segnarono la nascita del movimento pittorico impressionista, la cui massima influenza fu registrata tra il 1867 e il 1880.

83 *Subordinato* significa dipendente ed è quindi il contrario di *indipendente* (libero, autonomo). La relazione tra i termini noti della proporzione è dunque di opposizione/contrarietà. La risposta corretta è dunque la **B**: *sterile* (non *fertile*) è infatti il contrario di *produttivo* (*fertile*).

Le alternative **A**, **C** e **D** propongono tutte termini tra loro sinonimi, mentre l'alternativa **E** è palesemente errata.

84 Ognuna delle tre parole indicate nel testo ha al suo interno una sola vocale: "A" in araba, "E" in bere e "O" in colono. Tra le alternative proposte l'unica a condividere la stessa proprietà è la parola "dipinti", l'unica a contenere una sola vocale, la "I".

La risposta esatta è la **B**.

85 Ogni alternativa contiene due termini tra loro contrari a eccezione della **E**: *pedissequo* si riferisce infatti a chi segue le azioni e le idee altrui adeguandovisi ciecamente, senza apportare nulla di proprio ed è dunque un sinonimo (e non un contrario) di *impersonale*.

La risposta corretta è dunque la **E**.

86 In questo esercizio viene fornita la chiave logica che lega i termini delle coppie e che è appunto quella tra autore e opera.

La soluzione al quesito è fornita dall'alternativa **C**, infatti *Cronache di poveri amanti* è opera di Vasco Pratolini e non di Gabriele D'Annunzio come erroneamente indicato.

87 Analizzando le coppie di termini proposte, si osserva che il rapporto è di appartenenza: il *diaframma* è un *muscolo* (il principale muscolo impegnato nella respirazione, situato tra addome e cavità toracica), così come l'*aorta* è un'*arteria*.

Anche tra i termini *polmonite* e *infiammazione* c'è un rapporto di sottoinsieme nel senso che il primo indica uno stato infiammatorio (come tutti i vocaboli medici che terminano con la desinenza *-ite*) che, nel caso specifico, è a carico dei polmoni. Per ciò che riguarda l'alternativa **E**, il *carcinoma* è una forma di *tumore* maligno. L'unico rapporto anomalo è quello individuato dall'alternativa **D**, dove *odontalgia* significa semplicemente mal di denti e dunque non ha nessun rapporto di sottoinsieme o di appartenenza con *indigestione*.

88 Si tratta di mezzi di locomozione a motore a eccezione del *windsurf* (risposta D).

89 Tutti i termini proposti sono affini poiché tutti composti con il prefisso *poli-* (molto), a eccezione del termine *Politico* (risposta B) la cui origine risale alla parola *polis* (città-stato).

90 La caratteristica che accomuna tutte le alternative proposte tranne *scambiato* è rappresentata dal fatto che tutte contengono al loro interno la parola *atto*.
La soluzione è quindi data dall'alternativa D.

91 La relazione tra numero e lettera si ottiene moltiplicando per 3 il numero delle lettere che compongono la parola e sottraendo 1: "trattore" = 8 × 3 = 24 - 1 = 23 (alternativa corretta A).

92 La rappresentazione insiemistica corretta prevede in questo caso l'intersezione di ciascun insieme con gli altri due (alternativa E). Esistono infatti *giornalisti* che sono *amanti della buona cucina* e che sono *milanesi*, ma anche giornalisti che non amano la buona cucina e che non sono milanesi. Lo stesso vale per gli insiemi degli *amanti della buona cucina* e i *milanesi*, ciascuno dei quali interseca le altre due categorie proposte dall'esercizio.

93 Per individuare la rappresentazione corretta è conveniente partire dalle relazioni più evidenti. Nel caso in esame è facile osservare che *romanzi* è parte, cioè è un sottoinsieme, di *libri* (che contiene ovviamente anche libri di altro genere come per esempio saggi o manuali). La soluzione corretta deve dunque presentare un insieme interamente contenuto in un altro insieme. Questa semplice considerazione permette di scartare le alternative A, C ed E. Il terzo termine, *scuole*, è invece estraneo ai primi due da un punto di vista insiemistico e porta dunque a escludere anche l'alternativa D. La risposta esatta è dunque la B.

94 Dal momento che le *mosche* sono *insetti* e che gli insetti sono una classe di *animali*, la soluzione di tale esercizio è rappresentata dall'alternativa C.

95 In questo caso i tre termini identificano tre categorie distinte e sono quindi correttamente rappresentate dall'alternativa D. Anche se i tre termini in esame presentano delle connessioni (per esempio il fatto che i *fruttivendoli* vendono *carote* e *zucchine*), queste non sono di natura insiemistica e dunque non modificano la relazione tra i tre insiemi che rimane di estraneità.

96 Passando da una figura alla successiva, i quattro elementi contenuti all'interno dell'esagono si spostano di una posizione in senso antiorario. L'elemento che viene così a trovarsi in basso a destra è l'unico a essere colorato. La figura mancante è quindi quella presente nell'alternativa D.

97 Si osservi la relazione tra le figure del *primo membro*: la seconda è uguale alla prima ma è stata rovesciata sia verticalmente sia orizzontalmente. Affinché la stessa relazione venga mantenuta anche al *secondo membro*, è necessario ripetere le stesse operazioni sulla seconda figura. La risposta corretta è dunque la E.

98 Passando da una figura all'altra i numeri aumentano di una quantità pari a 1 e le frecce ruotano entrambe di 45° in senso antiorario. La figura che completa le serie è, allora, quella proposta dall'alternativa B (soluzione del quesito), in cui i numeri sono pari a 4 e 5 e le frecce hanno completato una rotazione di 180°. Si faccia attenzione alla C, alternativa sbagliata in quanto propone una figura in cui i due numeri sono capovolti.

99 A un primo sguardo le figure proposte dalle cinque alternative appaiono tutte identiche. In realtà osservandole con attenzione si nota che quattro di queste cinque (quelle proposte dalle alternative A, B, D ed E) sono tutte figure tra loro sovrapponibili operando una rotazione. La figura proposta dall'alternativa C (soluzione del quesito) invece non si riesce a ottenere mai per rotazione di una delle altre, poiché risulta speculare, ribaltata rispetto alle altre.

100 Ognuna delle alternative è composta da tre figure differenti, ma tutte (tranne l'alternativa **D**) rispettano la seguente regola: la figura in primo piano è bianca, quella in secondo piano è riempita con linee orizzontali e quella in terzo piano con linee verticali. La figura da scartare è quindi proprio la **D**.

RAGIONAMENTO LOGICO

parte sesta

COMPETENZE DI LETTURA E CONOSCENZE ACQUISITE NEGLI STUDI

Quesiti di competenza di lettura

1 **È come se fossero sbarcati gli alieni: sono situazioni che solo 20 anni fa sarebbero sembrate inimmaginabili. All'Oktoberfest 2022, tornata a Monaco di Baviera dopo due anni d'assenza causa pandemia, c'è aria di rivoluzione. Perché in quello che è sempre stato il santuario del tradizionale modo di alimentarsi bavarese, basato su birra e carne di ogni tipo, salsicce, polli arrosto e stinchi di maiale, ora le parole chiave sono "sostenibilità e responsabilità verso le generazioni future". I padroni di casa dei grandi tendoni non si sono fatti sfuggire la tendenza, d'altronde hanno avuto due anni di tempo per pensarci e per ripensarsi, per non perdere quella che in Germania, ma non solo, è una fascia di clientela sempre più ampia. Nella più grande festa della birra del mondo, che resterà aperta fino al 3 ottobre, si intuisce che il futuro è verde.**

(la Repubblica 23/09/2022)

Individua tra le cinque alternative quella che è la novità dell'Oktoberfest.

A Vino fermentato
B Riso basmati
C Pizza e Pasta
D Salcicce vegetali
E Sushi

Leggi il brano che segue e rispondi alle due successive domande.

Le "piante migratorie" sfuggono al caldo viaggiando lontano. E il paradiso dei fiori che soffrono per il cambiamento climatico, almeno nell'emisfero settentrionale, è stato scoperto sulle isole Svalbard, a nord della Norvegia. Vicine al polo artico ma non troppo, e libere dai ghiacci durante un'estate che non supera mai i 4-5 gradi di temperatura, queste isole hanno dato rifugio a specie vegetali provenienti dalla Russia, dalla Scandinavia e dalla Groenlandia. I fiori e gli arbusti hanno compiuto fino a mille chilometri per ritrovare la temperatura che qualche decennio fa era tipica di latitudini più basse di una decina di gradi.

Il fenomeno ha incuriosito un gruppo di ricercatori dell'Università di Oslo e del Laboratorio di ecologia alpina del CNR francese di Grenoble. Analizzando il DNA di 4.000 esemplari appartenenti a nove specie vegetali che crescono sulle isole Svalbard e confrontandolo con piante simili che crescono nelle vicinanze (si fa per dire) in Nord Europa o in Groenlandia, FRICCI hanno tracciato caso per caso il percorso migratorio della pianta. Le piante più numerose erano quelle provenienti dalla costa più lontana: la Russia del Nord. Una delle ragioni è che da lì i semi potevano sfruttare il passaggio dei grandi tronchi che i fiumi della Siberia trasportano fino al mare Artico. Un altro mezzo di trasporto per le piante migratrici potrebbe essere il vento. Anche se il mezzo di trasporto usato dalle piante per compiere viaggi cosi lunghi rimane un mistero, i ricercatori vi vedono un segnale positivo per il futuro del pianeta. La colonizzazione delle Svalbard da parte delle varie specie vegetali ha comunque richiesto tempi lunghi. Secondo una ricerca l'atterraggio dei primi semi risale a 9-10 mila anni fa. E da allora il clima dell'arcipelago norvegese ha iniziato a mitigarsi e i ghiacci che 20 mila anni fa ricoprivano le isole hanno lasciato spuntare i primi fiori. Ma è soprattutto negli ultimi decenni, con l'accelerazione del riscaldamento climatico, che le ruvide Svalbard sono diventate rifugio ideale per le specie adatte agli ambienti freddi. La scoperta degli scienziati francesi e norvegesi si sposa con le osservazioni fatte in Alaska. In questa regione le foreste da 10 mila anni a questa parte si stanno estendendo sempre più verso nord, avvicinandosi al polo in cerca del giusto freddo.

(Da: E. Dusi, *Fuga dal grande caldo*)

2 **Secondo i ricercatori:**

- A è importante che la migrazione delle specie avvenga verso la Russia del Nord
- B la migrazione delle specie vegetali è ancora troppo lenta
- C è positivo che le foreste dell'Alaska si salvino
- D è positivo che sulle isole Svalbard spuntino nuovi fiori
- E la migrazione delle specie vegetali è un segnale positivo per il futuro della Terra

3 **Le Svalbard sono chiamate dall'autore "il paradiso dei fiori" perché:**

- A hanno una temperatura superiore ai 5 gradi
- B d'estate vi fioriscono oltre 4 mila specie vegetali
- C non sono troppo vicine al polo Artico
- D sono sempre libere dai ghiacci
- E d'estate hanno una temperatura ideale per certe specie

In base alle informazioni contenute nel brano seguente, rispondere alle successive domande.

Nessuno negherebbe che in questa "epoca della scienza" in cui la società vive dipendendo dalla propria tecnologia (e perciò in definitiva dalla scienza stessa) tanto, o forse di più, di quanto un *junkie* dipende dalla sua droga preferita, lo scienziato non debba sostenere una pesante responsabilità. Prima anche di cercare di chiarire la natura e l'entità di questa responsabilità e delle obbligazioni che ne scaturiscono, forse è bene considerare brevemente alcuni aspetti preliminari relativi allo "stato" della scienza, cioè della "conoscenza oggettiva" in relazione all'etica. Responsabilità, doveri, obblighi possono essere razionalmente definiti e discussi solo in rapporto a un dato sistema di valori. È abbastanza vero, inoltre, che ci sono molti problemi, o alternative, che permettono una scelta o la formulazione di un giudizio senza chiamare in causa i fondamenti del nostro sistema di valori. Siamo tutti d'accordo che l'inquinamento sia un male e pertanto le tecniche, gli sforzi, le petizioni, le proteste, i moniti contro di esso siano una buona cosa. Così pure siamo tutti d'accordo che i difetti genetici siano un male. Ma, come sappiamo fin troppo bene, vi sono larghe divergenze di opinione su quali metodi tecnicamente validi siano moralmente accettabili in vista di uno sforzo per prevenire il graduale deterioramento genetico della specie umana. Molti sono ancora contrari all'aborto terapeutico. Altri, che sono favorevoli all'aborto terapeutico, si oppongono tenacemente a ogni specie di legislazione eugenetica. Il novanta per cento della comunità scientifica internazionale è d'accordo che la guerra sia indiscutibilmente un male. Perciò una larga percentuale di questo novanta per cento rifiuterà sistematicamente di adoperarsi, in quanto scienziati, allo sviluppo di nuove armi e ordigni nel proprio Paese. Ma ci si può domandare: che cosa farebbero questi stessi scienziati se si trovassero oggi di fronte allo stesso dilemma che fu affrontato e risolto da Szilard, Fermi e Einstein, nel 1940, con l'assumersi l'impegno di persuadere Roosevelt a dare avvio a quello che più tardi fu noto come il *Progetto Manhattan*? Io credo che la maggior parte di questi scienziati bene intenzionati (compreso lo stesso Linus Pauling), in circostanze analoghe, agirebbero esattamente come agì Einstein. Ovviamente, scegliere l'uno o l'altro atteggiamento di fronte a tali alternative implica non un atto conoscitivo, ma un giudizio di valore. La conoscenza oggettiva definisce le alternative; di per sé non aiuta in alcun modo a risolvere gli angosciosi problemi che la scienza soltanto pone. È appena necessario sottolineare che la decisione di astenersi e di non intervenire in tali problemi, è già operare una scelta. Certamente non la più onorevole. La scienza si basa su un approccio strettamente *obiettivo* all'analisi e all'interpretazione dell'Universo, compreso l'uomo e le società umane. La scienza ignora e deve ignorare i giudizi di valore, la conoscenza continua ad aprire e inevitabilmente a suggerire nuove possibilità di azione. Ma scegliere un atteggiamento è sconfinare dal terreno dell'oggettività per addentrarsi in quello dei valori, che per loro natura sono non-oggettivi e perciò non possono derivare da una conoscenza oggettiva. Non c'è nessun modo rigoroso e oggettivo per provare che è male fare la guerra, o uccidere un uomo, o derubarlo, o giacere con la propria madre. Può sembrare pertanto che uno scienziato, il quale per definizione è professionalmente dedicato all'esclusivo perseguimento della conoscenza oggettiva, non debba assumere alcuna responsabilità particolare verso la società o il benessere degli uomini. Inoltre non è evidente come egli, in virtù della sua preparazione, dovrebbe essere più idoneo di un teologo, di un giurista, di un poliziotto o di un politico, a raccomandare o suggerire la scelta di una particolare presa di posizione. Si potrebbe pensare che il solo obbligo inerente alla sua posizione sia almeno quello di informare la società dello stato effettivo delle ricerche in cui è impegnato e delle probabili conseguenze delle varie decisioni che si possono prendere. Anche tale obbligo tuttavia è dubbio. Supponete, come scienziati, di aver scoperto un semplice, efficace ed economico modo di uccidere una qualsiasi frazione dell'umanità in grado di nuocere alle altre. È vostro dovere rivelare al Mondo intero le vostre scoperte? O soltanto al vostro governo? O al segretario generale del vostro partito? O, come probabilmente vorrebbe la maggior parte degli scienziati, soltanto alla comunità scientifica e in termini così tecnici che solo gli scienziati possano comprendere le implicazioni delle vostre scoperte? Quest'ultimo atteggiamento garantirebbe la vostra fama nella comunità scientifica, ma anche la certezza che la vostra scoperta diventi inevitabilmente, prima o poi, di dominio pubblico e con ciò una minaccia per l'umanità.

---

4 **Scopo dell'autore è:**

- A chiarire il ruolo e la responsabilità dello scienziato rispetto alla società in cui vive
- B chiarire la responsabilità degli scienziati in relazione al *Progetto Manhattan*
- C analizzare il pensiero di alcuni scienziati della seconda guerra mondiale
- D spiegare la differenza tra conoscenza oggettiva e sistema di valori
- E sottolineare la superiorità morale di Einstein rispetto a Fermi

---

5 **Secondo l'autore:**

- A uccidere un uomo è oggettivamente un male
- B la comunità scientifica è unanime nell'affermare che la guerra è un male
- C lo scienziato deve informare la società dello stato delle ricerche
- D lo scienziato la cui invenzione diventerà una minaccia per l'umanità è un assassino
- E nessuna delle altre risposte è corretta

---

6 **Come si pone l'autore rispetto a Fermi e Einstein?**

- A Li condanna con fermezza
- B Li assolve come scienziati, ma li condanna come uomini
- C Ritiene che la loro scelta non sia stata la più onorevole
- D Ritiene che la loro scelta sia sconfinata dal terreno della scienza
- E Nessuna delle altre risposte è corretta

In base alle informazioni contenute nel brano seguente, rispondere alle successive domande.

Sull'origine della vita dal mondo inorganico si è discusso a lungo, e tuttora si discute. Ma gli argomenti e i dati sperimentali di cui dispone la biologia moderna sono di tal natura da far ritenere che la soluzione di questo problema appaia oggi meno vaga e lontana di quanto non lo fosse una cinquantina di anni or sono. Nell'antichità si riteneva possibile che da sostanze inorganiche o da sostanze organiche in decomposizione si originassero animali anche di elevata organizzazione, come mosche, anguille, rane, topi ecc. È ben nota la strana ricetta data da Virgilio nelle *Georgiche* per procurarsi delle api: uccidere un giovane torello e attendere che dal suo cadavere in putrefazione nascano gli insetti. J. B. Van Helmont, nel secolo XVII, affermava che sia sufficiente lasciare alcuni stracci vecchi e sudici in una soffitta, perché da questi nascano dei topi. La generazione spontanea era pacificamente ammessa da filosofi e naturalisti ed era inquadrata nei diversi sistemi filosofici, senza difficoltà. Il primo a porsi il problema in termini scientifici fu il celebre medico e poeta aretino Francesco Redi, che si propose di risolvere la questione mediante degli esperimenti. Prese carni di diverse specie, le lasciò andare in putrefazione, e osservò che, dopo un certo tempo, da esse nascevano mosche di varie specie. Pose allora le carni entro vasi di vetro la cui apertura fosse chiusa con carta o garza strettamente aderente, e constatò che in questi vasi mai s'ingenerano mosche. Ripetute le esperienze "infinite volte" in diversi tempi e in diverse condizioni, il Redi, nella sua celebre opera *Esperienze intorno alla generazione degli insetti* (Firenze 1668) poté concludere che le mosche nascono dalla carne putrefatta soltanto quando altre mosche vi abbiano precedentemente deposto le uova. I sostenitori della generazione spontanea opposero argomentazioni ed esperimenti: tutti fallaci [...]. Le osservazioni e le conclusioni del Redi furono poi confermate ed estese da altri naturalisti e specialmente da A. Vallisnieri. Verso la metà del Settecento quasi tutti i naturalisti erano ormai convinti dell'inesistenza della generazione spontanea di rane, vermi e insetti.

---

7 Tra le affermazioni sotto elencate, una sola è deducibile dal brano. Quale?

- A Per dimostrare scientificamente la generazione spontanea della vita occorreva fare in modo che essa avvenisse in condizioni di isolamento dall'ambiente esterno
- B Virgilio, nello scrivere le *Georgiche*, si proponeva di dimostrare come la creazione degli esseri viventi fosse prerogativa degli Dei
- C Francesco Redi, nel suo scritto *Esperienze intorno alla generazione degli insetti*, trascura l'importanza dei batteri e dei Protozoi al fine della generazione spontanea della vita
- D La questione dell'origine della vita è da sempre argomento controverso all'interno delle discussioni filosofiche: per molti pensatori, in passato, era impossibile accettare l'idea che gli esseri viventi potessero generarsi spontaneamente
- E Nel XVII secolo la figura dello scienziato si era distaccata completamente da quella del letterato: se in precedenza un poeta come Virgilio poteva compiere osservazioni "scientifiche" sul mondo della natura, ai tempi di Redi, invece, un medico non avrebbe mai potuto essere anche, per esempio, un poeta

---

8 Il brano è di natura:

- A letterario-favolistica
- B storico-scientifica
- C filosofico-poetica
- D polemico-naturalista
- E scientifico-tecnologica

In base alle informazioni contenute nel brano seguente, rispondere alla successiva domanda.

Molto frequenti, soprattutto nelle donne, di cui un 20 - 30% ne soffre almeno una volta nella vita, le infezioni urinarie costituiscono un gruppo complesso di situazioni patologiche.

Talora isolate, ma non di rado recidivanti o persistenti, sono spesso asintomatiche. Anche se sono sintomatiche e molto fastidiose, sono in genere prive di reale importanza clinica: nella maggioranza dei casi l'infezione resta confinata alla vescica, senza conseguenze importanti per l'organismo. Ma questa non è purtroppo la regola: per quanto in una percentuale di casi ridotta, possono infatti essere gravi, sino a richiedere un ricovero ospedaliero. In casi sfortunati può essere interessato il rene, con infezioni acute o croniche che possono causare danni irreversibili.

Nel soggetto sano, le urine prelevate direttamente dalla vescica non contengono batteri. Durante la minzione spontanea avviene, in genere, una contaminazione delle urine, principalmente per contatto con le mucose del tratto più distale dell'uretra, canale che collega la vescica con l'esterno, e che è fisiologicamente colonizzata da batteri.

La presenza di batteri nelle urine non è quindi sufficiente a far porre diagnosi di infezione urinaria. Nella pratica medica, per superare questo ostacolo, importante soprattutto nei casi asintomatici, si ricorre d'abitudine al cosiddetto conteggio batterico, in grado di discriminare contaminazione e batteriurie di reale significato clinico. In base a un'ampia e consolidata esperienza si ritiene che, di massima, possa essere significativa la presenza di almeno 100.000 batteri per millimetro cubo di urina.

9 Delle seguenti affermazioni UNA sola NON È DEDUCIBILE dal brano. Quale?

- **A** Si può porre diagnosi di infezione urinaria anche in assenza di sintomi clinici
- **B** Il conteggio batterico è un test fondamentale per diagnosticare le infezioni urinarie
- **C** Le urine dei soggetti sani inviate in laboratorio contengono d'abitudine un certo numero di batteri
- **D** La presenza di un conteggio batterico di 10.000 batteri per mL non è di per sé significativo per una diagnosi di infezione urinaria
- **E** Tra i giovani, le donne sono più esposte alle infezioni urinarie degli uomini

In base alle informazioni contenute nel brano seguente, rispondere alla successiva domanda.

Cosa si perde in modo irreversibile con la morte? Nel rispondere a questa domanda è importante evitare l'uso di concetti vaghi e indeterminati. Consideriamo la seguente definizione: «la morte è la perdita di quanto è essenzialmente rilevante per l'essere umano». Si tratta di una definizione chiaramente insoddisfacente, visto che possiamo dire: «questo paziente ha perso tutto ciò che è essenzialmente rilevante ma è ancora in vita».

Concetti come "essenzialmente rilevante" sono intrinsecamente indeterminati e andrebbero evitati in assenza di ulteriori specificazioni. Per esempio, si può dire che "un danno cerebrale massivo" o "la perdita delle funzioni riproduttive", la perdita di attrattiva fisica da parte di una stella cinematografica o una radicale violazione dei propri principi morali possono tutti costituire ragioni necessarie e sufficienti per concludere che ciò che è "essenzialmente rilevante" è andato perduto.

David Lamb, *Etica e trapianto degli organi*, il Mulino, Bologna 1995

10 Una sola delle seguenti affermazioni è deducibile dal testo di David Lamb. Quale?

- **A** Se una persona ha perso ciò che per lei è essenzialmente rilevante significa che vuole porre fine alla sua vita
- **B** La perdita delle funzioni riproduttive coincide con ciò che è "essenzialmente rilevante"
- **C** Per definire il concetto di morte occorre rinunciare a valutazioni e concetti soggettivi
- **D** Il concetto di morte non può essere oggettivamente definito
- **E** Le stelle cinematografiche diventano tali grazie alla loro attrattiva fisica

In base alle informazioni contenute nel brano seguente, rispondere alle successive domande.

Nella vita reale lo scienziato di solito crede in un'ipotesi fino a quando non ha ragione di fare altrimenti. Questo, quindi, è il suo paradigma personale, rafforzato forse da un certo orgoglio di possesso quando esso rappresenta una sua idea. Come nelle rivoluzioni, le idee progrediscono continuamente. Lo scienziato non conserva inalterata l'impostazione della sua ricerca, perché la lettura, la riflessione e le discussioni con i colleghi lo inducono a modificare la valutazione di alcuni dati e, forse, a rivedere radicalmente il suo modo di pensare. Un laboratorio è sempre attraversato da movimenti di inquietudine. Qualcosa negli scritti di Kuhn mi fa pensare che egli veda la vita scientifica normale come quella di un'esistenza soddisfatta, timorata di Dio e borghese, nell'ambito di un ordine di cose ben definito. In realtà, essa è più simile a un microcosmo maoista in permanente rivoluzione: in un laboratorio in cui sia in corso un'indagine originale, è il movimento continuo la legge che governa e scandisce la sua vita. Diverse possono invece apparire le scienze sociali, le quali procedono con un ritmo più lento e nelle quali la valutazione di ogni tesi richiede un tempo molto più lungo. Troppe discussioni sulla metodologia? Abbiamo visto che è possibile dimostrare retrospettivamente il carattere ipotetico-deduttivo di una indagine scientifica; ma il giovane scienziato è autorizzato a chiedersi se sono proprio necessarie tante formalità. Egli può riflettere sul fatto che la maggior parte degli scienziati non ha ricevuto alcuna educazione formale sul metodo scientifico e che quanti l'hanno invece ricevuta, non danno l'impressione di avere maggiore successo. Non è necessario che il giovane scienziato adotti una metodologia nel senso ampolloso della parola; tuttavia deve capire molto chiaramente che la raccolta di dati può divenire nel migliore dei casi soltanto un tipo di passatempo al coperto. Non esiste un formulario di pensiero o un sistema logico che possa rapidamente condurlo dalle osservazioni empiriche alla verità. Tra l'osservazione e la sua interpretazione si interpone sempre un atto mentale. Come ho spiegato, nella scienza l'atto generativo è un frutto dell'immaginazione. Il lavoro scientifico quotidiano comporta l'esercizio del buon senso, accompagnato da una salda capacità di giudizio. Non richiede una capacità di deduzione più sottile di quella necessaria per la vita di tutti i giorni, ma piuttosto la capacità di afferrare implicazioni e scorgere paralleli, nonché la determinazione a superare lo sconforto che può generare l'esecuzione approssimativa di un esperimento o l'infondatezza di un'ipotesi prediletta. I colpi di genio sono necessari solo raramente. Il "metodo scientifico", come viene talvolta chiamato, altro non è se non una forma potenziata del buon senso. Prima di incominciare a convincere gli altri della validità delle proprie osservazioni o delle proprie tesi, lo scienziato deve esserne convinto lui stesso. È auspicabile però che questo non avvenga con troppa facilità: meglio infatti essere considerati meticolosi e pedanti, che ingenui e superficiali. Se uno scienziato chiede a un collega una critica franca del proprio lavoro, deve aspettarsi ciò che ha chiesto. Non è un atto gentile, anzi potrebbe addirittura essere un segno di inimicizia rassicurare un collega sulla chiarezza e l'attendibilità del suo lavoro, o sulla coerenza delle sue tesi, quando gli esperimenti che dovrebbero costituirne la dimostrazione sono mal concepiti e mal eseguiti. In senso più generale, la critica va intesa come l'arma più potente di ogni metodologia scientifica, ed è comunque l'unica che permette allo scienziato di non perseverare nell'errore. La sperimentazione di per sé è una forma di critica. È difficile capire la ragione di un esperimento se questo non prevede la possibilità di indurre il suo autore a rivedere le proprie opinioni.

---

11 Secondo l'autore:

- **A** un'educazione formale sul metodo scientifico è essenziale per il successo di un giovane scienziato
- **B** il buon senso è estraneo al lavoro scientifico
- **C** in molti casi le idee di uno scienziato rimangono a lungo inalterate
- **D** l'attendibilità di un lavoro di ricerca non dipende dal modo in cui sono concepiti gli esperimenti
- **E** nessuna delle nessuna delle altre risposte è corretta

---

12 L'immagine della vita scientifica data dall'autore è:

- **A** più quieta rispetto a quella che traspare dagli scritti di Kuhn
- **B** quella di una lenta e meditata verifica di ogni tesi
- **C** diversa da quel che appare per le scienze sociali
- **D** quella di un ambito in cui si attingono verità necessarie e universali
- **E** nessuna delle altre risposte è corretta

---

13 Quale delle seguenti espressioni meglio qualifica l'idea dell'autore del "metodo scientifico"?

- **A** Colpo di genio
- **B** Rispetto delle regole formali
- **C** Buon senso
- **D** Fantasia e immaginazione
- **E** Fedeltà alla tradizione

In base alle informazioni contenute nel brano seguente, rispondere alle successive domande.

Nel linguaggio comune la domanda di assistenza sanitaria si articola in tre fasi: prevenzione, cura e riabilitazione. Ogni atto medico conosciuto o previsto si deve quindi riportare a una di queste categorie. Nel linguaggio specialistico ogni intervento di medicina preventiva è da ascriversi o alla forma primaria o secondaria o terziaria. Restando fermi al linguaggio, queste forme di intervento medico preventivo parrebbero tutte e tre da attribuirsi al campo della prevenzione (la prima delle tre categorie del linguaggio comune). In realtà, solo la prevenzione primaria si configura come prevenzione, la prevenzione secondaria, invece, si può considerare come una modalità più corretta di cura, e la terziaria come una modalità più corretta di riabilitazione. È necessario chiarire che qualunque intervento medico corretto deve contenere elementi preventivi. Quando si considera, dal punto di vista medico, un soggetto, per controllare il suo stato di salute, i giudizi di sintesi, le conclusioni (della visita, degli esami, della storia del soggetto e della sua famiglia) devono sempre rispondere a due domande: esiste una malattia in atto? Esistono delle probabilità maggiori di quelle dovute al caso che il soggetto si ammali? In caso di risposta positiva alla seconda domanda ci veniamo a trovare nelle condizioni di chiederci che cosa è necessario fare per diminuire quanto più è possibile le probabilità di comparsa di malattia e, quindi, a instaurare una prevenzione primaria. In caso di risposta positiva alla prima domanda ci troviamo nelle condizioni di instaurare una cura per guarire (se è possibile) la malattia e, nel contempo, dobbiamo prevedere che cosa è necessario fare per impedire complicazioni o la ricomparsa della malattia e, quindi, ci poniamo un problema di prevenzione secondaria. Nel caso non sia possibile, curando la malattia, ripristinare le condizioni di salute completa, ci troviamo di fronte a una malattia cronica e/o a una infermità di cui dobbiamo correggere gli effetti ai fini della capacità di vivere del soggetto e quindi facciamo della riabilitazione, nel contempo dobbiamo porci il problema della previsione di complicazioni sia a livello fisico sia psichico, e quindi facciamo della prevenzione terziaria. Nel modello specialistico, la prevenzione primaria è in generale legata all'individuazione di due cause possibili di malattia, una causa ambientale e una genetica (tra di loro collegate nel senso della possibile influenza dell'ambiente sul patrimonio genetico). In altre parole, o si possono prevedere effetti dovuti alla combinazione di patrimoni ereditari alterati (perché portatori di malattie ereditarie) e quindi esiste un rischio di figli affetti da malattie ereditarie o si può prevedere che cause ambientali, da lavoro (per esempio, la presenza di silice o l'esposizione a radiazioni), da abitudini di vita (per esempio, l'alimentazione insufficiente, non equilibrata, l'abuso di alcool, di tabacco), da condizioni di abitazione (città o quartieri privi di fognature, case malsane ecc.) possano provocare malattie o alterare il patrimonio genetico. Da questa previsione il modello specialistico può solo, nella realtà attuale, derivare dei consigli al singolo individuo; non ha possibilità reale di intervento e quindi la prevenzione primaria si riduce a quattro aspetti: modificare le abitudini alimentari, modificare l'uso di alcool e/o tabacco, modificare le abitudini relative all'attività fisica, extra-lavorativa, proporre delle terapie medicamentose. Le cause del rischio delle malattie da prevenire, quando anche vengano individuate, non trovano possibilità di soluzione. La prevenzione primaria specialistica resta confinata nell'ambito delle possibilità che il singolo individuo ha di modificare il proprio ambiente di vita e di lavoro.

---

14 Quale dei seguenti potrebbe essere il titolo più adeguato del brano?

- **A** I rischi di malattia
- **B** Considerazioni etiche in medicina preventiva
- **C** Medicina preventiva: l'inutilità di curare prima della malattia
- **D** Limiti della medicina moderna
- **E** Significato della medicina preventiva

---

15 Secondo l'autore:

- **A** se un soggetto è a rischio di ammalarsi, la prevenzione da attuare è di tipo secondario
- **B** i fattori ambientali non possono influenzare il patrimonio genetico
- **C** se un soggetto è malato, si pone un problema di prevenzione secondaria
- **D** la prevenzione secondaria deve essere attuata solo sui soggetti sani
- **E** nessuna delle altre risposte è corretta

---

16 Secondo il modello specialistico, la prevenzione primaria può essere attuata agendo:

- **A** sulle abitudini alimentari
- **B** sul patrimonio genetico
- **C** su patrimonio genetico e abitudini alimentari
- **D** solo sui pazienti che hanno già contratto una malattia
- **E** nessuna delle altre risposte è corretta

In base alle informazioni contenute nel brano seguente, rispondere alla successiva domanda.

Il male non ci ferma: possiamo cadere mille volte, ma il male non ci definisce, come invece definisce la mentalità mondana, per cui alla fine gli uomini giustificano quello che non riescono a non fare. Caratteristica della vera moralità è allora il desiderio di correzione. Il termine "correggere", che traduce il latino *regere cum*, indica il camminare reggendosi assieme.

17 Una sola delle seguenti affermazioni è coerente con il significato del brano precedente. Quale?

- **A** Le persone non potranno mai essere fermate dalle azioni malvagie perché alla fine c'è sempre qualcuno che giustificherà quello che gli altri non riescono a fare
- **B** Non importa fare il male o il bene: l'importante è fare, tanto poi qualcuno potrà intervenire a correggere gli errori
- **C** Se si cammina assieme si può fare ciò che si vuole perché il giudizio morale deriva dal sorreggersi a vicenda
- **D** Gli uomini con il desiderio di correzione giustificano quello che non riescono a non fare
- **E** Una persona veramente morale non ha come caratteristica quella di non fare mai il male, bensì il desiderio di correzione

In base alle informazioni contenute nel brano seguente, rispondere alla successiva domanda.

Il destino dei libri a volte è strano come quello degli uomini. Herman Melville conobbe il suo primo insuccesso di critica e di pubblico nel 1851, quando diede alle stampe il suo capolavoro *Moby Dick*. Troppo ampio il divario fra i romanzi d'avventure esotiche e marinare, che gli avevano regalato una certa notorietà, e la tragedia senza tempo del capitano mutilato che insegue la balena (il caos?) che lo ossessiona, vicenda troppo cupa e apocalittica per poter essere subito accettata, compresa e apprezzata. Lo scrittore di New York sarebbe sopravvissuto quarant'anni al suo romanzo sulla balena bianca, non abbastanza per vedergli riconosciuti quei meriti stilistici, epici e contenutistici che ne hanno fatto uno dei capisaldi di quel formidabile battaglione letterario che è il romanzo ottocentesco.

18 Dal brano si deduce che Herman Melville morì nel:

A 1881 **B** 1891 **C** 1851 **D** 1871 **E** 1819

In base alle informazioni contenute nel brano seguente, rispondere alle successive domande.

Gli oppositori degli alimenti transgenici fanno uno strano uso della scienza. Da una parte si servono di argomenti scientifici, per sostanziare la propria diffidenza nei confronti delle biotecnologie agricole. Dall'altra denunciano il rapporto incestuoso tra mondo della ricerca e business, affermando senza troppi giri di parole che non basta un camice bianco per meritare una fiducia incondizionata. Sono impazienti di dare voce ai cosiddetti "ricercatori indipendenti", quelli utili alla loro causa, mentre con una disinvoltura che lascia stupefatti sono pronti a chiudersi le orecchie di fronte alle prese di posizione della grande maggioranza della comunità scientifica. Quasi che il mondo della ricerca fosse costituito da uno stuolo di persone che non si fanno scrupoli a obbedire ai diktat dell'industria biotecnologica o dell'*establishment* scientifico anche a costo di mettere a repentaglio la salute dei consumatori e gli equilibri ambientali. E che solo pochi coraggiosi fossero disposti a ribellarsi ai compromessi, impugnando la bandiera della verità e della ricerca senza macchia. Le cose però, è inutile dirlo, non stanno affatto così. La comunità scientifica non è certo esente da giochi di potere, ma se la maggior parte dei ricercatori è convinta che le piante geneticamente modificate comportino rischi trascurabili e sostanziali vantaggi, lo è sulla base di pure considerazioni scientifiche. Chi è contrario alle nuove biotecnologie agricole farebbe bene a tenerne conto, magari per continuare a opporsi agli alimenti transgenici sulla base di motivazioni di altra natura, politiche, ideologiche, persino estetiche.

Anna Meldolesi, *Organismi geneticamente modificati*, Einaudi, Torino 2001

19 **UNA SOLA delle seguenti informazioni NON è incompatibile con le informazioni che si possono ricavare dal brano. Quale?**

- **A** Meldolesi occupa una posizione di rilievo in una multinazionale delle sementi, che sarebbe seriamente danneggiata qualora venissero introdotte norme che limitano l'impiego di organismi geneticamente modificati in agricoltura
- **B** Meldolesi, pur essendo una dei cosiddetti "ricercatori indipendenti", è costretta ad ammettere che le biotecnologie agricole basate sull'ingegneria genetica non sono dannose né per l'uomo né per l'ambiente
- **C** Meldolesi, che è una biologa e una giornalista scientifica, ha pubblicato il brano riportato nel suo secondo libro; il primo, *La costola di Eva*, era centrato sull'antropologia molecolare
- **D** Meldolesi sostiene che esiste un rapporto incestuoso nella ricerca sulle biotecnologie tra ricerca stessa e business
- **E** Meldolesi si fida ciecamente di chiunque indossi un camice bianco

20 **Tra i seguenti aggettivi che definiscono il carattere, implicito o esplicito, dello scritto di Meldolesi individuare quello che meglio ne esprime lo spirito.**

- **A** Polemico
- **B** Riflessivo
- **C** Apocalittico
- **D** Esortativo
- **E** Pacato

COMPETENZE E CONOSCENZE

Soluzioni e commenti

1 La svolta verde di cui parla il brano sull'Oktoberfest bavarese è quella del vegetale, ovvero delle salsicce vegetali che si affiancano a quelle tradizionali di carne animale e dunque l'alternativa **D** è esatta.

2 L'alternativa A è da scartare perché i semi dei fiori delle Svalbard di cui tratta il brano provengono dalla Russia del Nord e non sono diretti lì. Tra le restanti, quella che meglio sintetizza la posizione e le conclusioni dei ricercatori francesi e norvegesi, suffragate dalle osservazioni relative all'Alaska, è certamente quella dell'alternativa **D**, che è la risposta esatta.

3 Nel brano si parla delle isole Svalbard come "paradiso dei fiori" perché d'estate hanno una temperatura ideale per i fiori che soffrono del cambiamento climatico: secondo la ricerca franco-norvegese circa 4000 esemplari di nove specie diverse hanno colonizzato le isole negli ultimi 10mila anni. Vi sono giunte compiendo un percorso migratorio (grazie al vento ai tronchi trasportati dai fiumi) da Scandinavia, Groenlandia e Russia del Nord. La risposta esatta è la **E**.

4 Tra le alternative proposte, si scartano facilmente la **B** e la **D** in quanto eccessivamente restrittive, e la **C**, perché nel brano viene fatto solo un cenno al pensiero di scienziati della seconda guerra mondiale. Tale cenno serve come spunto per sottolineare il vero scopo dell'autore, che è quello di chiarire il ruolo e la responsabilità dello scienziato rispetto alla società in cui vive (alternativa **A**). Di una presunta superiorità morale di Einstein rispetto a Fermi l'autore del brano non fa parola (risposta **E** errata).

5 Uccidere un uomo è, secondo l'autore, un male ma questo giudizio non può essere basato su una conoscenza oggettiva. L'alternativa **A** è dunque scorretta. Anche la **B** è da scartare perché l'autore afferma, poco prima della metà del brano, che il 90 per cento, e non l'unanimità della comunità scientifica, considera la guerra un male. Per quanto riguarda l'obbligo dello scienziato di informare la società dello stato delle ricerche, l'autore del brano si limita a sollevare delle domande (risposta **C** errata), mentre in nessun passaggio afferma che lo scienziato, la cui invenzione diventerà una minaccia per la società, sia un assassino (risposta **D** errata). L'alternativa **E**, invece, rappresenta la soluzione del quesito.

6 Come si evince da quanto affermato nella parte centrale del brano, la posizione dell'autore rispetto a Fermi e Einstein è quella espressa dall'alternativa **D**.

7 Per rispondere alla domanda, occorre concentrarsi sull'esperimento condotto da Redi, il primo ad affrontare con metodo scientifico la questione della generazione spontanea.

Nell'esperimento, il punto dirimente è il fatto che la nascita di mosche si verifica solo quando l'ambiente NON è isolato, mentre non avviene quando l'ambiente è isolato. Per questo la generazione spontanea non è provata (mentre lo sarebbe se avvenisse in entrambe le situazioni). La risposta corretta è quindi la **A**.

8 Il brano affronta un argomento di genere scientifico, ma secondo un approccio storiografico. L'alternativa esatta è dunque la **B**.

9 Attenzione al compito assegnato dal quesito: trovare l'affermazione NON deducibile dal brano. L'alternativa **A** dà non pochi problemi, perché nel testo è menzionata la possibilità di infezioni asintomatiche e questo potrebbe indurre a pensare che, se mancano i sintomi, la diagnosi sia impossibile. Così però non è. Non è escluso, infatti, che la diagnosi possa essere fatta anche in assenza di sintomi. Verso la parte finale del brano si dice che l'infezione può essere presente se si rin-

COMPETENZE E CONOSCENZE

vengono almeno 100.000 batteri per millimetro cubo. E questa rilevazione potrebbe benissimo essere fatta anche in assenza di sintomi. La A non è quindi in disaccordo col testo. Anche la B è in sintonia con quanto affermato nel brano, ed è facile notarlo. La C merita un po' più di attenzione. È vero che si dice che le urine del soggetto sano, prelevate direttamente dalla vescica, non contengono batteri. Tuttavia, l'ultimo passaggio del brano lascia intendere che sono soggette a esame di laboratorio più spesso le urine "urinate" che non quelle prelevate direttamente (la qual cosa sembra poi anche più facile da farsi). Tanto basta per concludere che le urine dei soggetti sani inviate in laboratorio contengono *d'abitudine* un certo numero di batteri. La D è semplice: l'infezione batterica potrebbe essere in atto solo quando i batteri sono più di 100.000 per millimetro cubo (mL). Se sono solo 10.000, non si può diagnosticare la presenza dell'infezione. Infine, la E: è vero che si dice che le donne soffrono di infezioni urinarie più degli uomini (*molto frequenti, soprattutto nelle donne*), ma di giovani non si parla in tutto il brano. E nulla autorizza a concludere che, se le donne soffrono di infezioni più degli uomini, le donne giovani ne soffrano più degli uomini giovani. Potrebbe infatti accadere che, pur essendo i valori dell'intero insieme *donne* maggiori di quelli dell'intero insieme *uomini*, nei più ristretti insiemi *donne giovani* e *uomini giovani* i valori siano uguali o addirittura rovesciati. Detto in altre parole, potrebbe accadere che le infezioni si manifestino soprattutto nelle donne non giovani. Non potendosi concludere nulla né a favore né contro questa tesi, in base a quanto esposto nel brano l'alternativa E è quella corretta.

10 La domanda chiede di individuare l'unica alternativa che può essere dedotta logicamente sulla base di quanto affermato da David Lamb. Sulla volontà di morire da parte di chi abbia perso ciò che per lui è essenzialmente rilevante l'autore non si esprime affatto e dunque l'alternativa A è da scartare. Anche la B è errata dal momento che, secondo l'autore, la perdita delle funzioni riproduttive per alcuni può coincidere con ciò che è essenzialmente rilevante ma da questo non si deduce affatto che tale coincidenza valga in assoluto. È proprio la valutazione soggettiva di tali concetti, come anche l'attrattiva fisica, che secondo Lamb occorre mettere da parte per definire il concetto di morte, come correttamente affermato dall'alternativa C. Questo non significa, come vorrebbe la risposta D, che il concetto di morte non può essere oggettivamente definito: a questo proposito, l'autore si limita a dire che occorre lasciare da parte i concetti vaghi e indefiniti. L'affermazione E, infine, risulta del tutto arbitraria rispetto a quanto affermato nel brano, che non affronta per nulla le ragioni che determinano il successo di una stella cinematografica.

11 Le prime quattro alternative proposte sono tutte in netto contrasto con quanto affermato nel brano e dunque la soluzione è la E. In particolare, l'alternativa A è errata in quanto l'autore afferma che "il giovane scienziato è autorizzato a chiedersi se sono proprio necessarie tante formalità", mostrando così di non ritenere essenziale l'educazione formale sul metodo scientifico.

L'alternativa B è errata in quanto il brano riporta l'affermazione esplicita "il lavoro scientifico quotidiano comporta l'esercizio del buon senso". L'alternativa C è errata in quanto l'autore afferma più volte che le idee di uno scienziato progrediscono continuamente. Infine la D contraddice espressamente quanto affermato dall'autore nelle righe conclusive del testo.

12 Parlando delle scienze sociali, l'autore dipinge un'immagine diversa da quella che associa alla vita scientifica. L'alternativa C è dunque corretta. Le alternative A, B e D indicano invece un'immagine opposta a quella dipinta dall'autore, come chiaramente evidenziato nella prima parte del brano.

13 La risposta A è errata; l'autore infatti afferma che i colpi di genio sono necessari solo raramente per il progresso della scienza. Analogamente, l'alternativa B è errata in quanto l'autore giudica gli aspetti formali del metodo scientifico una componente accessoria, non essenziale, dello stesso.

L'alternativa D è errata in quanto, pur affermando che "nella scienza l'atto generativo è un frutto dell'immaginazione", l'autore confina a tale fase iniziale del processo di conoscenza scientifica il ruolo dell'immaginazione. Questa fase iniziale è invece seguita dal vero e proprio "metodo scientifico", il quale altro non è che una "forma potenziata del buon senso". Infine, la E negherebbe ogni possibilità di progresso alla scienza, affermando l'immutabilità delle verità scientifiche.

La risposta esatta è dunque la C.

14 Il brano ruota attorno al tema della medicina preventiva, spiegandone il significato nel linguaggio comune e nel linguaggio specialistico (risposta corretta E).

15 Per ciò che riguarda l'alternativa A, il brano spiega che, di fronte al rischio di ammalarsi, la prevenzione deve essere di tipo primario e non secondario. Anche l'alternativa B è da scartare perché l'autore afferma esplicitamente che l'ambiente può influenzare il patrimonio genetico. L'alternativa D è sbagliata in quanto la prevenzione secondaria è una forma di cura e quindi non può essere rivolta ai soggetti sani. L'alternativa C è invece concorde con il brano e rappresenta dunque la soluzione esatta del quesito. La E si esclude di conseguenza.

16 La risposta a tale domanda è contenuta nelle ultime due righe del brano, a proposito delle quali è evidente che le abitudini alimentari (alternativa A) fanno parte dell'ambiente di vita.

17 Caratteristica della mentalità mondana che caratterizza l'uomo è l'autogiustificare sé stessi e la propria incapacità di non commettere errori. Non è fare o non fare il male a definire veramente una persona, ma il suo desiderio di correggersi. Il desiderio di correzione è caratteristica della vera moralità di ogni uomo. Delle alternative proposte, quella che è coerente col significato del brano è quindi la E, soluzione del quesito.

Si fa notare come la C è errata: è vero che *correggere* deriva dal latino *regere cum*, cioè "sorreggersi reciprocamente", ma il testo non dice che se si cammina insieme allora tutto diventa lecito, bensì che imparando a correggersi è possibile non ricadere negli stessi errori.

18 La risposta esatta è la B. Nel brano infatti si dice che Melville sopravvisse quarant'anni a *Moby Dick*, di cui viene indicata la data di pubblicazione, il 1851. Sommando le due cifre si ricava 1891, l'anno di morte dello scrittore. L'alternativa E riporta invece la data di nascita di Melville, che non viene mai citata nel brano.

19 Per arrivare alla soluzione del quesito è necessario procedere per esclusione valutando la plausibilità delle informazioni riportate nelle diverse alternative, che sono dunque da analizzare una a una. Nella A si presuppone una specie di "conflitto di interessi" della Meldolesi che difende le ragioni dell'ingegneria genetica, perché da questa ne trarrebbe vantaggio: in realtà, non esiste alcun elemento del brano che suffraghi questa ipotesi e anzi la principale argomentazione riportata dall'autrice (la comunità scientifica è nella grande maggioranza favorevole al transgenico) esula dalle variabili che una "corrotta Meldolesi" potrebbe controllare e/o falsificare per meglio giustificare la sua tesi. L'alternativa B è facilmente individuabile come errata in quanto la Meldolesi assume un'esplicita posizione critica nei confronti della categoria dei cosiddetti "ricercatori indipendenti", a cui dunque non è logico pensare che appartenga. L'alternativa D è errata in quanto nel brano si afferma esplicitamente che "le cose non stanno certo così", riferendosi anche ai presunti rapporti incestuosi tra ricerca sulle biotecnologie e business. L'alternativa E, palesemente errata, non merita commento.

La risposta corretta è per esclusione la C; questa alternativa contiene informazioni che non sono in alcun modo ricavabili direttamente dal contenuto del brano (si pensi, per esempio, al titolo del primo libro dell'autrice), ma che sono coerenti con il contenuto e la forma del brano stesso: è infatti probabile che Meldolesi abbia una laurea in una disciplina scientifica, che lavori nella comunicazione e che possa avere scritto un altro libro (anche questo di argomento scientifico).

20 In tutto il brano l'autrice critica con tono palesemente polemico coloro che si schierano contro i vantaggi offerti dalle biotecnologie. La risposta corretta è dunque la A.

Quesiti di competenze acquisite negli studi

1 Quale architetto ha firmato il progetto della ricostruzione del viadotto del Polcevera a Genova?

A Stefano Boeri
B Renzo Piano
C Massimiliano Fuksas
D Norman Foster
E Mario Botta

2 Quale personaggio tra i seguenti NON è stato insignito del premio Nobel per la Pace?

A Barack Obama
B Jimmy Carter
C Michail Sergeevic Gorbacëv
D Nelson Mandela
E Giovanni Paolo II

3 Di quali Paesi europei erano colonie le seguenti regioni o aree geografiche? Indicare, tra gli elenchi di abbinamenti proposti, quello corretto in tutte le sue voci.

A Sudafrica – Olanda; Congo – Belgio; Algeria – Francia;
Isole di Capo Verde – Portogallo; Corno d'Africa – Italia;
Regioni andine – Spagna; Birmania – Inghilterra; Camerun – Germania
B Sudafrica – Inghilterra; Congo – Germania; Algeria – Francia;
Isole di Capo Verde – Spagna; Corno d'Africa – Belgio;
Regioni andine – del Portogallo; Birmania – Francia; Camerun – Olanda
C Sudafrica – Olanda; Congo – Germania; Algeria – Inghilterra;
Isole di Capo Verde – Portogallo; Corno d'Africa – Italia;
Regioni andine – Spagna; Birmania – Francia; Camerun – Belgio
D Sudafrica – Belgio; Congo – Olanda; Algeria – Francia;
Isole di Capo Verde – Inghilterra; Corno d'Africa – Italia;
Regioni Andine – Spagna; Birmania – Germania; Camerun – Francia
E Nessuna delle altre alternative è corretta

4 Con quale nome viene indicata la tecnica di conversione di dati da formato leggibile a un formato codificato che può essere letto o elaborato solo dopo che è stato decifrato?

A Calligrafia
B Aplografia
C Stenografia
D Crittografia
E Dattilografia

COMPETENZE E CONOSCENZE

5 **Una delle frasi celebri qui riportate NON è abbinata al personaggio a cui è comunemente attribuita: individuatela.**

A *Parigi val bene una Messa* (Napoleone Bonaparte)

B *Guai ai vinti* (Brenno)

C *Volli, sempre volli, fortissimamente volli* (Vittorio Alfieri)

D *Venni, vidi, vinsi* (Giulio Cesare)

E *Libera Chiesa in libero Stato* (Cavour)

6 **I Maori sono un popolo diffuso in quale delle seguenti nazioni?**

A Sri Lanka

B Nuova Zelanda

C Giamaica

D Madagascar

E Cuba

7 **Quale delle seguenti affermazioni è vera?**

A Un terminale remoto è un terminale non più utilizzato perché ritenuto obsoleto dal punto di vista tecnologico

B Il sistema operativo è una parte del software applicativo installato su un computer

C La RS232 è un dispositivo di visualizzazione

D Un "card reader" è un dispositivo di input

E Nessuna delle altre risposte è corretta

8 **"Agitare un liquido in un recipiente" equivale a:**

A debordare

B sciabordare

C affogare

D schiumare

E scialacquare

9 **Nella bolletta di un'azienda elettrica l'importo da pagare per i consumi è determinato prevalentemente in base:**

A alla tensione della corrente erogata

B alla resistenza degli elettrodomestici usati

C al lavoro che si sarebbe potuto compiere con l'energia consumata

D alla portata del contatore

E al numero dei componenti della famiglia

10 **Solo una delle seguenti affermazioni è corretta: individuatela.**

A Manzoni fu contrario alla scelta di Roma come capitale d'Italia

B Verga esaltò con parole entusiastiche l'arrivo di Garibaldi in Sicilia

C Mazzini visse parte della sua vita in esilio, in Francia, Svizzera, Gran Bretagna

D Carducci fino alla fine della vita osteggiò la monarchia sabauda

E *Senilità* di Italo Svevo ha per tema il Risorgimento

11 **Il rasoio di Occam è:**

- A un esperimento fisico finalizzato a misurare la forza tra due poli magnetici di due magneti
- B un principio metodologico secondo il quale, una volta che tutti gli altri fattori sono stati verificati, la spiegazione più semplice deve essere preferita
- C uno strumento per misurare il calore di una sostanza
- D un principio logico secondo cui è impossibile che ci possa essere qualcosa tra le due parti di una contraddizione
- E una legge economica secondo cui all'incremento del tasso di disoccupazione segue una riduzione della produzione

12 **Il primo uomo a sorvolare il Polo Nord fu:**

- A Umberto Nobile
- B Richard E. Byrd
- C Ambrogio Fogar
- D Antoine de Saint-Exupéry
- E uno dei fratelli Wright

13 **Che cos'è il *North American Free Trade Agreement* (NAFTA)?**

- A Un accordo per il commercio fra i Paesi del Nord America
- B Un accordo fra Stati Uniti e Canada per il libero commercio
- C Un accordo fra Stati Uniti, Canada e Messico per contrastare le limitazioni commerciali imposte dall'Unione europea e dal Giappone
- D Un'area di libero scambio che comprende Stati Uniti, Messico e Canada
- E Un accordo di collaborazione con l'Unione europea voluto dal Canada

14 **È possibile suddividere le istituzioni della Repubblica italiana nelle cinque categorie riportate nelle alternative. Se dovessi scegliere quella in cui collocare la CONSOB (Commissione Nazionale per le Società e la Borsa) per quale opteresti?**

- A Regioni e Enti locali
- B Governo e Pubblica Amministrazione
- C Autorità indipendenti
- D Organi costituzionali
- E Organi di rilievo costituzionale

15 **Quale filosofo italiano ha scritto, all'inizio del secolo, il *Sommario di pedagogia*?**

- A Benedetto Croce
- B Giuseppe Mazzini
- C Giordano Bruno
- D GiamBattista Vico
- E Giovanni Gentile

16 **Che cos'è il Prodotto Interno Lordo (PIL)?**

- A Una misura della ricchezza complessiva di un Paese
- B Una misura della ricchezza prodotta in un Paese in un certo anno
- C Una misura dell'equilibrio negli scambi con l'estero di un Paese in un certo anno
- D Una misura del grado di indebitamento di uno Stato
- E Una misura del livello del risparmio gestito da uno Stato

17 **La bandiera dell'Unione europea rappresenta un cerchio di ... stelle dorate su sfondo blu (si completi con l'opzione CORRETTA).**

A 10
B 25
C 15
D 12
E 20

18 **Che cosa si intende con il termine "economia sommersa"?**

A Le attività produttive svolte sotto il livello del mare
B Le attività produttive svolte dagli artigiani
C Il fenomeno dell'evasione fiscale
D Il lavoro nero
E Le attività legate alla "net economy"

19 **Con il termine Maghreb si intende:**

A una regione dell'Africa settentrionale comprendente Marocco, Algeria, Tunisia e Libia
B solo una regione del Marocco
C una regione del Medio Oriente comprendente, tra gli altri, Egitto e Arabia Saudita
D tutta l'Africa a sud del Sahara
E l'insieme dei Paesi africani in cui si pratica la religione islamica

20 **Lorenzo il Magnifico visse:**

A nel Seicento
B nella seconda metà del Quattrocento
C in pieno Cinquecento
D nel Trecento
E durante il periodo illuminista

21 **La Triplice Alleanza era un patto fra:**

A Regno d'Italia, Impero tedesco e Impero russo
B Impero tedesco, Impero russo e Austria-Ungheria
C Impero giapponese, Impero russo e Regno d'Italia
D Francia, Gran Bretagna e Impero russo
E Impero tedesco, Austria-Ungheria e Regno d'Italia

22 **Quale fra questi Paesi NON fa parte dell'Unione Europea?**

A Austria
B Belgio
C Danimarca
D Svizzera
E Croazia

23 **Quale tra i seguenti Stati sudamericani è il più meridionale?**

A Brasile
B Paraguay
C Cile
D Uruguay
E Colombia

24 **L'*Orlando furioso* è stato composto da:**

A Ludovico Ariosto
B Francesco Petrarca
C Giacomo Leopardi
D Aristofane
E Pietro Metastasio

25 **Chi realizzò il primo generatore statico di energia elettrica?**

A Luigi Galvani
B Michael Faraday
C André Marie Ampere
D Alessandro Volta
E Charles Augustin de Coulomb

26 **Tra i seguenti mari, quale bagna la Romania?**

A Mar Egeo
B Mar Nero
C Mar Adriatico
D Mare del Nord
E Mar Baltico

27 **Quanti rappresentanti del Parlamento europeo vengono eletti in ogni Stato membro?**

A 10
B 50
C 75
D 100
E Il numero varia da Stato a Stato

28 **L'attacco italiano alla Grecia, nella seconda guerra mondiale, fu motivato:**

A da contrasti politici dovuti alla diversità di regime
B dalla necessità di prevenire un attacco della Grecia all'Italia
C dalla volontà di Mussolini di impadronirsi dei tesori d'arte greci
D dalla volontà di controbilanciare le conquiste tedesche in Europa
E dalla necessità di prevenire un attacco giapponese alla Grecia

29 **Come viene denominata la scuola filosofica fondata da Epicuro?**

A L'Accademia
B Il Peripato
C L'Università
D Il Giardino
E Il Ginnasio

30 **I Carpazi sono separati dai Balcani:**

A dall'Adriatico
B dal Volga
C dal lago d'Aral
D dal Danubio
E dal Mar Nero

31 **“Erano i capei d’oro a l’aura sparsi**
ch ’n mille dolci nodi gli avolgea [...]”

Francesco Petrarca, *Canzoniere*, sonetto XC

Le parole sottolineate danno luogo a una delle figure retoriche sotto elencate. Quale?

A Allegoria
B Metafora
C Ossimoro
D Metonimia
E Sinestesia

32 **Quale dei seguenti Paesi NON è stato un membro fondatore della NATO?**

A Francia
B Canada
C Belgio
D Germania
E Italia

33 **Quale fra le seguenti parlamentari è stata la prima donna eletta Presidente del Senato della Repubblica Italiana?**

A Nilde Iotti
B Emma Bonino
C Maria Elisabetta Casellati
D Laura Boldrini
E Irene Pivetti

34 **Quale delle seguenti composizioni NON è di Leopardi?**

A *Il sabato del villaggio*
B *L’infinito*
C *La ginestra*
D *Pianto antico*
E *La quiete dopo la tempesta*

35 **Dove fu combattuta la più grande battaglia navale della prima guerra mondiale?**

A Jütland
B Falkland
C Leyte
D Hermada
E Port Arthur

36 **Individua l’informazione scorretta riguardante l’*Ulisse* di James Joyce:**

A è ambientato a Dublino
B ha per protagonista Leopold Bloom
C racconta una giornata del protagonista
D adotta la tecnica del monologo interiore
E si svolge nel Medio Evo

37 **La prima guerra d'indipendenza italiana fu combattuta contro:**

A la Prussia
B la Spagna
C lo Stato Pontificio
D l'Austria
E la Francia

38 **"Ritenevano che la quantità totale di ricchezza fosse più o meno stabile e che si dovesse quindi cercare di acquisirne la maggior parte possibile; tendevano a identificare la ricchezza con la moneta e i metalli preziosi; si sforzavano di scoraggiare le importazioni; facevano di tutto per favorire le produzioni nazionali e le esportazioni; puntavano a esportare prodotti ad alto valore aggiunto piuttosto che materie prime; valorizzavano le corporazioni come strumento per favorire la competitività delle merci nazionali". Stiamo parlando degli esponenti di uno dei seguenti orientamenti. Quale?**

A Fisiocrazia
B Liberalismo
C Liberismo
D Mercantilismo
E Socialismo

39 **In Italia, chi delibera lo stato di guerra?**

A Il Governo della Repubblica
B Il Presidente della Repubblica, capo delle Forze armate
C Le Camere
D Il Presidente della Repubblica, di concerto con i Capi di Stato Maggiore di Esercito, Aeronautica e Marina militare
E Il presidente della Corte Costituzionale

40 **Quale nome viene utilizzato per indicare i gruppi di processi ai nazisti coinvolti nella seconda guerra mondiale e nella Shoah?**

A Processo di Mosca
B Processo di Monaco
C Processo di Tokyo
D Processo di Berlino
E Processo di Norimberga

41 **Quale delle seguenti alternative riporta gli eventi nel corretto ordine cronologico?**

A Affare Dreyfus, Rivoluzione francese, Conferenza di Yalta, Prima guerra mondiale, Guerra franco-prussiana
B Guerra franco-prussiana, Affare Dreyfus, Conferenza di Yalta, Prima guerra mondiale, Rivoluzione francese
C Guerra franco-prussiana, Conferenza di Yalta, Prima guerra mondiale, Rivoluzione francese, Affare Dreyfus
D Rivoluzione francese, Guerra franco-prussiana, Affare Dreyfus, Prima guerra mondiale, Conferenza di Yalta
E Rivoluzione francese, Guerra franco-prussiana, Conferenza di Yalta, Prima guerra mondiale, Affare Dreyfus

42 **Quale pensatore del periodo rinascimentale morì sul rogo a causa della portata rivoluzionaria delle proprie teorie?**

A Leonardo da Vinci
B Giordano Bruno
C Galileo Galilei
D Marsilio Ficino
E Tommaso d'Aquino

43 ***"La bandiera della Repubblica è il tricolore italiano: verde, bianco e rosso, a tre bande verticali di eguali dimensioni".***
La precedente affermazione dove viene sancita?

A Da una legge del Regno d'Italia del 1861
B Da una legge del Regno d'Italia del 1925
C Da una legge della Repubblica Italiana del 1948
D Da un articolo della Costituzione Italiana
E Da una legge del Regno d'Italia del 1871

44 **In quale giorno e mese da quest'anno viene celebrato il Dantedì?**

A 14 settembre
B 15 giugno
C 27 gennaio
D 25 marzo
E 15 agosto

45 **Il contrario di *negligente* è:**

A ligio
B ozioso
C sciatto
D astuto
E intimidito

46 **Il termine *gestatorio* significa:**

A che gesticola
B riferito al parto
C che serve a portare
D relativo alla gestione
E proprio degli imprenditori

47 **Quale dei seguenti abbinamenti artista/opera NON è corretto?**

A Picasso - *Les Demoiselles d'Avignon*
B Raffaello - *La scuola di Atene*
C Klimt - *Il cavaliere blu*
D Michelangelo - *Pietà Rondanini*
E Manet - *Colazione sull'erba*

48 ***La gaia scienza* è:**

A una scultura di Umberto Boccioni

B una sonata per piano di Ludwig van Beethoven

C una raccolta poetica di Gabriele D'Annunzio

D un dipinto di Salvador Dalì

E un'opera filosofica di Friedrich Nietzsche

49 **Che cosa si intende con l'espressione giuridica "Ius soli"?**

A La trasmissione alla prole della cittadinanza del genitore

B Il diritto di proclamarsi cittadino di un dato Paese nel momento in cui si è giunti in esso con lo status di rifugiato politico

C L'acquisizione della cittadinanza di un dato Paese come conseguenza del fatto giuridico di essere nati sul suo territorio, indipendentemente dalla cittadinanza dei genitori

D La concessione della cittadinanza a tutti gli apolidi stabilmente residenti in un dato Paese

E Il diritto al voto in un dato Paese a tutti gli stranieri che risiedano nel Paese da almeno dieci anni

50 **Nell'ambito dell'Unione europea, quali sono i Paesi del cosiddetto "Gruppo di Visegrád"?**

A Germania, Austria, Polonia e Repubblica Ceca

B Lettonia, Lituania, Estonia e Finlandia

C Slovenia, Croazia, Bulgaria e Slovacchia

D Polonia, Repubblica Ceca, Slovacchia e Ungheria

E Estonia, Finlandia, Svezia e Norvegia

Soluzioni e commenti

1 Nel 2020, due anni dopo il tragico crollo del Ponte Morandi, che nell'agosto 2018 causò 43 morti, a Genova è stato inaugurato il nuovo viadotto sul Polcevera, progettato dall'architetto Renzo Piano e realizzato in tempi rapidissimi. La risposta esatta è la B.

2 Primo pontefice non italiano della chiesa cattolica romana dal 1521, il polacco Karol Wojtyla scelse il nome di Giovanni Paolo II, restando in carica dal 1978 alla morte, nel 2005. Anche se il suo pontificato è stato giudicato un fattore decisivo per il processo di disgregazione dei regimi del socialismo reale est europeo (avvenuto quasi ovunque in forma sostanzialmente pacifica) e per la fine della guerra fredda, a papa Wojtyla non è mai stato assegnato il premio Nobel per la Pace (risposta esatta E).

3 L'abbinamento corretto tra Paesi europei e rispettive colonie extraeuropee è quello indicato dall'alternativa A. Infatti, il Sudafrica è stato in origine colonia olandese, il Congo del Belgio, l'Algeria della Francia, le Isole di Capo Verde del Portogallo, i Paesi del Corno d'Africa (Somalia, Eritrea, Etiopia) dell'Italia, le Regioni andine (Cile, Perù, Bolivia ecc.) della Spagna, la Birmania dell'Inghilterra e il Camerun della Germania.

4 Risposta esatta D. La definizione proposta dall'esercizio è infatti proprio quella di Crittografia. Ricordiamo che la Stenografia è una tecnica di abbreviazione di parole e frasi tramite particolari segni codificati e che l'Aplografia è invece l'omissione da parte del copista amanuense impegnato nella trascrizione di un testo di una parola o alcune lettere che si succedono l'un l'altra.

5 La frase celebre attribuita erroneamente è "Parigi val bene una Messa" che non fu pronunciata da Napoleone Bonaparte ma da Enrico IV Borbone, re di Francia dal 1593 al 1610, quando per ottenere il trono di Francia dovette abiurare la propria fede ugonotta e passare al cattolicesimo (risposta esatta A).

6 Risposta esatta B. I Maori, infatti, sono una popolazione polinesiana presente in Nuova Zelanda fin dal XIV secolo. Attualmente i Maori che vivono in Nuova Zelanda sono circa 800mila, su quasi 1 milione di presenze registrate in tutto il pianeta. La loro società è organizzata in caste, centro della vita comunitaria è la Casa della Riunione. Tra le loro tradizioni più note vi sono il tatuaggio artistico (quello del volto è il moko) e la danza haka (nota in tutto il mondo grazie ai successi della squadra di rugby degli All Blacks).

7 Per "terminale remoto" si intende un terminale collegato a distanza, quindi l'alternativa A è errata. Anche l'alternativa B non è corretta, in quanto il sistema operativo costituisce parte del software di base (l'insieme di programmi necessari al funzionamento del computer) e non del software applicativo (programmi di calcolo, videoscrittura, disegno ecc.). La sigla RS232 presente nell'alternativa C identifica un interfaccia di input/output di tipo seriale e non un dispositivo di visualizzazione. La risposta corretta è invece la D: il "card reader" è infatti un lettore di schede perforate ed è pertanto un dispositivo di input.

8 Il verbo equivalente a "agitare un liquido in un recipiente" è quello indicato dall'alternativa B, che è dunque la risposta corretta. Debordare significa venire fuori, superare un limite, uscire. Schiumare indica l'azione di togliere la schiuma da un liquido, affogare andare sotto, perdere la vita in ambiente liquido ma anche smarrirsi di fronte alle difficoltà o perdersi, dimenticare. Infine scialacquare significa sprecare, perdere, gettare al vento.

COMPETENZE E CONOSCENZE

9 La risposta esatta è la **C**. Infatti, a determinare l'importo della bolletta dell'energia elettrica da pagare è il lavoro che si sarebbe potuto compiere con l'energia consumata dall'utenza stessa.

10 L'unica affermazione corretta è quella relativa al letterato e patriota repubblicano Giuseppe Mazzini, protagonista del nostro Risorgimento che visse buona parte della propria vita in esilio. La risposta corretta è dunque la **C**.

11 La risposta esatta è la **B**. Formulato nel XIV sec. dal francescano inglese William of Ockham, in italiano Guglielmo di Occam, il principio noto in latino come *Novacula Occami* è alla base del pensiero scientifico moderno e postula la non necessità di formulare nuove ipotesi per spiegare un certo fenomeno se quelle iniziali sono sufficienti. Il rasoio quindi favorisce le deduzioni semplici per arrivare alla conclusione di una dimostrazione, tagliando via complicazioni, evitando di moltiplicare elementi e ipotesi, preferendo la sinteticità alla molteplicità, la chiarezza all'oscurità.

12 Il primo sorvolo sul Polo Nord si ebbe nel 1926, ma il primato fu conteso da due diversi equipaggi: gli statunitensi Byrd e Bennet e il duo Nobile-Amundesen a bordo del dirigibile di fabbricazione italiana *Norge*. Soltanto nel 1995 – grazie alla scoperta dei diari di volo, con la registrazione della lettura del sestante cancellata ma ancora leggibile – è stato dimostrato che Byrd non aveva mai raggiunto il Polo Nord. La risposta corretta è dunque la **A**.

13 Il NAFTA è un accordo, stipulato nel 1993, fra USA, Messico e Canada per eliminare le dogane e le altre barriere commerciali interne al continente nordamericano. Trattandosi di un'area di libero scambio, a ciascuno dei tre Paesi è consentito di mantenere le proprie tariffe doganali verso i Paesi terzi. A differenza di una comunità integrata come l'Unione europea, ogni Paese che fa parte di un'area di libero scambio è libero di adottare nei riguardi dei Paesi non associati proprie misure. La risposta esatta è dunque la **D**.

14 La risposta esatta è la **C**. La Consob è stata Istituita nel 1974 (legge 216/74) ed è l'Autorità nazionale per la vigilanza dei mercati finanziari. Altri sono il Garante per la protezione dei dati personali e l'Autorità garante della concorrenza e del mercato.

15 Per rispondere a questo quesito, qualora non si conoscesse approfonditamente la filosofia italiana, si può procedere per esclusione; Mazzini (risposta **B**) è un autore del secolo XIX, quindi si può escludere per la non appartenenza temporale; per eguale motivo si possono scartare le alternative **C** (Bruno) e **D** (Vico). Effettivamente può sussistere il dubbio fra Croce e Gentile, ma è sufficiente pensare alla grande riforma della scuola studiata da Gentile per riconoscere chi fra i due aveva maggiore interesse per la pedagogia. La risposta esatta è quindi la **E**.

16 La risposta esatta è la **B**: il PIL indica il valore dei beni e dei servizi prodotti sul territorio nazionale nel corso di un anno, a prescindere dalla nazionalità dei produttori, ed è una misura della ricchezza prodotta in un anno in un Paese. La risposta **A** è errata in quanto il PIL non indica la ricchezza totale di un Paese, ma solo la ricchezza prodotta in un anno. Le risposte **C** e **D** corrispondono rispettivamente alle definizioni di "bilancia dei pagamenti" e di "debito pubblico".

17 Adottata fin dalla metà degli anni Ottanta dalla Comunità Economica Europea, la bandiera delle istituzioni comunitarie è rimasta la stessa con il passaggio dalla CEE all'Unione europea e con la progressiva crescita degli Stati membri. Il simbolo conta 12 stelle dorate su sfondo blu (risposta esatta **D**). Il loro numero non aumenta con l'aumentare degli aderenti.

18 Con il termine "economia sommersa" si intende il complesso di attività produttive che sfugge deliberatamente alla rilevazione statistica. Rientra in questa categoria il cosiddetto "lavoro nero", ossia il lavoro retribuito prestato da pensionati, casalinghe, studenti e non residenti e i secondi (o doppi) lavori non dichiarati. La risposta corretta è quindi la **D**.

19 Con il termine Maghreb si intendono tutti i Paesi dell'Africa settentrionale che si affacciano sul Mar Mediterraneo a eccezione dell'Egitto. Il termine significa "luogo del tramonto" e alcune definizioni dell'area, delimitata a sud dal deserto del Sahara, includono anche il Sahara occidentale e la Mauritania, che sono affacciate all'Oceano Atlantico. La risposta esatta è dunque la **A**.

20 Avvenuta nel 1492, la morte di Lorenzo de Medici (nato nel 1449 e asceso al potere nel 1469) è per convenzione uno degli avvenimenti considerati momento di passaggio dal Medioevo all'Età moderna. La risposta esatta è dunque la **B**.

21 La Triplice Alleanza fu un patto militare difensivo contratto tra Regno d'Italia, Impero tedesco e Austria-Ungheria. La risposta corretta è dunque la **E**. Il primo trattato risale al 1882, il quinto e ultimo nel 1912 si contrapponeva alla Triplice Intesa tra Gran Bretagna, Francia e Impero russo. Allo scoppio della prima guerra mondiale, l'Italia si dichiarò prima neutrale; nel 1915 entrò in guerra a fianco della Triplice Intesa.

22 Il Belgio è uno degli Stati fondatori della Ue, la Danimarca è entrata nel 1973, l'Austria nel 1995 e la Croazia nel 2013. La Svizzera, invece, non fa parte della Ue, come correttamente indicato dall'alternativa **D**.

23 Lo stato sudamericano più meridionale tra quelli delle alternative è il Cile (risposta esatta **C**. La Repubblica presidenziale cilena, infatti, si trova nell'estremità sudoccidentale del continente americano, ha un territorio di estensione doppia rispetto all'Italia e si estende da nord a sud per oltre 4000 km e da est a ovest dall'Oceano Pacifico alla Cordigliera delle Ande per meno di 200km.

24 La risposta corretta è la **A**. Questo poema in ottave, la cui edizione definitiva in 46 canti uscì nel 1532, rappresenta una delle più alte creazioni letterarie del Rinascimento e fu composto da Ludovico Ariosto (1474-1533).

25 A realizzare il primo generatore statico di energia elettrica, poi detto pila di Volta, fu nel 1799 lo scienziato lombardo Alessandro Volta (risposta esatta **D**). È considerato come il prototipo delle moderne batterie elettriche. Contemporaneo e rivale di Volta fu l'emiliano Galvani, medico e fisiologo, noto per i suoi studi sull'elettricità animale.

26 Escluso il Mar Adriatico, che bagna le coste italiane e quelle slovene, croate e albanesi, esclusi il Mar Baltico e quello del Nord che bagnano gli Stati europei più settentrionali, la scelta da compiere è tra Mar Egeo e Mar Nero e ricade su quest'ultimo, l'unico mare che bagna le coste della Romania (risposta esatta **B**), dove sfocia anche il fiume Danubio. Il Mar Nero bagna anche la Bulgaria, la Turchia, l'Ucraina, la Georgia e la Russia.

27 Il numero di parlamentari europei eletti dai singoli Stati non è uguale per tutti, ma è determinato sulla base della popolazione di ciascuno Stato. Questo criterio risponde d'altronde a una semplice logica democratica, la quale impone uguale diritto di rappresentatività a ogni elettore. Ne consegue che i Paesi con un numero più elevato di cittadini sono anche quelli che eleggono un numero più elevato di parlamentari europei. Il numero complessivo di deputati è 750. La risposta esatta è quindi la **E**.

28 L'attacco italiano giunse improvviso, soprattutto perché i rapporti tra il regime fascista italiano e quello greco (che all'epoca era una dittatura) erano cordiali. Mussolini cercava però di portare avanti una "guerra parallela" a quella di Hitler, per compensare le conquiste tedesche e per non essere escluso dalla spartizione del "bottino". In questa logica, egli aveva già precedentemente voluto l'attacco alla Francia e quello alle colonie britanniche in Africa. La risposta esatta è la **D**.

29 Alle maggiori scuole filosofiche dell'antichità si associava per tradizione il nome del luogo fisico (o del proprietario di tale luogo) nel quale il maestro abitualmente discorreva di filosofia con i discepoli: l'*Accademia* è la scuola di Platone, il *Peripato* è quella di Aristotele. *Università* è invece il

nome attribuito all'istituzione più tarda, da collegare al periodo medievale; il *Ginnasio* è una palestra in cui i giovani erano educati alla musica, alla letteratura e alla filosofia. La risposta esatta è quindi la D.

30 I Carpazi sono un sistema montuoso dell'Europa centro-orientale che si estende dalla valle del Danubio alle Porte di Ferro. La risposta corretta è la D.

31 La risposta esatta è la B. La metafora infatti consiste nella sostituzione di un termine proprio con un altro che gli sia contiguo, realizzando così una trasposizione di significato per immagini. Esempi di metafora: "il *re* della foresta", "il *muggire* del mare" oppure, come nel nostro caso: "capelli d'oro" (= biondi come l'oro).

32 Nata nel 1949 per volere statunitense, la Nato inizialmente raggruppava dodici Stati fra cui non figurava la Germania (risposta esatta D). Solo nel 1955 l'allora Germania Ovest entrò nel Patto Atlantico mentre quella Est lo fece nel 1990, al tempo della riunificazione tedesca. Al 2022 la Nato conta 30 Stati membri. L'Italia ne fa parte dalla fondazione.

33 La prima donna eletta Presidente della Camera dei deputati è stata Nilde Iotti nel 1979 (rimasta in carica fino al 1992). Lo stesso incarico è stato ricoperto in seguito anche da Irene Pivetti (1994-96) e Laura Boldrini (2013-18). Solo nel 2018, invece, una donna è stata eletta per la prima volta Presidente del Senato della Repubblica: si tratta di Maria Elisabetta Casellati, come correttamente indicato dall'alternativa C. La presidente Casellati è rimasta in carica fino al 2022.

34 Un quesito di pura erudizione, ma le opere citate sono tutte molto famose. *Pianto antico* è una lirica di Carducci e quindi la risposta esatta è la D.

35 La battaglia del Leyte risale alla seconda guerra mondiale. Quella di Port Arthur alla guerra russo-giapponese del 1905. L'Hermada è un monte (sul quale pure si combatterono diverse battaglie tra italiani e austriaci). Presso le Falkland, infine, fu combattuta un'importante battaglia navale della prima guerra mondiale, ma non la maggiore. La principale fu quella dello Jütland, che vide opposte la flotta britannica e quella tedesca. Pur avendo inflitto danni maggiori al nemico, la flotta tedesca rientrò nei propri porti e non ne uscì mai più per tutta la durata della guerra.

La risposta esatta è la A.

36 Pubblicato a Parigi nel 1922, il capolavoro di Joyce è un romanzo che si svolge a Dublino il 14 giugno 1904 e narra, ricalcando la struttura dell'*Odissea* omerica e utilizzando il monologo interiore, come si svolge la giornata di Leopold Bloom, di sua moglie Molly e dell'amico Stephen Dedalus.

L'informazione scorretta è quindi quella dell'alternativa E.

37 Le tre guerre d'indipendenza italiane furono combattute tra il 1848 e il 1866 contro l'Austria. La risposta corretta è la D. La Francia fu alleata del Regno di Piemonte e Sardegna nelle prime due e appoggiò le pretese territoriali dello Stato Pontificio. Solo la disfatta francese a opera dei prussiani nella guerra del 1870 rese possibile al Regno d'Italia la conquista di Roma.

38 La definizione proposta rimanda immediatamente e inequivocabilmente a una teoria economica e questo consente subito di eliminare le alternative B ed E relative a movimenti politici (Liberalismo e Socialismo). Tra le tre restanti alternative, tenuto conto che il liberismo sostiene l'apertura totale del mercato e la fisiocrazia identifica la terra come unica fonte di ricchezza, la scelta deve cadere sul *mercantilismo*, la cui dottrina fu elaborata a partire dal XVII secolo (risposta esatta D).

39 La risposta corretta è la C: una decisione tanto importante è stata rimessa dalla Costituzione alle Camere in quanto espressione della volontà popolare e depositarie del potere legislativo. Tuttavia la dichiarazione dello stato di guerra è prerogativa del Presidente della Repubblica.

40 Al termine della seconda guerra mondiale, i processi ai vertici nazisti, accusati di crimini di guerra e contro l'umanità (per la Shoah che annientò due terzi degli ebrei europei), si svolsero a Norimberga davanti al Tribunale militare internazionale formato per l'occasione dalle potenze vincitrici del conflitto, come correttamente riporta l'alternativa **E**.

41 Ecco il corretto ordine cronologico degli avvenimenti presenti nelle alternative: la Rivoluzione francese data al 1789, la guerra franco-prussiana fu combattuta nel 1870-71, l'affare Dreyfus si sviluppò nel frangente 1894-1906, la prima guerra mondiale durò dal 1914 al 1918 e la Conferenza di Yalta si svolse nel febbraio del 1945. La risposta corretta è dunque la **D**.

42 Galileo Galilei, in quanto sostenitore della teoria eliocentrica, fu effettivamente costretto all'abiura dalla Chiesa cattolica, che considerava quelle posizioni scientifiche in contrasto con la dottrina religiosa; non venne però condannato a morte. Marsilio Ficino e Leonardo da Vinci, pur nel difficile clima nel quale vissero, riuscirono a non compromettere la propria vita. Non altrettanto fortunato fu Giordano Bruno, il quale effettivamente morì sul rogo a causa delle sue teorie filosofiche opposte alla visione teologica allora dominante. Tommaso D'Aquino (1225-1274), massimo esponente della Scolastica, è da escludere sia perché non visse in erà rinascimentale sia perché è uno dei dottori della Chiesa. La risposta corretta è dunque la **B**.

43 A descrivere foggia e caratteristiche della bandiera della Repubblica italiana, la cui origine risale alle Repubbliche napoleoniche del tardo Settecento (in particolare, alla Repubblica Cispadana, Reggio Emilia 1797), è l'articolo 12 della Costituzione. La risposta esatta è la **D**.

44 Nel 2020, con decisione del governo presieduto da Giuseppe Conte, si è tenuto per la prima volta il Dantedì, celebrazione dedicata al poeta fiorentino autore della *Divina Commedia*. E proprio il giorno che secondo gli studiosi è quello in cui Dante, in compagnia di Virgilio, dà inizio al viaggio ultraterreno narrato nel capolavoro, cioè il 25 marzo, è stato scelto per la ricorrenza, che prevedeva letture collettive e condivise del sommo poema (risposta esatta **D**).

45 Il termine *negligente* deriva dal latino *negligere*, ossia "trascurare". Tra le alternative proposte, un contrario di *negligente* può essere *ligio*, che significa "scrupolosamente osservante" (esempio: *ligio* al dovere). La risposta corretta è la **A**.

46 La risposta esatta è la **C**. Aggettivo di uso residuale, deriva dal latino *gestare* ("portare", intensivo di *gerere*). È ormai noto quasi esclusivamente nell'abbinamento *sedia gestatoria*: il grande seggio portato a spalla, sul quale il papa veniva trasportato e da cui benediva la folla.

47 L'abbinamento scorretto è quello dell'alternativa **C**. *Il cavaliere blu* infatti è una tela del 1903 del russo Vassilij Kandinski (1866-1944), che nel 1911 in Germania, insieme ad altri artisti, tra cui Franz Marc e Paul Klee, diede lo stesso nome a un movimento pittorico di stampo espressionista. Gustav Klimt (1862-1918) invece legò la propria fama all'Art Noveau e alla Secessione viennese.

48 *La gaia scienza* è un testo del filosofo tedesco Friedrich Nietzsche pubblicato nel 1882 e composto da cinque libri di aforismi (in tutto 383) e un'appendice di poesie (14). Il filosofo ne curò una seconda edizione accresciuta nel 1887. La risposta esatta è la **E**.

49 Lo "Ius soli" è un istituto derivato dal diritto romano. L'espressione significa diritto legato al territorio e le sue caratteristiche salienti sono quelle espresse dall'alternativa **C**, che è quindi la risposta corretta. Ricordiamo che l'alternativa **A** indica invece lo "Ius sanguinis", il diritto di acquisizione della cittadinanza legato al sangue, a quella dei genitori.

50 Il Gruppo di Visegrad o V4 prende nome dall'omonima città-castello ungherese posta sulle rive del Danubio ed è un'alleanza che fu stipulata nel 1991 tra i quattro Paesi indicati nell'alternativa **D** (allora e fino al 1993 Repubblica Ceca e Slovacchia erano unite nella Cecoslovacchia). I quattro Paesi del V4 sono entrati nella Ue nel 2004 e la loro alleanza politica e culturale è proseguita anche all'interno delle istituzioni comunitarie.

parte settima

PROVA SIMULATA

Introduzione

Nei capitoli precedenti è stato precisato che il libro ESERCIZI COMMENTATI (al pari del MANUALE DI PREPARAZIONE e delle PROVE DI VERIFICA) si rivolge a tutti corsi di diploma universitario dell'area medica perché le prove di ammissione sono uniformi per struttura e contenuto. Nel contempo, possono verificarsi alcune differenze tra i test di ammissione relativamente al grado di difficoltà e alle attitudini e conoscenze richieste. Dal momento che si possono presentare alcune eccezioni, si consiglia di consultare il bando di concorso pubblicato dall'università a cui si è interessati, per avere le informazioni ufficiali circa il programma del test di ammissione.

La prova simulata riportata nelle pagine seguenti, dovendo avvicinarsi alle caratteristiche peculiari delle diverse prove di ammissione, rappresenta una soluzione di compromesso, formulata secondo alcuni criteri fondamentali:

- le tipologie di esercizi corrispondono a quelle più diffuse nei test in esame;
- il grado di difficoltà medio è paragonabile a quello dei quesiti che compongono le prove ufficiali adottate dalle università;
- il tempo medio a disposizione per risolvere ciascun quesito è mediamente inferiore a quello concesso dalle università a cui il libro si rivolge. Tale scelta è motivata dal fatto che la prova simulata viene svolta in condizioni psicologiche più vantaggiose rispetto a quelle che caratterizzano il test ufficiale.

La prova così ottenuta è costituita da **60 domande** suddivise in due sezioni: i quesiti numerati progressivamente da 1 a 9 sono di natura logico-attitudinale e di competenze e conoscenze; i restanti 38 sono inerenti alle discipline scientifiche.

Il tempo a disposizione per lo svolgimento dell'intera prova è di **100 minuti.**

Nel caso il lettore sia interessato solo ad alcuni quesiti, il tempo totale a disposizione deve essere calcolato assegnando **100 secondi** (un minuto e 40 secondi) a ciascuna domanda.

Pur non potendo soddisfare appieno le esigenze specifiche del singolo lettore, la prova proposta consente di verificare il grado di preparazione raggiunto, sperimentando non soltanto la natura, la difficoltà e l'impegno di un'intera prova, ma anche le modalità di svolgimento che caratterizzano il test di ammissione.

La prova simulata è corredata da **due schede di risposte**: una *scheda vergine* (riportata all'inizio della prova) sulla quale il lettore deve indicare l'alternativa scelta per ogni quesito e una *scheda delle risposte esatte* (riportata al termine della prova) che riporta la soluzione di tutti i quesiti.

L'alternativa ritenuta esatta deve essere indicata annerendo lo spazio corrispondente. Come già osservato nell'introduzione del libro, è infatti questo il metodo utilizzato dalle università che si servono di elaboratori dotati di lettori ottici per la correzione dei test.

Una volta completata la prova (**e solo allora**) si confrontano le risposte indicate sulla scheda vergine con quelle presenti sulla scheda già compilata.

Per la **valutazione del risultato,** si utilizzi il seguente criterio:

- 1,5 punti per ogni risposta esatta
- −0,4 punti per ogni risposta errata
- 0 punti per ogni quesito lasciato irrisolto

Tale sistema di valutazione è infatti utilizzato nella correzione dei test a cui il libro si rivolge.

Per incontrare una maggiore corrispondenza con le prove ufficiali delle singole università e per prepararsi in modo mirato al test di ammissione di un corso di laurea o di un diploma universitario, sono a disposizione degli studenti i corsi specifici che Alpha Test organizza ogni anno in oltre trenta città.
Si osserva inoltre che il punteggio conseguito dal lettore nella prova simulata non consente di stabilire se il singolo studente sarà ammesso al corso prescelto. Infatti, le possibilità di ammissione dipendono dal rapporto tra numero di candidati e posti disponibili (variabile da università a università) e dal punteggio realizzato dagli altri candidati.
Per avere un'indicazione più precisa anche in tal senso, si rimanda agli specifici corsi Alpha Test, durante i quali i docenti sono spesso in grado di fornire a ciascun candidato il punteggio orientativo che occorre conseguire e dunque anche la preparazione necessaria per accedere al corso universitario prescelto.
Si ricorda infine che durante la prova ufficiale non è consentito l'uso di calcolatrici e di libri di testo.

PROVA SIMULATA

Tempo a disposizione: 100 minuti – Tempo consigliato: 90 minuti

Alpha Test

Scheda per le risposte della prova simulata

Contrassegnare le risposte relative alle domande della prova simulata

	A	B	C	D	E		A	B	C	D	E		A	B	C	D	E
1						21						41					
2						22						42					
3						23						43					
4						24						44					
5						25						45					
6						26						46					
7						27						47					
8						28						48					
9						29						49					
10						30						50					
11						31						51					
12						32						52					
13						33						53					
14						34						54					
15						35						55					
16						36						56					
17						37						57					
18						38						58					
19						39						59					
20						40						60					

Quesiti

In base alle informazioni contenute nel brano seguente, rispondere alle successive domande.

La realtà storica è unica, le diverse discipline e scienze operano su di essa, la interpretano e la rappresentano attraverso specifici linguaggi, artistici, tecnici, comuni, matematici, scientifici, musicali, filosofici. Dietro ogni linguaggio c'è un'epistemologia, una particolare struttura logica che coglie una prospettiva, un punto di vista, ma l'acquisizione dei diversi sistemi concettuali deve essere coerente. È solo l'unità delle prospettive che forma il patrimonio culturale, che consente di cogliere sistemi, connessioni e relazioni nel tutto.

Interdisciplinarità non significa allora fine delle discipline né annullamento delle differenze. Annullare una disciplina potrebbe comportare la riduzione di una parte della realtà.

L'interdisciplinarità non è un complesso di conoscenze, è una metodologia, anche didattica, una forma mentis, un modo diverso non solo di costruire conoscenze e d'insegnare, ma anche di comprendere e di vivere la realtà, l'ambiente socio-culturale e storico-geografico che ci circonda.

Uno dei più rilevanti problemi del nostro tempo è proprio la sintesi delle conoscenze, possibile solo in una visione interdisciplinare complessiva che riconduca anche le scienze e la tecnologia alla ricerca sull'uomo. La sintesi interdisciplinare non è mai una somma, né il risultato di esemplificazioni: è l'interazione di linguaggi diversi, tradotti, confrontati, interconnessi e armonizzati attraverso la scoperta di analogie e differenze.

La cultura della complessità si sviluppa in una difficile e sofferta dicotomia tra umanisti e scienziati, che non sembra ancora riuscire a conciliare la differenziazione e l'autonomizzazione con l'interconnessione sistemica.

Scienza e tecnologia debbono tornare a essere strumenti finalizzati all'uomo, alla sua felicità e libertà, per prevenire quella eliminazione della libertà personale, quella dittatura non più fisica, ma mentale, ipotizzata da George Orwell in *1984*, attraverso il tentativo di rendere immortale il Grande Fratello. La scuola deve confrontarsi sulla dicotomia tra la cultura umanistica e quella scientifico-tecnologica, e i docenti non possono delegare ai singoli studenti il problema, rimasto insoluto all'interno del loro team, di far interagire linguaggi, significati, messaggi ed epistemologie.

Da L. Salvucci, *I limiti delle discipline*, Iter, IV, 13, 2001, Treccani

1 **Tra le seguenti affermazioni UNA NON È STATA DEDOTTA dal testo di L. Salvucci:**

- **A** i linguaggi specifici delle diverse discipline sono espressione di rappresentazioni della realtà da prospettive diverse
- **B** l'interdisciplinarità consiste nel correlare i diversi sistemi espressivi senza ignorarne o sminuirne le differenze
- **C** la struttura logica è identica per tutti i linguaggi e in tutti gli approcci conoscitivi e proprio questa identità permette di operare un'armonizzazione senza appiattimenti
- **D** tra i linguaggi disciplinari esistono differenze e analogie che è essenziale riconoscere se si vuole giungere non ad una somma ma ad una sintesi
- **E** il patrimonio culturale di un individuo consiste nella consapevolezza delle relazioni tra le differenti prospettive concettuali

2 **UNA SOLA delle seguenti affermazioni PUÒ essere dedotta dal testo di Salvucci:**

- **A** differenziazione e autonomizzazione possono essere conciliate ed è interesse di tutti che si lavori in questa direzione
- **B** non è lecito finalizzare la scienza, che è autonoma, e la tecnologia alla felicità dell'uomo
- **C** quando non vi riescano i docenti, saranno gli studenti a mettere in relazione le diverse discipline e metodologie
- **D** l'interdisciplinarità permette straordinarie acquisizioni conoscitive in ogni campo del sapere
- **E** la tecnologia minaccia sempre inevitabilmente la libertà degli uomini, come dichiara Orwell nel suo *1984*

Rispondere alle seguenti domande.

3 **Quale tra i seguenti è l'esatto ordine cronologico dei tre eventi storici elencati?**

E1 - inizio Rivoluzione d'ottobre

E2 - fondazione partito Fascista

E3 - fondazione partito Nazionalsocialista tedesco

- **A** E3-E1-E2
- **B** E1-E2-E3
- **C** E1-E3-E2
- **D** E2-E1-E3
- **E** E3-E2-E1

4 **Quale dei seguenti economisti introdusse il concetto di "mano invisibile" in relazione all'economia di libero scambio?**

- **A** David Ricardo
- **B** Karl Marx
- **C** Vilfredo Pareto
- **D** Adam Smith
- **E** Thomas Robert Malthus

5 **Individuare la coppia di termini che completa la proporzione data.**

Subordinato : indipendente = X : Y

- **A** X = libero, Y = autonomo
- **B** X = sterile, Y = produttivo
- **C** X = fertile, Y = fecondo
- **D** X = ludico, Y = giocoso
- **E** X = sposato, Y = prigioniero

6 **Tre imbianchini impiegano insieme 5 ore per dipingere una stanza di 200 metri quadrati. Il primo impiegherebbe da solo 20 ore. Sapendo che il secondo impiega metà tempo rispetto al primo, quanto impiegherebbe il terzo da solo a dipingere la stanza?**

- **A** 30 ore
- **B** 4 ore
- **C** 16 ore
- **D** Come il 1°
- **E** Come il 2°

PARTE SETTIMA

7 **Leggere il testo del seguente problema e rispondere alle relative domande.**

I) **Maria Grazia è laureata in Scienze della Comunicazione.**

II) **Tutti coloro che vogliono sostenere l'esame da giornalista si iscrivono a Scienze della Comunicazione.**

III) **Chi si laurea in Scienze della Comunicazione trova impiego entro due anni.**

Se le tre affermazioni sopra riportate sono vere, quale delle seguenti è vera?

A Maria Grazia lavora
B Maria Grazia è giornalista
C Nessun giornalista è laureato in Scienze della Comunicazione
D Chi si laurea in Scienze della Comunicazione è portato per la scrittura
E Nessuna delle precedenti

8 **Piero ha due libri più di Matteo, che ne possiede la metà di Luca, mentre Enrico ne ha il quadruplo di Luca. Se i quattro amici posseggono complessivamente 122 libri, quanti di questi sono di proprietà di Matteo?**

A 10
B 17
C 12
D 23
E 29

9 **Individuare il numero che completa la serie seguente:**

241, 61, 313, 115, 25... ?

A 112 B 34 C 137 D 213 E 63

10 **Nelle cellule che svolgono attività secretoria è particolarmente sviluppato:**

A il nucleo
B l'apparato del Golgi
C il rivestimento delle cellule
D il numero dei lisosomi
E il numero dei mitocondri

11 **La comparsa di proprietà differenziate in una cellula eucariote è possibile grazie a:**

A ridondanza genica
B espressione selettiva di geni specifici
C espressione sequenziale di tutti i geni
D delezione selettiva di geni specifici
E inibizione simultanea di tutti i geni

12 **L'energia rilasciata durante il passaggio di elettroni nella catena di trasporto degli elettroni viene utilizzata per creare, ai due lati della membrana interna dei mitocondri, un gradiente di:**

A ADP
B ATP
C Protoni
D Ossigeno
E Elettroni

13 **Confrontando le soluzioni 0,1 M di fruttosio ($C_6H_{12}O_6$), 0,1 M di cloruro di potassio (KCl) e 0,1 M di cloruro di calcio ($CaCl_2$) a 25 °C, si può affermare che:**

A la soluzione contenente fruttosio è quella con la minore pressione osmotica
B le soluzioni hanno un pH differente
C le soluzioni hanno la stessa tensione di vapore
D la soluzione contenente cloruro di calcio è quella che bolle a temperatura inferiore
E la soluzione contenente fruttosio è quella con la minore temperatura di congelamento

14 **Se l'aggiunta di un sale provoca un innalzamento del pH, questo significa che:**

A il sale reagendo con l'acqua è andato incontro ad una idrolisi acida
B il sale reagendo con l'acqua ha provocato un innalzamento della K_w
C è avvenuta una reazione redox e dalla soluzione si sono sviluppati idrogeno e ossigeno gassosi
D il sale era il prodotto di una reazione di neutralizzazione tra un acido forte ed una base forte
E il sale reagendo con l'acqua è andato incontro ad una idrolisi basica

15 **La struttura fondamentale della membrana è:**

A un doppio strato glicoproteico
B un doppio strato glicolipidico
C un doppio strato ribonucleoproteico
D un doppio strato fosfolipidico
E un doppio strato proteico

16 **I batteri di forma sferica sono genericamente detti:**

A spirochete
B bacilli
C cocchi
D vibrioni
E spirilli

17 **Genitori di gruppo sanguigno A hanno un figlio di gruppo sanguigno 0. Si può affermare che per entrambi i genitori:**

A il genotipo è AA
B il genotipo è 00
C il fenotipo è AB
D il fenotipo è A
E il genotipo non è determinabile

18 **Solo nell'RNA è presente la base:**

A guanina
B uracile
C adenina
D timina
E alanina

19 **Nella progenie di un incrocio AABb × Aabb (geni indipendenti), non è atteso il genotipo:**

A AaBB B AABb C AAbb D AaBb E Aabb

PARTE SETTIMA

20 **Il liquido sinoviale è:**

A presente nell'orecchio interno
B presente all'interno delle cavità articolari
C prodotto dal fegato
D presente all'interno del peritoneo
E un componente del sangue

21 **La giugulare è:**

A un vaso arterioso
B un vaso linfatico
C un vaso degli arti inferiori
D un vaso del cuore
E un vaso venoso

22 **Per quale delle cinque proteine qui elencate è indicata la funzione esatta?**

A Melanina → tossina
B Insulina → contrattile
C Emoglobina → enzima
D DNA polimerasi → strutturale
E Tubulina → strutturale

23 **Quante molecole di ATP vengono prodotte nella glicolisi, per ogni molecola di glucosio?**

A 2
B 32
C 36
D 50
E 1

24 **Il plasmodio della malaria è:**

A un insetto
B un batterio
C un virus
D un nematode
E un protozoo

25 **Le cellule somatiche umane contengono:**

A solo cromosomi di origine paterna
B cromosomi paterni e materni
C solo cromosomi di origine materna
D nessun cromosoma
E un numero di cromosomi dimezzato

26 **Lo scambio di CO_2 e O_2 che si svolge nei polmoni avviene:**

A nella trachea
B nei bronchioli
C nei bronchi
D in ogni parte delle vie respiratorie
E negli alveoli

PROVA SIMULATA

27 Una mutazione puntiforme può essere definita come la modifica:

A di un solo cromosoma
B di un solo gene
C dell'intero assetto cromosomico
D di un solo nucleotide del DNA
E di un punto nel citoplasma cellulare

28 Gli istoni sono:

A proteine costituenti la cromatina nucleare
B proteine che delimitano i pori nucleari
C peptidi degradati nei lisosomi
D enzimi coinvolti nella duplicazione del DNA
E i principali costituenti della membrana citoplasmatica

29 È considerata una reazione immunopatologica:

A la glicemia
B la nefrite
C la sterilità
D l'allergia
E l'acloridria

30 Il timo:

A stimola la tiroide a produrre tiroxina
B stimola soprattutto la crescita delle ossa
C stimola lo sviluppo dei linfociti T
D è sotto diretto controllo del sistema nervoso
E produce noradrenalina

31 Nelle cellule muscolari dell'uomo si forma acido lattico quando:

A c'è iperventilazione
B si produce ATP in eccesso
C la temperatura supera i 37 °C
D non c'è sufficiente quantità di glucosio
E il rifornimento di ossigeno diventa insufficiente

32 Una sola delle seguenti affermazioni a proposito delle ossa lunghe è corretta. Indicare quale.

A Le ossa lunghe non contengono mai midollo osseo
B La diafisi delle ossa lunghe è formata da una lamina di tessuto osseo compatto che riveste tessuto osseo spugnoso
C Generalmente le ossa lunghe si articolano con altre ossa in corrispondenza della diafisi
D Un osso lungo è formato da due diafisi e una epifisi
E Un osso lungo è formato da due epifisi e una diafisi

33 Gli orbitali di tipo: *p, d, f* hanno numero quantico secondario rispettivamente:

A −1, 0, +1

B −1, −2, −3

C 2, 4, 6

D 0, 1, 2

E 1, 2, 3

34 Il gruppo $-CH_2OH$ è caratteristico:

A degli alcoli

B degli acidi carbossilici

C delle aldeidi

D dei chetoni

E degli esteri

35 Il numero di molecole contenute in 36 g di acqua (PM = 18) è:

A $12{,}04 \cdot 10^{23}$ B $36 \cdot 10^{23}$ C $6{,}02 \cdot 10^{23}$ D 2 E 36

36 Il composto Na_2SO_3 è:

A solfuro di sodio

B solfato di sodio

C bisolfito di sodio

D solfito di sodio

E bisolfato di sodio

37 Indicare l'alogeno:

A Xe

B Ca

C I

D Fe

E nessuna delle altre alternative è corretta

38 Un decilitro di una soluzione 0,1 molare di cloruro di sodio (PM = 58) contiene la seguente quantità del sale:

A 0,58 g

B 0,58 moli

C 0,01 g

D 0,058 moli

E 5,8 g

39 NaOH può formare un sale reagendo con:

A NH_3

B KOH

C HBr

D H_2

E H_2O

PROVA SIMULATA

40 **In base alla loro costante di dissociazione acida, ordinare in ordine crescente i seguenti acidi: acido acetico CH_3COOH, acido nitrico HNO_3 e acido fosforoso H_3PO_3.**

A $CH_3COOH < H_3PO_3 < HNO_3$
B $H_3PO_3 < HNO_3 < CH_3COOH$
C $CH_3COOH < HNO_3 < H_3PO_3$
D $HNO_3 < CH_3COOH < H_3PO_3$
E $HNO_3 < H_3PO_3 < CH_3COOH$

41 **Quali sono i coefficienti stechiometrici della seguente reazione:**

$$CO + O_2 \rightarrow CO_2$$

dopo avere eseguito il bilanciamento?

A 2, 1, 2
B 3, 1, 1
C 1, 1, 2
D 3, 2, 2
E 1, 2, 2

42 **Quale tra i seguenti composti organici NON è un idrocarburo?**

A Propene
B Etanolo
C Etino
D Benzene
E Cicloesano

43 **Un legame ionico si forma:**

A fra due atomi uguali
B fra atomi con piccole differenze di elettronegatività
C fra atomi con grandi differenze di elettronegatività
D fra atomi con uguali valori di elettronegatività
E fra due gas nobili

44 **Nella molecola di un'ammide sono contenute almeno le seguenti specie atomiche:**

A carbonio e azoto
B carbonio, azoto e idrogeno
C carbonio, idrogeno, azoto e ossigeno
D carbonio, azoto e ossigeno
E azoto e ossigeno

45 **Qual è il numero di ossidazione di Si in H_4SiO_4?**

A 4 B –2 C 2 D 12 E –4

46 **Il valore della costante di equilibrio di una reazione in fase liquida può cambiare se varia:**

A la concentrazione dei reagenti
B il volume di reazione
C la velocità di formazione dei prodotti
D la pressione
E la temperatura

47 **Quale delle seguenti sostanze si scioglie meglio in acqua?**

- A Etere dietilico
- B Benzina
- C Cellulosa
- D Grasso neutro
- E Solfato di rame

48 **L'espressione**

$$-(x+3)^2$$

assume valori negativi per:

- A qualsiasi valore di x
- B $x < -3$
- C $x \neq -3$
- D $x > -3$
- E x negativo

49 **Tre amici (*A*, *B* e *C*) giocano a testa o croce. Le regole del gioco sono le seguenti: ciascuno tira una sola volta la moneta: prima tira *A*, poi tira *B* e per ultimo *C*; vince chi fa testa per primo. Dette rispettivamente P_A, P_B, P_C le probabilità di vittoria (in percentuale) di *A*, *B* e *C*, risulta:**

- A $P_A + P_B + P_C = 100\,\%$
- B $P_A = P_B = P_C = 50\,\%$
- C $P_A = P_B = P_C = 33{,}3\,\%$ (circa)
- D $P_A = 2P_B = 3P_C$
- E $P_A = 2P_B = 4P_C$

50 **Le prime 10 rilevazioni dell'altezza degli studenti di una classe hanno una media pari a 168 cm. Le successive 15 rilevazioni hanno una media pari a 172 cm. Qual è la media delle 25 osservazioni?**

- A 169
- B 170
- C 171
- D 172
- E Nessuna delle precedenti

51 **Il logaritmo in base 1/3 di 3 è:**

- A un numero negativo
- B uguale a 1
- C un numero positivo
- D uguale a zero
- E non definito

52 **Quale fra le seguenti è una circonferenza reale di centro (1, – 1)?**

- A $x^2 + y^2 + 2x - 2y = 0$
- B $x^2 + y^2 - x + y - 2 = 0$
- C $x^2 + y^2 - 2x + 2y + 4 = 0$
- D $2x^2 + 2y^2 - 4x + 4y - 3 = 0$
- E $2x^2 + 2y^2 + 4x - 4y + 1 = 0$

53 **Le soluzioni della disequazione $x^2 - x - 6 < 0$ sono:**

A $-3 < x < 2$ B $-2 < x < 3$ C $x < -2$ o $x > 3$ D $x < -3$ o $x > 2$ E $2 < x < 3$

54 **Quale delle seguenti rette è perpendicolare alla retta di equazione $y = 2x + 3$?**

A $y = -\frac{1}{2}x - 4$

B $y = \frac{1}{2}x + 3$

C $y = -2x + \frac{1}{3}$

D $y = 2x + \frac{1}{3}$

E Nessuna delle altre risposte è corretta

55 **Un blocchetto di alluminio di volume 100 cm^3 ha una massa di 0,27 kg. La densità assoluta dell'alluminio espressa con le unità di misura del sistema MKS vale:**

A 0,37
B $2,7 \cdot 10^{-3}$
C 2700
D 2,7
E $3,7 \cdot 10^{-4}$

56 **Calcolare la potenza meccanica media necessaria per sollevare di 2 m in 2 s la massa di 1,53 kg:**

A 6,12 watt
B 15 joule · secondo
C 15 watt
D 1,53 joule
E 1,53 joule/secondo

57 **Un satellite artificiale della Terra ruota su un'orbita circolare di raggio *R* (misurato dal centro della Terra) con periodo *T*. Di quale fattore deve essere modificato il raggio dell'orbita affinché il satellite possa ruotare con periodo $T/8$?**

A $R/2$
B $R/4$
C $R/8$
D $2R$
E $4R$

58 **Quanto vale l'energia *E* dissipata in una resistenza *R* in un tempo *t* quando alla resistenza è applicata una tensione *V* (con $V = 0,2$ volt, $R = 0,10\ \Omega$ e $t = 10^{-2}$ secondi)?**

A $E = 4000$ joule
B $E = 4$ joule
C $E = 4 \cdot 10^{-6}$ joule
D $E = 4 \cdot 10^{-3}$ joule
E $E = 0$

59 **Sia F la forza di attrazione gravitazionale tra le masse m_1 e m_2 poste a distanza r. Quanto vale la forza di attrazione se si raddoppia ciascuna massa e si quadruplica la loro distanza?**

A $F/8$
B $F/4$
C $F/2$
D F
E $4F$

60 **Il prodotto vettoriale di due vettori perpendicolari è:**

A uno scalare
B il vettore nullo
C un vettore con direzione e verso che segue la regola del parallelogramma
D un vettore polare
E un vettore di modulo pari al prodotto dei moduli, con direzione perpendicolare ai due vettori e verso in accordo alla regola della mano destra

PROVA SIMULATA

Le risposte dei quesiti della prova simulata devono essere riportate nella scheda vergine che si trova all'inizio della prova, per poi essere confrontate con le soluzioni riportate nella scheda delle risposte esatte: per le istruzioni dettagliate si veda l'introduzione a pagina 227.

Alpha Test

Risposte esatte della prova simulata

Verificare le risposte relative alle domande della prova simulata

	A	B	C	D	E		A	B	C	D	E		A	B	C	D	E
1	□	□	■	□	□	21	□	□	□	□	■	41	■	□	□	□	□
2	■	□	□	□	□	22	□	□	□	□	■	42	□	■	□	□	□
3	□	□	■	□	□	23	■	□	□	□	□	43	□	□	■	□	□
4	□	□	□	■	□	24	□	□	□	□	■	44	□	□	■	□	□
5	□	■	□	□	□	25	□	■	□	□	□	45	■	□	□	□	□
6	□	□	□	■	□	26	□	□	□	□	■	46	□	□	□	□	■
7	□	□	□	□	■	27	□	□	□	■	□	47	□	□	□	□	■
8	■	□	□	□	□	28	■	□	□	□	□	48	□	□	■	□	□
9	□	■	□	□	□	29	□	□	□	■	□	49	□	□	□	□	■
10	□	■	□	□	□	30	□	□	■	□	□	50	□	□	□	□	■
11	□	■	□	□	□	31	□	□	□	□	■	51	■	□	□	□	□
12	□	□	■	□	□	32	□	□	□	□	■	52	□	□	□	■	□
13	■	□	□	□	□	33	□	□	□	□	■	53	□	■	□	□	□
14	□	□	□	□	■	34	■	□	□	□	□	54	■	□	□	□	□
15	□	□	□	■	□	35	■	□	□	□	□	55	□	□	■	□	□
16	□	□	■	□	□	36	□	□	□	■	□	56	□	□	■	□	□
17	□	□	□	■	□	37	□	□	■	□	□	57	□	■	□	□	□
18	□	■	□	□	□	38	■	□	□	□	□	58	□	□	□	■	□
19	■	□	□	□	□	39	□	□	■	□	□	59	□	■	□	□	□
20	□	■	□	□	□	40	■	□	□	□	□	60	□	□	□	□	■

Soluzioni e commenti

1 La risposta esatta è la C: infatti nel testo di Salvucci si afferma esattamente il contrario di quanto riportato dall'alternativa, ovvero che ogni linguaggio (letterario, scientifico, musicale ecc.) è dotato di una propria struttura logica e conseguentemente di un peculiare approccio o prospettiva conoscitiva.

2 Delle cinque affermazioni proposte, solo la seconda (alternativa corretta A) è logicamente deducibile dal testo di Salvucci. Infatti, la conciliazione tra differenziazione e autonomizzazione delle diverse discipline, ottenibile attraverso l'interconnessione sistemica, è oltremodo auspicabile perché porterà a ridurre la dicotomia tra umanisti e scienziati che ancora ostacola il pieno sviluppo della cultura della complessità, basata sulla sintesi delle conoscenze e l'interdisciplinarità, e orientata alla ricerca sull'uomo.

3 La rivoluzione d'ottobre russa avviene nell'ottobre 1917, la fondazione del partito nazionalsocialista tedesco dei lavoratori data al febbraio 1920 (nel 1921 Hitler subentra al fondatore Drexler come leader) e la nascita del partito nazionale fascista di Mussolini al novembre 1921 (nel 1919 lo stesso Mussolini aveva fondato i Fasci italiani di combattimento). Il corretto ordine è dunque: E1-E3-E2. Risposta esatta C.

4 Fu lo scozzese Adam Smith, nel secondo Settecento, a introdurre il concetto di "mano invisibile" analizzando le differenze tra protezionismo e libero mercato (risposta esatta D). Secondo Smith i capitalisti, investendo nel libero mercato, pur perseguendo un interesse egoistico e individuale finivano, grazie a una "mano invisibile", a giovare all'intera società in cui operavano. L'espressione compare anche nell'opera maggiore di Smith, il saggio *La ricchezza delle nazioni* (1776).

5 Subordinato e indipendente sono due termini dal significato contrario, l'unica altra coppia che propone due termini contrari è quella proposta dall'alternativa B (soluzione del quesito). Le alternative A, C e D invece propongono coppie di sinonimi.

6 Il primo imbianchino impiega 20 ore a dipingere da solo la stanza, quindi in un'ora egli porta a termine 1/20 del lavoro complessivo. Il secondo imbianchino impiega la metà del tempo del primo (ossia 10 ore), quindi in un'ora compie 1/10 del lavoro totale. Infine i tre soggetti insieme compiono in un'ora 1/5 del lavoro. Per individuare la quantità di lavoro svolta dal terzo imbianchino nell'unità di tempo, occorre calcolare la differenza tra la quantità di lavoro realizzata dai tre soggetti insieme e la quantità di lavoro compiuta dai primi due:

$$1/5 - (1/20 + 1/10) = 1/20.$$

Pertanto il terzo imbianchino in un'ora porta a termine 1/20 del lavoro e quindi per svolgere l'intero lavoro necessita di 20 ore (come il primo imbianchino). La risposta corretta è dunque la D.

7 L'esercizio si risolve stabilendo le relazioni logiche tra le tre affermazioni date.

- Maria Grazia → laureata in Scienze della Comunicazione;
- chi sostiene esame da giornalista → iscritto a Scienze della Comunicazione
- laureati in Scienze della Comunicazione → trovano un impiego entro due anni.

Avendo presente queste relazioni non posso affermare che Maria Grazia lavora, né che Maria Grazia è una giornalista (non è detto che abbia sostenuto e superato l'esame da giornalista: chi vuole sostenere l'esame si iscrive a Scienze della Comunicazione, ma non tutti coloro che si iscrivono a Scienze della Comunicazione lo fanno per sostenere tale esame), né tanto meno (per lo stesso motivo) che nessun giornalista si è laureato in Scienze della Comunicazione.

La risposta corretta è dunque la **E**.

8 Detto *x* il numero di libri posseduti da Matteo, si ha che:
- Piero possiede $x + 2$ libri;
- Matteo possiede *x* libri;
- Luca possiede $2x$ libri;
- Enrico possiede $8x$ libri.

I quattro amici posseggono complessivamente 122 libri e quindi si ha:

$$(x + 2) + x + 2x + 8x = 122 \quad \text{da cui} \quad x = 10$$

La risposta esatta è quindi la **A**.

9 Tutti i numeri che compongono la serie hanno una caratteristica in comune: la somma delle loro cifre è sempre pari a 7. L'unica alternativa che risponde a tale logica è la **B** $(3 + 4 = 7)$ che è dunque la soluzione corretta.

10 Il termine *attività secretoria* sottintende un'intensa attività di sintesi proteica. Le proteine destinate all'esterno della cellula vengono prodotte dai ribosomi legati al reticolo endoplasmatico rugoso; da qui passano, per mezzo di vescicole, all'apparato di Golgi, dove subiscono modificazioni, e infine vengono trasportate, sempre per mezzo di vescicole, dal Golgi alla membrana plasmatica. Tutti questi organuli saranno quindi particolarmente sviluppati in una cellula secernente proteine; la risposta corretta è la **B**.

11 Prendendo come riferimento un organismo pluricellulare, come l'uomo, in cui tutte le cellule posseggono lo stesso numero di cromosomi e quindi lo stesso identico DNA, la differenza tra i vari tipi cellulari presenti dipende dal fatto che ogni cellula esprima solo determinati geni, ossia trascriva e traduca in proteine solo determinate porzioni del DNA totale. La risposta corretta è la **B**.

12 La catena di trasporto degli elettroni è la parte finale della respirazione cellulare e avviene sulla membrana interna dei mitocondri. Qui vengono portati, da trasportatori come il NADH e il $FADH_2$, gli elettroni ceduti durante la glicolisi e il ciclo di Krebs. Gli elettroni passano attraverso una serie di proteine dette citocromi, fino a raggiungere l'accettore finale, l'ossigeno (che si trasforma quindi in acqua). Il passaggio da citocromo a citocromo rilascia una quantità di energia che viene sfruttata per trasportare, dall'interno della matrice mitocondriale allo spazio intermembrana, degli ioni H^+, ossia protoni, che verranno sfruttati poi per la produzione di ATP. La risposta corretta è la **C**.

13 Le tre soluzioni hanno solo apparentemente la stessa concentrazione. Il fruttosio è un composto che, posto in acqua, si scioglie ma non si dissocia né si ionizza (coefficiente di Van't Hoff $i = 1$, concentrazione totale delle specie in soluzione = 0,1 mol/L). Il cloruro di potassio si dissocia invece formando K^+ e Cl^- ($i = 2$, concentrazione totale degli ioni in soluzione = 0,2 mol/L), mentre il cloruro di calcio si dissocia formando Ca^{2+} e 2 ioni Cl^- ($i = 3$, concentrazione totale degli ioni in soluzione = 0,3 mol/L).

Alla luce di quanto detto, l'alternativa C è sicuramente errata, poiché soluzioni aventi diversa concentrazione non possono avere uguale tensione di vapore. Anche l'alternativa D è errata, poiché la soluzione contenente cloruro di calcio bollirà a temperatura maggiore delle altre due, dato che il valore dell'innalzamento ebullioscopico di una soluzione dipende dalla concentrazione del soluto. L'alternativa E è anch'essa errata, poiché la soluzione contenente fruttosio sarà quella con maggior temperatura di congelamento, poiché il valore dell'abbassamento crioscopico dipende anch'esso dalla concentrazione del soluto.

L'alternativa corretta è pertanto la A, poiché la soluzione contenente fruttosio è la più diluita delle tre e avrà pertanto una minor pressione osmotica.

---

14 L'aggiunta di un sale a una soluzione può provocare un cambiamento del pH della soluzione stessa, a causa del fenomeno dell'idrolisi salina. L'alternativa D può essere sicuramente scartata, poiché i sali ottenuti dalla reazione tra un acido forte e una base forte danno idrolisi neutra e non modificano pertanto il pH della soluzione. Scartiamo anche l'alternativa C: l'aggiunta di un sale nell'acqua non provoca reazioni redox. L'alternativa B è anch'essa errata, poiché il valore della K_w dell'acqua dipende solo dalla temperatura e non dalla tipologia di soluti presenti. L'alternativa corretta è pertanto la E, poiché l'innalzamento del pH di una soluzione viene osservato in presenza di un sale che dà idrolisi basica con l'acqua.

---

15 La membrana cellulare è costituita da un doppio strato di *fosfolipidi* e da proteine aderenti a un lato della membrana stessa, oppure disposte in modo da attraversare la membrana da un lato all'altro. La struttura fondamentale è quindi un doppio strato fosfolipidico, risposta D.

---

16 I batteri possono avere diverse forme: le spirochete sono formate da una cellula allungata a spirale, i bacilli a bastoncello, i cocchi hanno forma sferica, i vibrioni sono curvi a forma di "virgola", gli spirilli sono elicoidali. La risposta corretta è quindi la C.

---

17 Un individuo che presenta gruppo sanguigno 0 può avere unicamente genotipo omozigote I^0I^0; un individuo di gruppo sanguigno A può avere invece genotipo omozigote I^AI^A, oppure genotipo eterozigote I^AI^0. Dato che i due alleli I^0 di un individuo di gruppo 0 sono uno di provenienza materna e uno di provenienza paterna, entrambi i genitori dell'individuo devono possedere quell'allele ed essendo tutti e due di gruppo sanguigno A, avranno entrambi genotipo eterozigote I^AI^0. Considerando le alternative proposte dal quesito, l'unica corretta è D.

---

18 Mentre i nucleotidi che formano il DNA contengono le basi azotate adenina, guanina, citosina e timina, nell'RNA si trova uracile al posto della timina; la risposta corretta è quindi la B.

---

19 Un individuo con genotipo AABb produce gameti che contengono per il 50% la combinazione AB e per il 50% Ab; un individuo con genotipo Aabb produce gameti che contengono per il 50% la combinazione Ab e per il 50% ab.

Dall'incrocio fra due individui di questo tipo si formano le combinazioni indicate nella tabella seguente.

		gameti individuo AABb	
		1/2 AB	1/2 Ab
gameti individuo Aabb	1/2 Ab	1/4 AABb	1/4 AAbb
	1/2 ab	1/4 AaBb	1/4 Aabb

La progenie di questo incrocio avrà per il 25% genotipo AABb, per il 25% AAbb, per il 25% AaBb e per il 25% Aabb. Dato che non può comparire il genotipo AaBB, si deduce che la risposta corretta è la A.

PROVA SIMULATA

20 Il liquido sinoviale è un liquido denso che forma una sottile pellicola che lubrifica le articolazioni. È prodotto dalla membrana sinoviale, sottile membrana che riveste le superfici ossee poste in contatto nelle articolazioni. La risposta corretta è quindi la B.

21 Le giugulari sono due vene del collo che raccolgono il sangue refluo dalla testa e lo portano alla vena cava superiore, quindi al cuore. La risposta corretta è quindi la E.

22 La melanina è un pigmento prodotto dai melanociti, cellule presenti nello strato profondo dell'epidermide, che conferisce colore alla pelle. L'insulina ha funzione ormonale. L'emoglobina è la proteina del sangue responsabile del trasporto dell'ossigeno. La tubulina è un costituente delle fibrocellule muscolari; la DNA polimerasi, infine, è un enzima che catalizza la sintesi di DNA durante la replicazione di questa molecola. L'unico accoppiamento giusto è quello indicato dall'alternativa E: la tubulina è una proteina strutturale.

23 La glicolisi è una via metabolica comprendente diverse reazioni, che nel complesso permettono la demolizione di una molecola di glucosio per formare due molecole di acido piruvico; durante questa via metabolica si formano 2 molecole di ATP per ogni molecola di glucosio che viene demolita; risposta A.

24 L'agente responsabile della malaria è *Plasmodium falciparum*, un protozoo parassita che trascorre parte del suo ciclo vitale nelle ghiandole salivari di zanzare del genere *Anopheles* e parte nei globuli rossi umani. La risposta corretta è la E.

25 Una cellula somatica contiene un numero diploide di cromosomi ($2n$), ovvero due copie di ciascun cromosoma. In ogni coppia, un cromosoma è di origine materna, l'altro è di origine paterna; la risposta giusta è pertanto la B. In particolare nella specie umana sono presenti 23 coppie di cromosomi.

26 Lo scambio dei gas respiratori avviene nei polmoni a livello degli alveoli; risposta E. Gli alveoli sono dilatazioni a forma di grappolo presenti nella parte terminale dei bronchioli, caratterizzate da una parete cellulare estremamente sottile che permette agevolmente il passaggio dei gas da e verso il sangue dei capillari che avvolgono gli alveoli.

27 Una mutazione, in generale, è una modificazione improvvisa del patrimonio genetico (DNA) di un organismo. Le mutazioni puntiformi sono quelle che interessano un singolo nucleotide; risposta D.

28 Il DNA degli eucarioti è legato a specifiche proteine a formare un complesso detto cromatina; le principali proteine della cromatina sono gli istoni, piccole proteine a carattere basico. La risposta corretta è quindi la A.

29 Viene detta *reazione immunopatologica* una reazione dovuta a un malfunzionamento del sistema immunitario. Fra le alternative proposte dal quesito, la glicemia (A) è semplicemente la concentrazione di glucosio nel sangue; la nefrite (B) è un'infiammazione che colpisce le strutture renali; la sterilità (C) può essere dovuta ad alterazioni dell'apparato riproduttivo o di quello endocrino, ma non dipende da patologie del sistema immunitario; infine, neppure l'acloridria (E), cioè l'assenza di acido cloridrico dal succo gastrico, è dovuta ad alterazioni del sistema immunitario.

La risposta corretta è la D: un'allergia, infatti, è una reazione immunitaria anomala scatenata da sostanze normalmente innocue, come la polvere, i pollini o alcuni cibi.

30 Il timo è un organo coinvolto nello sviluppo delle cellule del sistema immunitario. In questa sede, infatti, giungono a maturazione i linfociti T, che poi si spostano nei diversi organi linfatici per svolgere la loro funzione nel corso della risposta immunitaria. I linfociti T si formano nella fase giovanile della vita: il timo, infatti, raggiunge il massimo sviluppo fra il 10° e il 15° anno di vita, dopodiché regredisce. La risposta corretta è la C.

31 La contrazione muscolare richiede una notevole quantità di energia, sotto forma di ATP. La via biochimica più efficiente per la produzione di ATP è la respirazione, ma quando si verifica un consumo di ATP particolarmente rapido l'apporto di ossigeno ai tessuti non è sufficiente a mantenere un livello respiratorio abbastanza elevato da rimpiazzare l'ATP consumato, quindi l'acido piruvico prodotto dalla glicolisi viene trasformato in acido lattico nel processo della fermentazione lattica. La glicolisi non richiede ossigeno ma è molto meno efficiente della respirazione dal punto di vista energetico. La **E** è la risposta corretta.

32 Le ossa lunghe sono formate da due epifisi e una diafisi, risposta **E** corretta. La diafisi è formata da tessuto osseo compatto rivestito da tessuto osseo spugnoso (risposta **B** errata); la cavità centrale della diafisi è occupata da midollo giallo, mentre nelle diafisi si trova il midollo rosso (risposta **A** errata). Infine, la parte che si articola con altre ossa è l'epifisi (risposta **C** errata).

33 Il numero quantico secondario l indica la forma dell'orbitale e, per un certo livello energetico n, può assumere tutti i valori interi compresi fra 0 e n–1. Gli orbitali p hanno $l = 1$, gli orbitali d hanno $l = 2$ e gli orbitali f hanno $l = 3$. La risposta corretta è la **E**.

34 Il gruppo $-CH_2OH$, in cui il gruppo ossidrilico (–OH) sostituisce un H nel gruppo $-CH_3$, è caratteristico degli *alcoli*, derivati degli idrocarburi in cui uno o più atomi di H sono sostituiti da altrettanti gruppi –OH.

La risposta corretta è la **A**.

35 Per rispondere correttamente al quesito è necessario ricordare che una *mole* di qualsiasi sostanza corrisponde a una quantità pari al peso molecolare della stessa sostanza espresso in grammi, e che comprende sempre un numero di unità (atomi, molecole, ecc.) pari a $6{,}02 \cdot 10^{23}$.

Se il peso molecolare di H_2O è 18, possiamo dire che una mole di H_2O pesa 18 grammi e contiene $6{,}02 \cdot 10^{23}$ molecole di H_2O.

Il quesito chiede quante sono le molecole di H_2O contenute in 36 g di H_2O; dato che questa quantità corrisponde a 2 moli (36:18 = 2) ne consegue che 36 g di H_2O contengono $2 \cdot 6{,}02 \cdot 10^{23} = 1{,}204 \cdot 10^{22}$ molecole, quantità corrispondente a $12{,}04 \cdot 10^{23}$; risposta **A**.

36 Il composto Na_2SO_3 è un sale formato da ioni Na^+ e ioni SO_3^{2-}. Dato che lo ione SO_3^{2-} deriva dall'acido solforoso H_2SO_3, questo sale è un *solfito*. Poiché lo ione Na^+ è lo ione sodio, il nome corretto sarà *solfito di sodio*; risposta **D**.

37 Gli alogeni sono gli elementi del penultimo gruppo (VII A o 17) della tavola periodica e sono, dal primo periodo: fluoro (F), cloro (Cl), bromo (Br), iodio (I), astato (At). La risposta corretta è la **C**.

38 Se il peso molecolare del cloruro di sodio (NaCl) è 58, una mole di sale pesa 58 g. Possiamo dire quindi che un litro di soluzione di NaCl 1 M contiene 58 g di sale, mentre un litro di soluzione di NaCl 0,1 M, contiene 0,1 moli di sale, corrispondenti a 5,8 g. Il quesito fa riferimento a un decilitro di tale soluzione, cioè la decima parte di un litro. Se un litro di soluzione di NaCl 0,1 M contiene 5,8 g di sale, un decilitro di questa soluzione contiene 0,58 g di sale; risposta **A**.

39 NaOH è la formula dell'idrossido di sodio. Un idrossido può formare un sale reagendo con un ossido acido (o anidride) oppure con un acido. Tra le sostanze proposte non vi sono anidridi e l'unico acido è HBr, l'acido bromidrico.

La risposta corretta è quindi la **C**.

40 La forza di un acido, cioè la sua tendenza a reagire con la molecola H_2O cedendole uno ione H^+ e trasformandola in H_3O^+, è indicata dalla costante di dissociazione acida K_A. L'acido acetico, CH_3COOH, è un acido organico e, come la grande maggioranza di questi acidi, è un acido debole ($K_A = 1{,}8 \cdot 10^{-5}$). L'acido fosforoso H_3PO_3 è un acido debole con $K_A = 10^{-2}$ e l'acido nitrico è un acido forte, con K_A molto superiore all'unità. L'ordine corretto degli acidi proposti, in base alla costante di dissociazione acida crescente, è quindi $CH_3COOH < H_3PO_3 < HNO_3$; risposta **A**.

41 Per bilanciare l'equazione chimica proposta è necessario contare quanti atomi di ossigeno e di carbonio si trovano nei reagenti e quanti nei prodotti, e aggiungere i coefficienti stechiometrici opportuni per far sì che i numeri di atomi presenti nei reagenti e nei prodotti coincidano.
Il carbonio (C) compare con un atomo nei reagenti e uno nei prodotti, mentre per l'ossigeno (O) si trovano 3 atomi nei reagenti e 2 nei prodotti; è necessario quindi aggiungere ossigeno nei prodotti e si può fare un tentativo mettendo il coefficiente 2 davanti al prodotto CO_2:

$$CO + O_2 \rightarrow 2\,CO_2$$

In questo modo gli atomi di C sono 1 nei reagenti e 2 nei prodotti, mentre gli atomi di O sono 2 nei reagenti e 4 nei prodotti. Per bilanciare è sufficiente mettere un coefficiente 2 davanti al reagente CO:

$$2\,CO + O_2 \rightarrow 2\,CO_2$$

Ora gli atomi di C sono 2 nei reagenti e 2 nei prodotti, mentre quelli di O sono 4 nei reagenti e 4 nei prodotti. I coefficienti corretti sono quindi, nell'ordine, 2,1,2, come indicato dalla risposta **A**.

42 Gli idrocarburi sono i più semplici composti organici, contenenti solamente C e H. *Propene* (**A**), *etino* (**C**) *benzene* (**D**) e *cicloesano* (**E**) sono tutti idrocarburi. Il cicloesano è un alcano ciclico (desinenza *-ano*), il propene è un alchene (desinenza *-ene*), l'etino è un alchino (desinenza *-ino*) e il benzene è il capostipite degli idrocarburi aromatici.
L'*etanolo* invece non è un idrocarburo, la desinenza *-olo* indica infatti che questo composto appartiene alla classe degli alcoli; risposta corretta: **B**.

43 Un legame ionico si forma fra due elementi fra i quali esiste una notevole differenza di elettronegatività: un legame acquista carattere prevalentemente ionico quando la differenza di elettronegatività fra gli elementi coinvolti è pari almeno a 3. In queste condizioni l'elemento meno elettronegativo cede un elettrone al più elettronegativo e si formano ioni positivi e negativi, che si dispongono a formare un reticolo cristallino tridimensionale. La risposta corretta è la **C**.

44 Le ammidi sono composti organici di formula generale:

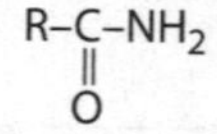

che si possono considerare derivate dagli acidi carbossilici per sostituzione del gruppo –OH con il gruppo $-NH_2$ (gruppo amminico). Si tratta quindi di composti che contengono sempre carbonio, idrogeno, ossigeno e azoto, risposta **C**.

45 Per calcolare il numero di ossidazione del silicio nella molecola H_4SiO_4 è sufficiente ricordare che O ha N.O. = –2 (tranne che nei perossidi, come abbiamo appena visto), che H ha N.O. = +1 e che la somma dei N.O. degli elementi che compaiono in una molecola deve essere 0. Avremo quindi:

$$4 \cdot N.O._H + N.O._{Si} + 4 \cdot N.O._O = 0$$

Da cui si ricava:

$$N.O._{Si} = -4 \cdot N.O._H - 4 \cdot N.O._O = -4 \cdot 1 - 4 \cdot -2 = 4$$

Il numero di ossidazione del silicio nell'acido silicico (H_4SiO_4) è 4; risposta **A**.

46 Quando una reazione raggiunge l'equilibrio, il rapporto fra il prodotto delle concentrazioni dei prodotti, ognuna elevata a una potenza pari al coefficiente stechiometrico, e il prodotto delle concentrazioni dei reagenti, ognuna elevata a una potenza pari al coefficiente stechiometrico, assume un valore costante ed è chiamato *costante di equilibrio* (K_{eq}). La K_{eq} è una costante specifica per ogni reazione, a una data temperatura, e varia al variare della temperatura. La concentrazione dei reagenti e la velocità di formazione dei prodotti non influenzano il valore della K_{eq}, mentre la pressione può influenzare la K_{eq} delle reazioni in fase gassosa. Si deduce che la risposta corretta è la **E**.

47 In generale si può affermare che "il simile scioglie il simile", quindi soluti polari si sciolgono in solventi polari e soluti apolari si sciolgono in solventi apolari. La benzina è una miscela di alcani, apolari, e quindi non è solubile in acqua, solvente polare; i grassi neutri sono ugualmente insolubili in acqua. L'etere dietilico è debolmente polare ed è solubile in acqua solo in piccola quantità; la cellulosa è un polimero di glucosio a elevato peso molecolare in cui numerose catene di glucosio si uniscono in fasci tramite legami a idrogeno e la struttura risultante è insolubile in acqua. Fra i composti proposti dal quesito quello che si scioglie meglio in acqua è certamente il solfato di rame, un sale che in ambiente acquoso si dissocia completamente; risposta **E**.

48 Si tratta di risolvere la disequazione:

$$-(x+3)^2 < 0$$

Moltiplicando ambo i membri per – 1 (e quindi cambiando verso alla disequazione) si ottiene la disequazione equivalente:

$$(x+3)^2 > 0$$

Essendo il primo membro il quadrato di un binomio, esso risulta sempre positivo tranne in corrispondenza dell'unico valore (ossia $x = -3$) per cui si annulla. La risposta corretta è dunque la **C**. È utile notare che la risposta **A** è errata in quanto l'espressione $-(x+3)^2$ non è sempre negativa: in corrispondenza del valore $x = -3$ infatti l'espressione si annulla.

49 Le informazioni fornite dal testo possono essere schematizzate nel grafico a lato.

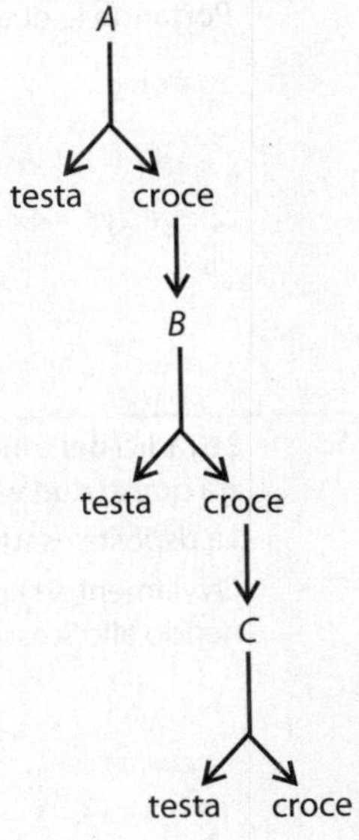

La probabilità che A vinca al suo primo lancio è pari a $1/2$, essendo quella di ottenere testa lanciando una moneta:

$$P_A = \frac{1}{2}$$

La probabilità che B vinca al suo primo lancio è pari a $1/4$, essendo l'evento composto dai due eventi indipendenti:

- A lancia la moneta e ottiene croce
- B lancia la moneta e ottiene testa

ciascuno di probabilità $1/2$:

$$P_B = \frac{1}{2} \cdot \frac{1}{2} = \frac{1}{4}$$

La probabilità che C vinca al suo primo lancio è pari a $1/8$, essendo l'evento composto dai tre eventi indipendenti:

- A lancia la moneta e ottiene croce
- B lancia la moneta e ottiene croce
- C lancia la moneta e ottiene testa

ciascuno di probabilità $1/2$:

$$P_C = \frac{1}{2} \cdot \frac{1}{2} \cdot \frac{1}{2} = \frac{1}{8}$$

Vale la relazione $P_A = 2P_B = 4P_C$, quindi la risposta corretta è la **E**.

PROVA SIMULATA

50 La media delle 25 osservazioni si calcola nel modo seguente:

$$\frac{168 \cdot 10 + 172 \cdot 15}{25} = \frac{1680 + 2580}{25} = \frac{4260}{25} = 170{,}4$$

Dal momento che il valore ottenuto è un numero non intero (mentre tutti i numeri proposti sono interi), la risposta corretta è la **E**.

51 Essendo $3 = (1/3)^{-1}$ si ricava che:

$$\log_{1/3} 3 = -1$$

quindi la risposta corretta è la **A**.

52 Le coordinate del centro $C = (\alpha; \beta)$ di una circonferenza si ricavano dalla sua equazione normale:

$$x^2 + y^2 + ax + by + c = 0 \rightarrow \begin{cases} \alpha = -\dfrac{a}{2} \\ \beta = -\dfrac{b}{2} \end{cases}$$

Inoltre la circonferenza, per essere reale (e non degenere) deve avere raggio positivo:

$$r = \sqrt{\alpha^2 + \beta^2 - c} > 0$$

Le prime due alternative **A** e **B** si scartano facilmente perché non portano ai valori corretti di α e β, mentre l'alternativa **C**, benché dia luogo alle corrette coordinate del centro (ossia $\alpha = -a/2 = 1$ e $\beta = -b/2 = -1$) si rivela errata perché rappresenta un circonferenza degenere. Infatti calcolando la lunghezza del raggio si ottiene un numero non reale:

$$r = \sqrt{1 + 1 - 4} = \sqrt{-2}$$

Passando alle ultime due alternative **D** ed **E** si osserva che in entrambi i casi il coefficiente dei termini di secondo grado non è unitario (per l'esattezza in entrambe le alternative il coefficiente è 2) e quindi entrambe le equazioni non sono in forma normale. In questi casi occorre preventivamente dividere ambo i membri per quel coefficiente.

Portando le due equazioni in forma normale si scopre che la risposta corretta è la **D**, infatti:

$$2x^2 + 2y^2 - 4x + 4y - 3 = 0 \rightarrow x^2 + y^2 + -2x + 2y - \frac{3}{2} = 0 \rightarrow \begin{cases} \alpha = \dfrac{2}{2} = 1 \\ \beta = -\dfrac{2}{2} = -1 \\ r = \sqrt{1 + 1 + \dfrac{3}{2}} = \sqrt{\dfrac{7}{2}} > 0 \end{cases}$$

53 Le radici del trinomio sono $x_1 = -2$ e $x_2 = 3$, per cui la soluzione è costituita dalle x comprese tra questi due valori: $-2 < x < 3$.

La risposta esatta è la **B**.

Ovviamente, si poteva anche scomporre il primo membro in fattori e studiarne il segno, pervenendo allo stesso risultato.

$$x^2 - x - 6 = (x + 2) \cdot (x - 3) \rightarrow \begin{cases} x + 2 > 0 \\ x - 3 > 0 \end{cases}$$

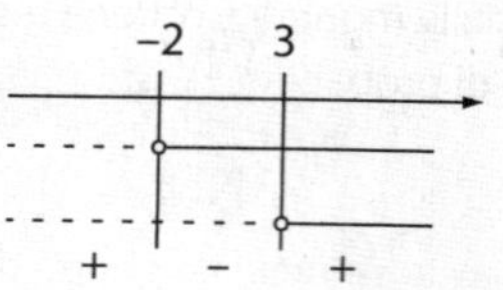

PARTE SETTIMA

54 La retta di equazione $y = 2x + 3$ ha coefficiente angolare $m_1 = 2$. Le rette perpendicolari alla retta $y = 2x + 3$ devono quindi avere coefficiente angolare uguale a:

$$m_2 = -\frac{1}{m_1} = -\frac{1}{2}$$

Tra quelle proposte, l'unica retta avente tale coefficiente angolare è la retta $y = -\frac{1}{2}x - 4$, indicata nell'alternativa **A**.

Si noti che la retta $y = 2x + \frac{1}{3}$, coefficiente angolare, è invece parallela alla retta data.

55 La densità di un corpo è definita come rapporto tra la massa del corpo e il suo volume. Poiché il quesito chiede di esprimerla tramite le unità di misura del sistema MKS (metro, chilogrammo, secondo), è necessario trasformare i centimetri cubi in metri cubi:

$$V = 100\ \text{cm}^3 = 100 \cdot 10^{-6}\ \text{m}^3 = 10^{-4}\ \text{m}^3$$

La densità ρ dell'alluminio è quindi:

$$\rho = \frac{0{,}27\ \text{kg}}{10^{-4}\ \text{m}^3} = 2700\ \frac{\text{kg}}{\text{m}^3}\ \text{(risposta C)}$$

56 La potenza di una forza è definita come il rapporto tra il lavoro compiuto dalla forza e il tempo impiegato a produrre il lavoro. Il lavoro fatto nel sollevare una massa di 1,53 kg a un'altezza di 2 m vale:

$$1{,}53\ \text{kg} \cdot 9{,}8\ \text{m/s}^2 \cdot 2\ \text{m} \approx 30\ \text{J}$$

La potenza media sviluppata si ottiene dividendo il lavoro per il tempo impiegato per compierlo: si ottiene 15 W. La risposta esatta è pertanto la **C**.

57 Affinché il moto del satellite sia circolare uniforme è necessario che la forza di attrazione gravitazione (data dalla legge di gravitazione universale) sia pari alla forza centripeta:

$$\frac{GmM}{R^2} = m\omega^2 R$$

dove m indica la massa del satellite, M quella della Terra, R il raggio dell'orbita (misurato dal centro della Terra), mentre ω è la velocità angolare.
Semplificando le masse m e riorganizzando i termini si ottiene:

$$\omega^2 = \frac{GM}{R^3}$$

Ricordando che $\omega = \frac{2\pi}{T}$ si ricava:

$$\left(\frac{2\pi}{T}\right)^2 = \frac{GM}{R^3} \rightarrow \frac{4\pi^2}{T^2} = \frac{GM}{R^3} \rightarrow T^2 = \frac{4\pi^2}{GM} \cdot R^3$$

Sostituire T con $\frac{T}{8}$ equivale a sostituire T^2 con $\left(\frac{T}{8}\right)^2 = \frac{T^2}{64}$:

$$\frac{T^2}{64} = \frac{4\pi^2}{GM} \cdot \frac{R^3}{64} = \frac{4\pi^2}{GM} \cdot \frac{R^3}{4^3} = \frac{4\pi^2}{GM} \cdot \left(\frac{R}{4}\right)^3$$

In altre parole affinché il periodo diventi $\frac{T}{8}$ è necessario che il raggio diventi $\frac{R}{4}$: risposta **B**.

58 L'energia dissipata per effetto Joule è data dalla relazione:

$$E = \Delta V \cdot i \cdot t = R \cdot i^2 \cdot t = \frac{\Delta V^2}{R} \cdot t$$

Sostituendo i valori numerici si ottiene:

$$E = \frac{(0{,}2)^2}{0{,}1} \cdot 10^{-2}\ \text{J} = 0{,}04 \cdot 10 \cdot 10^{-2}\ \text{J} = 4 \cdot 10^{-3}\ \text{J}$$

Per cui la risposta corretta risulta essere la **D**.

59 Il modulo della forza di attrazione gravitazionale **F** quando le due masse m_1 e m_2 si trovano a distanza r è dato dalla relazione seguente (detta *legge di gravitazione universale* o *legge di Newton*):

$$F = G \cdot \frac{m_1 \cdot m_2}{r^2}$$

Se si raddoppia ciascuna massa e si quadruplica la loro distanza la relazione diventa:

$$F_2 = G \cdot \frac{2m_1 \cdot 2m_2}{(4r)^2} = G \cdot \frac{4 \cdot m_1 \cdot m_2}{16r^2} = \frac{4}{16} \cdot G \cdot \frac{m_1 \cdot m_2}{r^2} = \frac{1}{4} \cdot G \cdot \frac{m_1 \cdot m_2}{r^2} = \frac{1}{4} \cdot F$$

Il modulo della forza di attrazione gravitazionale F_2 è quindi pari a un quarto della forza F iniziale: risposta **B**.

60 Il prodotto vettoriale $\mathbf{a} \wedge \mathbf{b}$ è un vettore così definito:

- modulo:

$$|\mathbf{a}| \cdot |\mathbf{b}| \cdot \operatorname{sen}\vartheta = |\mathbf{a}_n| \cdot |\mathbf{b}|$$

  dove ϑ è l'angolo formato dai vettori **a** e **b** e dove $\mathbf{a}_n$ è la componente di **a** perpendicolare a **b**
- direzione: perpendicolare al piano individuato da **a** e da **b**
- verso: determinato dalla *regola della mano destra*, illustrata nella figura sottostante: se il pollice si dispone come **a** e l'indice come **b** allora il medio indica la direzione e il verso del prodotto vettoriale tra i due.

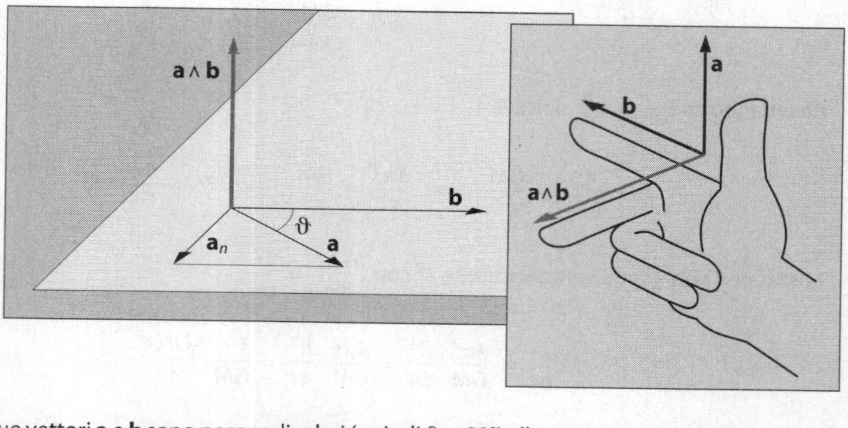

Se i due vettori **a** e **b** sono perpendicolari (quindi $\vartheta = 90°$) allora $\operatorname{sen}\vartheta = \operatorname{sen}90° = 1$ e il modulo del prodotto vettoriale $\mathbf{a} \wedge \mathbf{b}$ coincide col prodotto dei moduli di **a** e **b**: risposta **E**.

PARTE SETTIMA